眼前节相干光断层成像图谱

——影像分析与解读

主　审　王勤美
主　编　王晓刚　黄锦海
副主编　董　静　邓明辉

人民卫生出版社
·北京·

版权所有，侵权必究！

图书在版编目（CIP）数据

眼前节相干光断层成像图谱 ： 影像分析与解读 / 王
晓刚，黄锦海主编. -- 北京 ： 人民卫生出版社，2025.
1. -- ISBN 978-7-117-37391-3

Ⅰ. R770. 43-64

中国国家版本馆CIP数据核字第20254GB555号

人卫智网	www.ipmph.com	医学教育、学术、考试、健康，购书智慧智能综合服务平台
人卫官网	www.pmph.com	人卫官方资讯发布平台

眼前节相干光断层成像图谱——影像分析与解读

Yanqianjie Xiangganguang Duanceng Chengxiang Tupu
——Yingxiang Fenxi yu Jiedu

主　　编：王晓刚　黄锦海

出版发行：人民卫生出版社（中继线 010-59780011）

地　　址：北京市朝阳区潘家园南里 19 号

邮　　编：100021

E - mail：pmph @ pmph.com

购书热线：010-59787592　010-59787584　010-65264830

印　　刷：鸿博睿特（天津）印刷科技有限公司

经　　销：新华书店

开　　本：889×1194　1/16　　印张：20

字　　数：490 千字

版　　次：2025 年 1 月第 1 版

印　　次：2025 年 2 月第 1 次印刷

标准书号：ISBN 978-7-117-37391-3

定　　价：198.00 元

编　委（以姓氏笔画为序）

丁　雪　北京爱尔英智眼科医院
万　娟　广州市中西医结合医院
万　婷　中国人民解放军总医院
王　芳　山西省眼科医院
王大江　中国人民解放军总医院
王亦然　复旦大学附属眼耳鼻喉科医院
王晓刚　山西省眼科医院
王海涛　山西省眼科医院
邓明辉　山西爱尔眼科医院
叶向彧　福州眼科医院
冯　云　北京大学第一医院
朱梦梅　上海理工大学
刘　迁　山西省眼科医院
刘杰为　山西省眼科医院
刘文洁　山西省眼科医院
刘保松　郑州尖峰眼科医院
李　娜　中国人民解放军总医院
李绍伟　北京爱尔英智眼科医院

杨李春　山西省眼科医院
杨薏州　复旦大学附属眼耳鼻喉科医院
吴文雨　北京大学第三医院
张　嵘　福州眼科医院
张天桥　桂林电子科技大学
张正威　江南大学附属中心医院
张建新　中国人民解放军总医院
张梦娇　桂林电子科技大学
陈　旭　曜影医疗
陈中幸　复旦大学附属眼耳鼻喉科医院
陈思思　温州医科大学附属眼视光医院
林暄乔　复旦大学附属眼耳鼻喉科医院
竺向佳　复旦大学附属眼耳鼻喉科医院
荣　馨　山西省眼科医院
柴飞燕　山西省眼科医院
黄锦海　复旦大学附属眼耳鼻喉科医院
曹伟芳　山西省眼科医院
董　静　山西医科大学第一医院

秘　书

许雅婷　山西医科大学
姚锦晗　山西医科大学
常水苗　山西医科大学

3

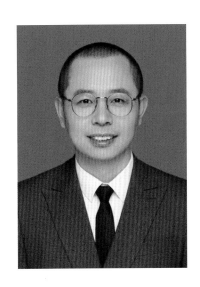

王晓刚，山西省眼科医院白内障科副主任医师，上海交通大学医学博士，山西省"136兴医工程"相干光断层扫描（optical coherence tomography，OCT）图像处理中心负责人，山西医科大学硕士研究生导师，太原理工大学（电子信息专业学位）兼职硕士研究生导师。现任中国医师协会眼科医师分会青年委员、中国医疗保健国际交流促进会分子诊断学分会委员、山西省医师协会眼科医师分会眼科大数据学组委员会委员、山西省健康协会眼预防保健专业委员会常务委员、山西省红十字会救助项目评审专家、全国研究生教育评估监测专家库专家、国家自然科学基金项目通信评审专家、欧洲白内障与屈光外科医师学会白内障学组、美国国际眼底微循环学会会员；美国留学期间师从OCT创始人之一David Huang教授；长期致力于眼科OCT影像学技术研发及临床应用、眼科医疗大数据人工智能应用开发等；已主持完成国家自然科学基金青年和面上项目各1项，获国家专利4项、软件著作权1项；2017年荣获APACRS BPOS奖，荣获2018年亚太眼科学会Travel Grant奖；在 *Ophthalmology*、*American Journal of Ophthalmology*、*British Journal of Ophthalmology* 等权威期刊发表论文50余篇；主编完成 *Intraocular Lens*、*Current Cataract Surgical Techniques* 国际眼科专著2部；主编中文眼科专著《白内障超声乳化手术医生成长手册》；参编 *Glaucoma*、*OCT Angiography of the Eye* 及 *OCT Application in Ophthalmology* 国际眼科专著3部。

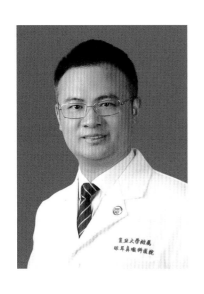

黄锦海，主任医师、医学博士、博士研究生导师、博士后导师、复旦大学附属眼耳鼻喉科医院医工交叉创新研究院常务副院长、眼科研究院副院长、上海高校特聘教授（东方学者）、上海市优秀学术带头人。担任英国角膜交联委员会 UK-CXL 委员等学术组织职务，*BMC Ophthalmology* 编委。访美、访澳学者。入选全球前 2% 顶尖科学家、全球角膜生物测量领域专家、全球角膜激光手术专家、中国眼科专家学术影响力百强专家。聚焦角膜病诊疗、屈光手术和医工交叉研究，主持国家自然科学基金等 10 余项研究。以通信作者（含共同通信作者）在 *Nat Chem Biol*（IF=12.9）、*Nat Commun*（IF=14.7）、*Adv Mater*（IF=32）、*Ophthalmology*（IF=13.1）等国际权威专业核心期刊发表 SCI 学术论文 80 余篇，IF ＞ 10 分 17 篇，*Nature Index* 12 篇，封面/亮点论文 21 篇，H 指数 31，以第一发明人授权发明专利 8 项。执笔和参与制定眼科专家共识 8 项，培养硕士/博士研究生 60 余名，出版眼科专著 24 部，荣获浙江省科学技术进步奖二等奖等多项荣誉。

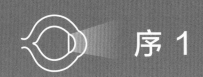
　　我很荣幸受到王晓刚和黄锦海两位医师的邀请，担任本书的主审并为该书撰写序言。眼看国内各级骨干医师扎实工作、坚而不拔地竭力完成这样一项具有重大意义的项目，我由衷感到欣慰。

　　据我了解，两位主编都是勤奋好学、治学严谨的眼科临床手术专家。他们始终以持之以恒的态度，积极面对诸多临床、科研和教学挑战，及时进行总结、分析和分享，这种坚韧而严谨的专业精神实属难能可贵。

　　目前，眼前节相干光断层扫描（OCT）已成为临床热点，但专业书籍却较为匮乏。本书以眼前节OCT的发展历程为开篇，以眼前节OCT血管成像应用为结尾，全面涵盖成像原理、各类眼前节疾病、手术实践的临床应用。同时，书中特别强调了术中OCT成像在精准手术中的重要意义。这表明，随着OCT成像技术的不断进步，及时更新相关知识显得尤为迫切。在眼科各亚专业快速发展的背景下，本书的出版无疑能推进先进科学检查手段与现代精准医疗技术紧密结合，借助更为精细的成像技术，进一步提升临床医师对部分眼前节复杂疑难病例的认识与理解。此外，本书编者团队由国内多家医院的专家学者组成，这种多元化的专业视角更为书籍内容的丰富和深入增添了显著价值。

　　尽管本书尚存一些不足之处，未来仍需不断完善，但我仍然诚挚慎重地将本书推荐给全国眼前节手术及OCT影像学领域的医师们。同时，也希望编者团队能够继续积累临床应用经验，持续为行业提供进一步的更新与迭代，将新知识和创新理念不断融入本书，以支持各级眼科医师同行的学习与成长。

　　正如我一直热衷倡导的知识分享与共享理念，期待这部专著的出版能够与更多眼前节医师产生共鸣，并激励其他眼科亚专业的医师持续更新和传承经典技术与创新理念。功不唐捐，玉汝于成；行而不辍，未来可期。我期待更多眼科同仁继续传承与创新，为我国眼科成像技术的推广贡献自己的力量。

2025 年元月

I am honored by Professor Xiaogang Wang's invitation to write a foreword for the book *Atlas of Anterior Segment Optical Coherence Tomography: Image Analysis and Interpretation*. As a co-inventor of OCT, I have been intimately involved with the development of both anterior and posterior eye applications of OCT in clinical practice. OCT has revolutionized diagnosis and treatment of ophthalmic diseases in the past three decades, an accomplishment that was recognized with the prestigious 2023 Lasker~DeBakey Clinical Medical Research Award and National Medal of Technology and Innovation (USA) to Professor James Fujimoto, Mr. Eric Swanson, and myself for its invention. OCT has become the primary imaging modality for ophthalmologists to evaluate retinal and optic nerve diseases. I predict that it will, in the near future, become the dominant imaging technology in corneal and anterior segment eye disease as well.

In 2012, Professor Wang joined our research group, the Center for Ophthalmic Optics & Lasers (www.coollab.net) under my supervision for over a year and performed pioneering investigations in OCT angiography (OCTA), a novel extension of OCT that became available as a clinical product in 2014 and is now part of mainstream ophthalmic clinical practice. Following his return to Shanxi Eye Hospital, we embarked on several collaborative projects centered on posterior segment OCT and OCTA. I am glad that he now turns his attention to anterior segment OCT, which is undergoing a new burst of growth in clinical applications. Corneal and anterior segment OCT was a technology that I initially co-developed with Professor Joseph Izatt in the early 2000's and published a book named *Anterior Segment Optical Coherence Tomography* with Professor Roger Steinert in 2008. The high resolution of OCT enabled accurate mapping of corneal layers and biometry of anterior eye structures. With the great improvement in speed since then, new capabilities such as topography, OCTA, and intraoperative imaging have become possible. Hence, I am exceedingly pleased that Professor Wang is spearheading a team to delve into the clinical applications of anterior segment OCT, encompassing intraoperative OCT, OCT biometry, femtosecond laser OCT, and anterior segment OCTA. I am confident this book will significantly enhance the clinical reasoning of physicians in diagnosing and managing diseases, offering substantial value to corneal refractive, cataract, and glaucoma surgeons.

Notably, among the many outstanding chapters in this book, the section that addresses Berger's space through swept-source OCT imaging is exceptionally noteworthy. This chapter offers a comprehensive elucidation of the definition of Berger's space, alongside detailed case studies, making it an indispensable resource for cataract surgeons.

The three-year journey from the conception to the publication of this book exemplifies Professor Wang's unwavering dedication to lifelong learning and his steadfast commitment to the dissemination of knowledge. Given the ever-evolving nature of knowledge and technology, I am hopeful that the team led by Professor Wang will continue to accumulate expertise and regularly update their body of work with fresh insights and innovative ideas. Such endeavors will undoubtedly bolster ophthalmologists' ongoing education and professional development.

David Huang, MD, PhD
Director of Research, Casey Eye Institute
Oregon Health & Science University
2025.01

相干光断层扫描（OCT）技术在眼科专业的应用和不断拓展充分体现了医工交叉的重要性，而无论是眼前节 OCT 还是眼后节 OCT，在眼科科研和临床应用领域的不断深入和优化也是医工交叉相互融合的重要体现。从 1851 年检眼镜的出现，到后续其对临床疾病的诊疗革新，均是物理学家和眼科医生（Herrmann von Helmholtz 和 Albrecht von Graefe 教授）密切合作的成果。同样，OCT 技术在眼科领域的广泛应用和功能拓展也是众多领域专家学者（James Fujimoto，David Huang，Charles Lin，Carmen Puliafito，Joel Schuman，Eric Swanson 教授们）通力合作的成果。

1991 年 David Huang 教授在 Science 期刊上首次发表 OCT 成像技术在眼科的应用。自此，OCT 逐步在眼科临床得到深入广泛的应用与推广，并对眼科疾病的诊治随访起到了至关重要的作用。如今，在眼科临床实际工作中，OCT 诊疗技术已经逐渐成为某些眼科疾病的诊断标准之一。本书主编王晓刚教授有幸于 2012 年至 2013 年间在 Casey 眼科研究中心的 Coollab 实验室进行 OCT 血管成像的临床及基础研究，在 David Huang 教授和 Yali Jia 教授的指导下，他对 OCT 在眼科临床的应用有了更深入的理解，并深刻体会到每项创新技术的临床应用及功能拓展均需临床医生结合实际进行不断优化和改进。

与眼底视网膜 OCT 相比，眼前节 OCT 的临床地位尚未被广泛认可。究其原因，可能与眼科临床中常用的裂隙灯显微镜在一定程度上可替代眼前节 OCT 某些功能有关。因此，关于眼前节 OCT 临床应用解读方面的书籍也较为稀少。然而，随着科技的进步，扫频 OCT、飞秒激光辅助白内障手术中的 OCT 成像系统、术中实时 OCT 等创新技术的出现，以及临床工作中白内障手术、角膜移植手术、有晶状体眼人工晶状体植入术等手术量的不断增加，临床医生需要更加精准的眼前节数据来应对临床工作中的实际问题，这些需求进一步扩展了眼前节 OCT 的临床应用范围，并逐渐获得更多临床医生的关注和重视。

结合以上临床热点，本书立足眼前节 OCT 成像技术及其临床应用，以图文结合的形式将其与眼前节结构相结合，从解剖、科研、临床等方面对各部分内容进行多方位、立体化地阐述，将临床医生在实际工作中遇到的各种病例与读者进行分享，进一步凸显眼前节 OCT 技术在现代眼科中的应用价值。

我们相信，眼前节 OCT 作为一种可以更全面掌握眼前节疾病情况的有力工具，能够帮助我们更准确地理解疾病的发病机制及表现特点，并提高疾病诊治、随访的精准性。我们真诚地希望本书能够为临床医生以及 OCT 技术研究的科研人员提供宝贵信息，从科学知识的角度为医工交叉搭建一个交流的桥梁和纽带，推动这一技术及其应用不断深入发展。

需要特别说明的是，在本书撰写过程中，各位专家学者参考了大量的国内外相关专业书籍及文献资料，但由于知识的不断更新，书中难免存在疏漏与不足，恳请各位读者批评指正。尽管如此，我们仍相信本书是一部关于眼前节 OCT 临床应用的有价值之作，希望能够为各位专注眼科影像学领域的同行提供帮助，助力大家的临床实践。

王晓刚　黄锦海

2025 年元月于太原

第一章 概述

第二章 眼前节相干光断层扫描临床应用

第三章　眼前节相干光断层扫描血管成像

第一章

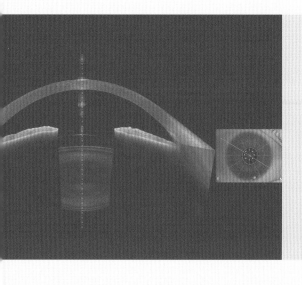

概述

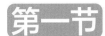

第一节

眼前节相干光断层扫描的历史和发展

【要点提示】相干光断层扫描（optical coherence tomography，OCT）技术是一种基于组织光学特性差异提供生物结构横截面图像的无创诊断技术。眼前节 OCT（anterior segment OCT，AS-OCT）能生成高分辨率的三维眼组织横断面图像，是评估角膜、前房角、房水流出通路、巩膜等眼前节结构的重要辅助方法之一。本章将主要介绍 AS-OCT 的原理、历史和发展。

一、相干光断层扫描技术原理

OCT 基于低相干干涉测量技术对活体的眼部结构进行非接触式层析成像，是一种无创且快速的光学成像方式。它的成像原理与超声图像采集相似，但用光代替声波，通过测量光的回波延迟时间和被衰减强度，模拟各组织层的二维或三维图像信息。

眼用 OCT 借鉴和改进了迈克尔逊干涉仪，使用超发光二极管作为光源。来自低相干光源的光被分为两条路径，分光器将其定向至干涉仪的两臂。光线经过分束器后分为参考光束和测量光束。参考光束从特定位置的反射镜反射回来，同时样品臂的测量光束经各层眼部组织后反射，返回的光在分束器处重新组合，并被引导至检测器。只有当光程长度匹配时才会发生干涉，因此光在两条臂中所经过的时间几乎相等。经过调制，最后发送到计算机产生干涉图案（图 1-1-1）。

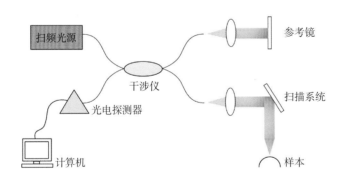

图 1-1-1 扫频 OCT 原理图
扫频光源出射后被分为参考光束和测量光束，分别从特定位置的反射镜以及各层眼部组织反射回来，干涉信号被光电探测器接收，最后发送至计算机产生干涉图案。

OCT 采用中心波长约 830～1 310nm 的光源，分辨率约为 5～15μm。仪器扫描时，创建一系列 A 扫描，横截面 A 扫描组合成复合横截面图像（B 扫描），每次 A 扫描都包含反射信号强度随深度变化的信息[1]。其中眼前节 OCT（AS-OCT）可分为时域 OCT（time-domain OCT，TD-OCT）和频域 OCT（frequency-domain OCT，FD-OCT）[2]。

1. 时域 OCT（TD-OCT） TD-OCT 将组织反射光的延迟时间与参考镜在已知可调距离下的光延迟时间进行比较，通过移动参考反射镜获取组织对红外光反射率的序列信息。当参考镜以恒定速度移动时，使用点探测器收集光信号，并获得深度信息。在参考镜的不同位置，样品臂中的不同结构会产生干扰。参考镜的完整行程被称为 A 扫描，通过改变参考镜的位置产生横截面图像[3]，在单个图像中有更大的捕获区域，但成像速度由参考镜的移动速度决定。

2. 频域 OCT（FD-OCT） FD-OCT 可进一步分为扫频 OCT（swept-source OCT，SS-OCT）和光谱域 OCT（spectral-domain OCT，SD-OCT），也称为傅里叶域 OCT（Fourier-domain OCT）。

（1）扫频 OCT（SS-OCT）：SS-OCT 使用单色、可调谐、快速扫描激光源和光电二极管探测器来检测波长分辨的干扰信号，结合较长的波长光源，测量速度快，适用于眼前节成像和分析。SS-OCT 可以显示角膜至晶状体后表面的高对比度图像，测量过程可视化。该技术可作为测量眼轴长度的工具，并且被广泛应用于角膜形态和结构，以及人工晶状体（intraocular lens，IOL）屈光力计算等临床相关参数的评估。

（2）光谱域 OCT：使用固定参考镜，样品臂和参考镜反射之间的干扰被检测为光谱，光谱仪通过随时间改变光源的波长来检测 OCT 信号。通过一次相机拍摄获得 A 扫描，从而获得更高的采集率，再经傅里叶变换进行数学计算，生成横截面图像。光谱域 OCT 提高了图像采集速度和图像分辨率，其采集图像速度是 TD-OCT 的 10 ~ 100 倍[3]。SD-OCT 的代表仪器包括 Spectralis、RTVue OCT 和 Cirrus OCT[4]。

二、相干光断层扫描技术的历史和发展

OCT 技术的生物应用最早是在 1991 年由 David Huang 等人提出，用于生物组织的无创横截面成像[5]。该技术最初的设计目的是用于眼后段和视网膜成像[6-7]，有助于早期诊断和更敏感地监测各种视网膜及视神经疾病。随后，OCT 在眼科领域的应用得到飞速发展。1993 年，Fercher 等人报道了第一张活体人眼眼底 OCT 断层图像[8]。1994 年 AS-OCT 问世，Izatt 首次将该技术引入眼前节成像[9]。1996 年 Zeiss 将眼科 OCT 系统作为临床医疗器械投放至市场。

第一代针对眼前节成像设计的商用 OCT 系统是 Visante OCT 和 Slitlamp OCT[4]，分别于 2005 年和 2006 年获得美国食品药品管理局（Food and Drug Administration，FDA）批准。两种系统都基于 TD-OCT 原理，使用更长的波长光源（1 310nm），提供相对较高的轴向分辨率（18 ~ 25μm）。

因 TD-OCT 技术存在成像速度慢、信噪比低等缺陷，自 2000 年以后，逐渐被 SD-OCT 和 SS-OCT 取代。首台 SD-OCT 是 RTVue-100 OCT，其采集速率是当时 TD-OCT 的 10 倍[10]，但扫描范围受限（6mm × 6mm）；其使用的波长为 830nm，因此成像深度相对于 1 060nm、1 310nm 波长的仪器弱。最新的 SD-OCT 即 MS-39，首次将 SD-OCT 与 Placido 技术融合在一个仪器中，仅一次扫描即可获得 25 个清晰的断层图像、1 个角膜 Placido 盘投射图像和 1 个虹膜平面图像。

在 2008 年，第一台 SS-OCT 上市。CASIA SS-1000 OCT 专门设计用于眼前节扫描，波长 1 310nm，

轴向分辨率 10μm，扫描区域高达 16mm×16mm。随后生产的 CASIA 2（图 1-1-2）扫描速率得到进一步提高（50 000 A 扫描/s），能够对瞳孔区晶状体进行成像，并对房角和其他参数进行自动定量分析。随着屈光手术日益普及，眼部生物特征参数的精确测量直接影响手术效果，临床上也引入了越来越多的 SS-OCT 设备，例如：IOL Master 700、OA-2000、Anterion、ZW-30。

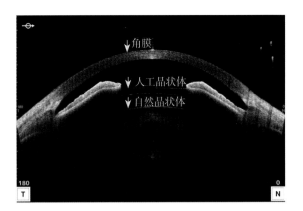

图 1-1-2　CASIA 2 OCT 测量有晶状体眼人工晶状体植入术后图像

可以对角膜、虹膜、自然晶状体和人工晶状体等眼前节结构和植入物清晰成像。

OCT 血管成像（OCT angiography，OCTA）是一种新兴的非侵入性眼部血管成像技术，也是 OCT 的功能扩展，可以在不注射任何造影剂的情况下检测被探测区域内的血管，生成高对比度和清晰的微血管图像。通过 OCTA 可获得血管容积数据，显示视网膜各层以及视网膜和脉络膜的血管结构，但结果受到眼球和眼内非血管系统运动的影响。光学微血管造影（optical microangiography，OMGA）能够改善静止组织对血流成像的影响。2008 年 Wang 和 An 第一次使用 OMGA 对人眼视网膜脉络膜的血管进行成像[11]。随后 SD-OCT 快速发展，OCTA 的成像速度不断提高，垂直腔表面发射激光器（vertical cavity surface emitting lasers，VCSEL）的发展使成像速度达到每秒 400 000 次 A 扫描，这表明 OCTA 未来将有更高的成像速度[12-14]。

2014 年，首款商用 OCTA 产品 AngioVue OCTA 被推出，该产品基于 SD-OCT[14]；基于 SS-OCT 的 OCTA 产品如 DRI OCT Triton 和 AngioPlex OCTA 也陆续上市。除了视网膜血管成像外，OCTA 在眼前节血管成像的应用也在不断探索，如角膜和角膜缘血管系统成像[15]、脉络膜黑色素瘤和黑色素痣中的肿瘤血管成像[16]、虹膜血管系统成像[17]、巩膜不同解剖平面的血管成像[18]。

OCT 技术的第一个临床应用领域就是眼科。尽管最初仅用于视网膜和视盘等后段的成像，但是随着技术的进步，OCT 的应用范围逐步扩大至眼前节，可以准确评估如泪膜、角膜、结膜、巩膜、直肌、前房角结构和晶状体等眼部结构参数。OCT 不仅能清晰地显示眼部细微结构和病理改变，同时还可以进行定量分析，从 TD-OCT 到 FD-OCT 的技术变革极大地提高了图像采集的速度和分辨率（表 1-1-1）。OCT 在眼科诊断方面的研究是其生物医学应用发展的重点方向之一，能够高效地辅助临床诊断、手术计划和疗效评估，在眼科研究和临床应用的许多方面作出了重大贡献。

此外，OCT 作为一种具有有效辅助诊断能力的无创、高准确性的临床辅助技术，被应用于其他不同的医学领域，包括胃肠病学、心脏病学、耳科学和皮肤病学，并且正在牙科领域尝试成为一种很有价值的诊断技术[19]。

表 1-1-1　不同类型 OCT 比较

类型	TD-OCT	FD-OCT	SS-OCT
代表仪器	Visante	RTVue XR	CASIA 2
波长/nm	1 310	830	1 310

类型	TD-OCT	FD-OCT	SS-OCT
扫描速率（A 扫描 /s）	2 048	70 000	50 000
轴向分辨率 /μm	18	5	≤ 10
扫描范围	10mm × 10mm	6mm × 6mm	16mm × 16mm
扫描时间 /s	0.5	0.31	0.3
厚度图点数据 / 个	8 × 128	8 × 1 024	16 × 512

【要点总结】AS-OCT 在临床中的应用越来越受到重视。技术的进步，如采集速度和图像分辨率，使 OCT 成像在眼科学和视光学的临床和研究领域成为评估角膜和整个眼前节的重要工具。未来超高分辨率 AS-OCT、图像自动分析以及该技术的功能扩展，可能在眼前节领域中发挥更大的作用。

（黄锦海　万　婷　陈思思）

参考文献

1. DOORS M, BERENDSCHOT T, DE BRABANDER J, et al. Value of optical coherence tomography for anterior segment surgery. Journal of cataract and refractive surgery, 2010, 36(7): 1213-1229.

2. JANCEVSKI M, FOSTER CS. Anterior segment optical coherence tomography. Semin Ophthalmol, 2010, 25(5-6): 317-323.

3. RAMOS J, LI Y, HUANG D. Clinical and research applications of anterior segment optical coherence tomography - a review. Clinical & experimental ophthalmology, 2009, 37(1): 81-89.

4. BALD M, LI Y, HUANG D. Anterior chamber angle evaluation with fourier-domain optical coherence tomography. Journal of ophthalmology, 2012, 2012: 103704.

5. HUANG D, SWANSON E, LIN C, et al. Optical coherence tomography. Science (New York, NY), 1991, 254(5035): 1178-1181.

6. SWANSON E, IZATT J, HEE M, et al. In vivo retinal imaging by optical coherence tomography. Optics letters, 1993, 18(21): 1864-1866.

7. HEE M, IZATT J, SWANSON E, et al. Optical coherence tomography of the human retina. Archives of ophthalmology (Chicago, Ill : 1960), 1995, 113(3): 325-332.

8. FERCHER AF, HITZENBERGER CK, DREXLER W, et al. In vivo optical coherence tomography. Am J Ophthalmol, 1993, 116(1): 113-114.

9. IZATT J, HEE M, SWANSON E, et al. Micrometer-scale resolution imaging of the anterior eye in vivo with optical coherence tomography. Archives of ophthalmology (Chicago, Ill : 1960), 1994, 112(12): 1584-1589.

10. TANG M, CHEN A, LI Y, et al. Corneal power measurement with Fourier-domain optical coherence tomography. J Cataract Refract Surg, 2010, 36(12): 2115-2122.

11. AN L, WANG R. In vivo volumetric imaging of vascular perfusion within human retina and choroids with optical micro-angiography. Optics express, 2008, 16(15): 11438-11452.

12. GRULKOWSKI I, LIU JJ, POTSAID B, et al. Retinal, anterior segment and full eye imaging using ultrahigh speed swept source OCT with vertical-cavity surface emitting lasers. Biomed Opt Express, 2012, 3(11): 2733-2751.

13. CHOI W, POTSAID B, JAYARAMAN V, et al. Phase-sensitive swept-source optical coherence tomography imaging of the human retina with a vertical cavity surface-emitting laser light source. Opt Lett, 2013, 38(3): 338-340.

14. MOULT E, CHOI W, WAHEED N, et al. Ultrahigh-speed swept-source OCT angiography in exudative AMD. Ophthalmic surgery, lasers & imaging retina, 2014, 45(6): 496-505.

15. ANG M, SIM D, KEANE P, et al. Optical coherence tomography angiography for anterior segment vasculature imaging. Ophthalmology, 2015, 122(9): 1740-1747.

16. BROUWER NJ, MARINKOVIC M, BLEEKER JC, et al. Anterior segment OCTA of melanocytic lesions of the conjunctiva and iris. Am J Ophthalmol, 2021, 222: 137-147.

17. ROBERTS PK, GOLDSTEIN DA, FAWZI AA. Anterior segment optical coherence tomography angiography for identification of iris vasculature and staging of iris neovascularization: A pilot study. Curr Eye Res, 2017, 42(8): 1136-1142.

18. HAU SC, DEVARAJAN K, ANG M. Anterior segment optical coherence tomography angiography and optical coherence tomography in the evaluation of episcleritis and scleritis. Ocul Immunol Inflamm, 2021, 29(2): 362-329.

19. ALI S, GILANI SBS, SHABBIR J, et al. Optical coherence tomography's current clinical medical and dental applications: A review. F1000Res, 2021, 10: 310.

眼前节相干光断层扫描的成像原理及技术特点

【要点提示】本节将介绍一种现代医学中常用的影像技术和手段——相干光断层扫描（OCT）。本节首先介绍部分相关的基础干涉理论；然后分别介绍 OCT 系统的三个基础构成——低相干光源、光纤迈克尔逊干涉仪和光电探测系统；接着介绍 OCT 成像的基本原理和分类；最后介绍前节 OCT 的发展趋势。通过对以上内容的介绍，可以使读者对 OCT 成像的特点及涉及的原理有一定的了解。

一、干涉原理及系统相关参数

（一）光的干涉

光的干涉是光的波动特性。两列或多列光波在同一区域相遇，在振动不十分强烈的情况下，各光波可以保持各自的振动方向、振幅和频率等特性，按照原来的传播方向继续前进，彼此不受影响，这就是光波的独立性。而在相遇的区域中，总的振动是分振动的线性叠加。而当相遇的两列光波频率相同时，可观测到叠加区域的振动强度涨落分布的现象，即干涉现象。

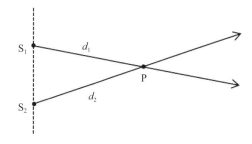

图 1-2-1　两列光波的叠加特性示意图

如图 1-2-1 所示，将频率相同的光源设在两个空间定点 S_1、S_2 处，两光源处的振动函数可分别由式 1-2-1 和式 1-2-2 表示。

$$\Phi_{01} = A_1 \cos(\omega t + \phi_{01}) \qquad\qquad 式\ 1\text{-}2\text{-}1$$

$$\Phi_{02} = A_2 \cos(\omega t + \phi_{02}) \qquad\qquad 式\ 1\text{-}2\text{-}2$$

其中，A_1 和 A_2 是两光源振幅，ω 表示两光波的频率，Φ_{01} 和 Φ_{02} 分别是两光源振动的初相位。假设其振动方向相同，两列波在空间 P 点处相遇，P 点到两处光源点的距离分别为 d_1、d_2，波速分别为 V_1、V_2。

则 P 点处的分振动可分别写成

$$\Phi_1 = A_1 \cos[\omega(t - \frac{d_1}{V_1}) + \phi_{01}]$$

$$= A_1 \cos(\omega t + \phi_1) \qquad\qquad 式\ 1\text{-}2\text{-}3$$

$$\Phi_2 = A_2\cos[\omega(t - \frac{d_2}{V_2}) + \phi_{02}]$$

$$= A_2\cos(\omega t + \phi_2) \qquad\qquad 式1\text{-}2\text{-}4$$

其中，$\phi_1 = -\omega\frac{d_1}{V_1} + \phi_{01}$，$\phi_2 = -\omega\frac{d_2}{V_2} + \phi_{02}$ 为两列光波在 P 点处的振动相位。P 点处的合振动是 Φ_1 和 Φ_2 的线性叠加，即

$$\Phi = \Phi_1 + \Phi_2 = A\cos(\omega t + \phi) \qquad\qquad 式1\text{-}2\text{-}5$$

其中，$A^2 = A_1^2 + A_2^2 + 2A_1A_2\cos(\phi_1 - \phi_2) = A_1^2 + A_2^2 + 2A_1A_2\cos\Delta\phi$，

$$\tan\phi = \frac{A_1\sin\phi_1 + A_2\sin\phi_2}{A_1\cos\phi_1 + A_2\cos\phi_2} \qquad\qquad 式1\text{-}2\text{-}6$$

因为现有光波探测器都是能量探测器，所以只能探测到 P 点处的光波强度，光强正比于振幅的平方，于是，P 点处的光强为

$$I = A^2 = I_1 + I_2 + 2\sqrt{I_1 I_2}\cos\Delta\phi \qquad\qquad 式1\text{-}2\text{-}7$$

$$\Delta\phi = \omega\left(\frac{d_2}{V_2} - \frac{d_1}{V_1}\right) - (\phi_{02} - \phi_{01}) \qquad\qquad 式1\text{-}2\text{-}8$$

可以看出，在一般情况下，合振动的强度不等于分振动强度的简单相加，其大小主要还取决于传播到该点的两个分振动的相位差 $\Delta\phi$。不同的 P 点处，强度随相位差呈周期性变化，于是，两列光波在重叠区域形成稳定的强度涨落的周期性分布，即光的干涉现象。

受到现有探测技术的限制，探测强度实际为一段时间 τ 内的平均强度，表示为

$$\bar{I} = \overline{A^2} = \frac{1}{\tau}\int_0^\tau A^2 dt = I_1 + I_2 + 2\sqrt{I_1 I_2}\frac{1}{\tau}\int_0^\tau \cos(\phi_2 - \phi_1)dt \qquad\qquad 式1\text{-}2\text{-}9$$

若在探测时间 τ 内，振动断断续续且其相位差不恒定，假设是无规则随机变化，相位差可取 0 到 2π 的任意值，即可在 τ 时间内，各值出现的概率相同，则不存在干涉现象。同理可证，当两光波频率不同时亦不表现出干涉现象。

$$\frac{1}{\tau}\int_0^\tau \cos(\phi_2 - \phi_1)dt = 0 \qquad\qquad 式1\text{-}2\text{-}10$$

$$\bar{I} = I_1 + I_2 \qquad\qquad 式1\text{-}2\text{-}11$$

（二）相关性能参数

在光学影像技术中（包括 OCT 系统在内），技术在图像质量优劣的创新发展程度都有着统一的性能参数评价指标。其中，用于评价 OCT 系统成像质量的最重要的性能参数是图像分辨率，图像分辨率主要包含轴向分辨率和横向分辨率两种。

图像分辨率是用于判断成像质量优劣的参数之一，多指空间分辨率，由光的衍射特性决定，是系统可分辨的两像点间的最小距离。光是一种波长较短的电磁波，衍射效应小，其直线传输效果好，相对于超声、无线电波等，其分辨率会更高。光的波动性使得光在通过小孔后会形成具有明暗相间的条纹的衍射图样，小孔尺寸越小，条纹间距越大，其中位于衍射图样的中心区域大约含有 84% 的光能的亮斑，称为艾里斑。最基本的测量分辨率的方法瑞利判据，即计算两个相邻艾里斑的半宽高来获得。OCT 系统的分辨率又分为轴向分辨率和横向分辨率两种，与传统的显微镜成像系统不同，OCT 系统的轴向分辨率和横向分辨率是相互独立计算的。

1. **轴向分辨率**　OCT 系统的轴向分辨率又称为纵向（深度）分辨率，表示为系统可实现清晰成像的样品深度范围。如图 1-2-2 所示，在现代光学理论上，轴向分辨率表示为一个像素点所能接收成像的中心光轴方向上的长度 d，仅受像元尺寸的影响。而 OCT 系统是基于相位信息成像的，其纵向分辨率主要受光源的相干长度或带宽的影响。

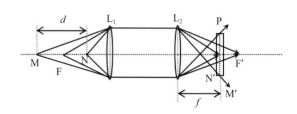

图 1-2-2　光学系统轴向分辨率定义图

OCT 系统的轴向分辨率的公式如下：

$$\delta_z = \frac{2\ln 2}{\pi}\left(\frac{\lambda_0^2}{\Delta\lambda}\right) \approx 0.44\frac{\lambda_0^2}{\Delta\lambda} \qquad \text{式 1-2-12}$$

式中 λ_0 为光源的中心波长，$\Delta\lambda$ 是光源功率谱的半波宽（能量为功率峰值一半处的波长宽度，称为光源带宽）。由公式可知，轴向分辨率 δ_z 与光源带宽 $\Delta\lambda$ 和中心波长 λ_0 有关，为光源相干长度的一半，当中心波长 λ_0 一定时，与光源带宽 $\Delta\lambda$ 成反比。

2. **横向分辨率**　OCT 的横向分辨率表示为相邻两个横向扫描位置的采样点的密集程度。它的决定因素与普通的光学显微镜一致，如式 1-2-13 所示。

$$\lambda_x = \frac{4\lambda}{\pi}\left(\frac{f}{d}\right) = \frac{4\lambda}{\pi}\left(\frac{1}{\text{NA}}\right) \qquad \text{式 1-2-13}$$

式中 f 为物镜焦距，d 为物镜上的光斑直径，f 与 d 的比值为物镜数值孔径 NA 的倒数。由公式可以看出，横向分辨率有三个决定性因素：光源波长 λ、聚焦透镜的光斑直径 d 和焦距 f。在光斑大小达到聚焦物镜的通光孔径时，系统的横向分辨率最好。虽然从公式上看，数值孔径越大，横向分辨率就越好，但在实际应用中，其横向分辨率还受聚焦深度的制约，并不是数值孔径越大越好。

此外，OCT 还有视场大小、成像深度、扫描速率及灵敏度等重要的性能参数。同时，这些光学参数之间往往存在着一定的联系。

（1）成像深度与轴向分辨率之间是相互耦合的。在提高轴向分辨率时，最大的成像深度可能会有所下降。

（2）OCT 系统的灵敏度是指描述能从噪声中分辨出的最大允许信号衰减的参数。在加快扫描速率的同时，可能会导致灵敏度的降低。

（3）视场的大小主要由扫描透镜的特性来决定。视场大小和横向分辨率之间呈反相关；所以在提高横向分辨率时，视场会缩小。

（4）使用波长较短的光源时，可以提高系统的横向分辨率，同时却增加了组织和其他介质间小特征的散射效应。

二、相干光断层扫描系统的基本结构

最原始、最基本的 OCT 光学系统是时域 OCT（TD-OCT）光学系统，主要由低相干光源、光纤迈克尔逊干涉仪和光电探测系统等结构所构成[1]。其系统结构见图 1-2-3，从宽带低相干光源发出来的光在经过 2×2 光纤耦合器时分为两束，一束光照射在参考臂上，经过准直器的准直后进入双胶合透镜中，在反射镜上聚焦，然后又被反射镜发射回到耦合器上；另一束光则进入样品臂中，由准直器准直后再由双胶合透镜聚焦，聚焦之后的光照射在样品上，发生漫散射，部分散射光经过准直器后到达耦合器，此时原先分开的两束光又在耦合器上相遇。由干涉条件可知，只有信号光与参考光处在近似等光程（即光程差小于或等于光源的相干长度）位置时，干涉才会发生。所以，当低相干光源的相干长度比这两束光的光程差大，且满足干涉条件（即两束光频率和振动方向相同以及相位差恒定）时，两路光便会发生干涉现象，此时这两路光就可以称为相干光。又由于样品的不均匀性，当参考臂处的反射率一定时，样品不同深度的散射光的强度存在差异。此时采集到的干涉信号的强度便间接反映了生物组织对应位置的光散射系数。而不同的散射系数又是由光在样品不同深度的反射率不同形成的。

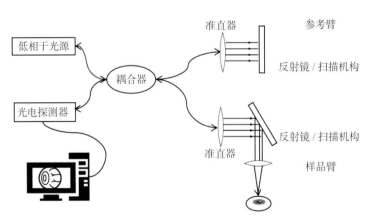

图 1-2-3　OCT 系统结构示意图

后来的学者将探测器阵列（例如光谱仪）应用于时域 OCT 系统中，将成分复杂的光分解为光谱线，再应用频域分析法将光谱线蕴含的信息重建样品的断层图像，此为二代 OCT——谱域相干光断层扫描成像系统，简称光谱域 OCT（spectral-domain OCT，SD-OCT）。随着扫频光源的出现和应用于 OCT 系统中，又出现了扫频 OCT（SS-OCT）。光谱域 OCT 和扫频 OCT 又被合称为频域相干光断层扫描成像系统，简称频域 OCT（Fourier-domain OCT，FD-OCT）。

在此基础上，往参考臂处加入一个扫描装置以实现参考镜的匀速运动，根据样品厚度及实验目的设置扫描装置的扫描范围，通过沿轴向调节参考镜的位置、改变参考臂的臂长来改变两臂相干光之间存在的光程差，形成一系列不同的均带有样品不同深度信息的干涉图样。干涉光进入光电转换器后会输出与其强度相对应的电信号，再由数据采集卡采集后的数据经过 PCI（peripheral component interconnect，外设部件互联标准，1991 年推出）总线存入电脑。分析某干涉图样的干涉条纹时，一般从解算其光程差的位置分布函数开始。此外，数据可能还需要进行一系列的优化处理后才能用于重建被测样品的图像。我们不难知道，在生物组织中发生病变组织的反射率与正常组织之间会存在有很大的差异，因此产生的干涉信号也有很大的区别，可以为医生提供科学的诊断依据。

在参考臂处加入的扫描装置只能让系统实现对样品的纵向扫描成像，因此，为了得到样品不同深度的二维图像，光斑同时还需要实现横向扫描。即可先将光斑在样品上的横轴位置固定，再运行纵向扫描装置得到样品同一横轴位置下的纵向直线的信号。然后再改变光斑在样品上的横轴坐标重新开始纵向扫描，循环反复。这样就得到了二维截面图像。

经过扫描获取的不同图像之间存在有一定的时间差，无法对样品实现实时监测的效果。为避免图像信息的时间差的形成，舍去参考镜处的扫描装置后引入傅里叶变换，以实现利用样品深度的相干信息的频域特性进行成像，即频域 OCT。非高斯光的光谱中存在的非线性旁瓣峰会影响图像的真实性[1]。因此，OCT 系统的光源功率谱的分布一般为高斯函数形式。

（一）OCT 光源

不同 OCT 成像系统的轴向分辨率均依赖于光源的带宽，即光源的波长范围。受现有技术限制，目前没有绝对的单波长光源。所以非单色波不是绝对的定态光波，其波列长度在空间上是有限的。因此，不能说两列光波可在任意地方相遇。在构建 OCT 系统时，光源是一个可以直接影响成像质量的因素。而其主要影响因素又可分为光源的空间相干性和时间相干性。

（1）空间相干性：用于描述与光束传播方向相垂直的波面上各点间的相位关系；主要指在光场中处于同一时刻不同空间的相位点之间的相干性，通常可用相干面积来表示。就激光而言，只有属于同一个横模模式的光子才具备有空间相干性。

（2）时间相干性：在光源连续发射光子过程中，光子间存在不确定的时间差，从而形成不确定的位相差即光源的时间相干性。由此可知，要想保证波间的相干性，则需将波的传播时间差控制在一定范围内，即保证光子间相对固定的位相差。对单色性越好的光波频谱分析得到的谱线宽度越窄，其相干时间越长。

为保证系统的成像质量，常选用具有较低时间相干性的 OCT 系统光源，如近红外光、超辐射发光二极管光源（super-luminescent diodes，SLD）、飞秒激光器、发光二极管、白光光源等，其特点如表 1-2-1 所示。其中，在横向单极管中发生振荡的光源同时具有较低的时间相干性和高空间相干性，如 SLD 和飞秒激光器。此外，光源也可以在横向多模态中振荡，如多模激光器和自发发射光源（卤素灯、电弧灯、气体放电灯等），不仅具有较低的空间相干性，还可能具有极低的时间相干性。

表1-2-1 OCT常用光源的特点

光源名称	近红外光	SLD	飞秒激光器	发光二极管	白光光源
特点	穿透力强	低时间相干性 高空间相干性	低时间相干性 高空间相干性	输出功率小 工作状态稳定	结构紧凑 光谱带宽大
优势	无创	成本低 谱型理想	时间分辨率可达到 飞秒级别	系统噪声较低 对生物体伤害小	成本低 轴向分辨率高
缺陷	轴向分辨率较低	时间分辨率存在一 定的限制	造价昂贵，体积大， 使用环境局限性大	成像速度较慢 探测灵敏度较低	过剩噪声较强

高斯光：因从激光谐振腔发出的基模辐射场的横截面振幅分布遵守高斯函数而得名，其相关函数无旁瓣峰，成像效果相较非高斯光更为理想。由轴向分辨率公式可知，轴向分辨率与光源的带宽息息相关。因此，为保证OCT系统的成像分辨率，常常选用如白光光源、SLD、飞秒激光器等的低相干宽带光源作为OCT系统的光源。

【自发发射光源】

（1）近红外光：近红外光的波长范围在0.75~1.4μm之间，是介于可见光和中红外光的电磁波，具有很强的穿透性，用于实验时可免去前处理，在医学研究领域可实现微创甚至是无创检测。

（2）SLD光源：SLD具有低时间相干性和高空间相干性，其中心波长为830nm或者1 310nm，带宽范围为50~200nm，具有成本低、谱型理想的优点。例如，采用中心波长为830nm和半坡宽为100nm的SLD光源，由横向分辨率公式可以计算得出其横向分辨率理论值约为3μm（注意：该值为真空中空间分辨率，实际值为该值除以样品的折射率）。一般说来，SLD光源OCT系统的轴向分辨率可以达到15~20μm。

（3）飞秒激光器：飞秒激光器（如钛蓝宝石飞秒激光器）是一种脉冲激光器（飞秒为时间单位，记作fs，$1fs=10^{-15}s$）。其脉冲持续时间为飞秒级，所以它的时间分辨率可达到飞秒级别。因此，飞秒激光器具有低时间相干性和高空间相干性。

优点：与皮秒、纳秒级的激光器相比，因为飞秒激光器在光子晶体光纤产生超连续谱时，拥有更明显的色散效应和非线性效应，所以其能够获得更大的谱宽。

缺点：造价昂贵，体积大，使用环境局限性大，较难广泛适用于临床应用。

（4）发光二极管：热光源［钨卤灯（热谱）］和弧光源［氙弧灯（加宽谱线）］因为具有较宽的光谱带宽、相干范围极低的优势而被整合到OCT系统中，并展示了微米级别的轴向分辨率[2]。

热光源（卤素灯）、基于自发辐射的半导体光源发光二极管（LED、SLD）或者超连续谱光源都可以作为光纤低相干干涉测量技术（low-coherence interferometry，LCI）的宽带光源。

LED的输出功率小，其系统噪声较低，可以实现量子探测，LED及相关器件价格便宜、连接紧凑，可以广泛应用于通信领域。用普通单模LED做光源的OCT系统，增加回光收集率和压缩带宽之后，在纵向扫描速度5.2cm/s，纵向分辨力约20μm的条件下，可以探测到优于-92dB的反射率[3]。目前应用SLD或飞秒激光器的OCT系统，可探测的最小反射率大多在-100dB左右，相比之下，LED的应用并没有过多地降低系统性能。所以，在众多不太要求系统成像速度和探测灵敏度的场合中，可优先考虑选用 LED 作为系统光源。除去价格因素外，LED 工作状态稳定，系统不会受到由回波引起的光源振荡影响；而且，LED 输出功率小，实验过程中其探测光不会对生物的敏感组织（如眼等）造成伤害。

（5）白光光源：白光光源又称热光源，具有成本低、结构紧凑、光谱带宽大以及轴向分辨率高等优点，可尝试将其应用于频域 OCT 之中。至今，白光光源已经被一些时域 OCT 研究者成功应用于他们的成像系统之中，并成功取得了不错的 OCT 影像。

当然，为追求更高灵敏度和成像速度，应适当增加光源功率，并同时设法消除过剩噪声和量子相位噪声的影响，以充分发挥光源的功率优势。可以考虑使用类似于平衡探测技术的方法来减小过剩的噪声。当 3dB 耦合器严格满足 50∶50 的分光比，且探测器 D1 和 D2 具有近似相等的量子效率时，平衡探测技术可以很好地消除参考光的过剩噪声。克服量子相位噪声主要通过减小射频（radio frequency，RF）来实现。在光纤端打磨倾斜面或加乙醇等折射率匹配液可以减小 Fresnel 反射，但这些方法会降低探测臂回光的耦合效率。在光纤端面加装自聚焦透镜（Grin lens，GRIN 透镜）能很好地解决这一矛盾，因为光纤与 GRIN 透镜黏合时，黏合端面均打磨了 8° 的倾角；而且，GRIN 透镜的输出端也做了镀膜处理，很容易实现低于 40dB 的回波损耗。

（二）光纤迈克尔逊干涉仪

迈克尔逊干涉仪（Michelson interferometer）是一种精密测量仪器，它早期的用途包括测量物体的长度、介质折射率、微小长度变化等，其精度可以达到波长的数量级（历史上有两次诺贝尔物理学奖与迈克尔逊干涉仪有关，1907 年，诺贝尔物理学奖授予美国科学家迈克尔逊，其因为"发明光学干涉仪并用于光谱学和基本度量学研究"，成为美国首个诺贝尔奖获得者。另外一次是授予发现引力波的美国激光干涉引力波天文台 LIGO 团队）。迈克尔逊干涉仪作为一种经典的分振幅干涉装置，是众多干涉仪器的前身。

1. **迈克尔逊干涉仪的基本原理**　其结构光路原理图如图 1-2-4 所示，M_1 是一片固定的精密磨光平面反射镜，M_2 是一片可前后移动的、与 M_1 完全相同的平面反射镜。G_1、G_2 是两片材料、规格完全相同的平行玻璃片，与 M_1、M_2 成 45° 角。在正向系统入射光源的一面镀有薄银层，使照射到 G_1 上的光强一半透射一半反射，以达到分光效果。分光后的两束光频率 f、振幅 A 和传播速度 V 都相同。L 为凸透镜，主要作用是将点光源发出的线光束变成平行光束，系统常用光源为激光点光源。系统光路从 G_1 分光板处分为两个光路。

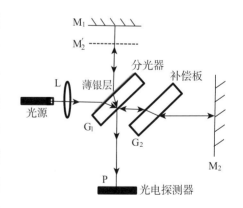

图 1-2-4　迈克尔逊干涉仪光路原理图

（1）L → G_1 → 反射 → M_1 → G_1 → 透射 → P；

（2）L → G_1 → 透射 → G_2 → M_2 → 反射 → G_2 → G_1 → 反射 → P。

从上两个光路的分析中可以看出，系统增加补偿板 G_2 的目的是保证光路（1）（2）经过玻璃片的光程相等。此时，可以将 M_2 等效成 M_2'，被探测器接收到的两束光的光程差 $\Delta = |M_1M_2'|$。

P 点处的合振幅表示为：$\Phi = A\cos\left(\omega t + \dfrac{\Delta}{v}\right)$

2. 干涉图样及其相关应用 迈克尔逊干涉仪发明之后衍生了 LCI 技术，20 世纪 80 年代末，随着光纤通信技术的发展，怎样测量光纤的性能（包括是否均匀、是否有断裂以及传输损耗等）变得尤为重要。科学家和工程师在 LCI 技术的基础上发明了光时域反射计（optical time-domain reflectometry，OTDR）。1988 年，Fercher 等人首次将 LCI 应用于生物组织检测，用于测量人眼眼轴长度，其精度可以达到 0.03mm[4]。

1991 年，麻省理工学院（Massachusetts Institute of Technology，MIT）Fujimoto 教授团队在 *Science* 期刊上发表了生物医学光子学领域里程碑式的论文 *Optical Coherence Tomography*。论文中创造性地将低相干光学时域反射仪和共焦显微镜的横向纵向扫描方法相结合，提出了一种全新的探测技术——相干光断层扫描技术[1]，并获得了冠状动脉壁和人眼视盘的离体断层图像。这标志着 OCT 的诞生。众所周知，光是电磁波的一种，显微镜成像利用了光的强度信息，光谱仪利用了光的频率信息，与显微镜和光谱仪等不同的是，OCT 利用了光的相位信息来获取组织深度信息。该技术主要方法是先在观测点采集得到从系统的样品臂和参考臂所返回的低相干光所产生的干涉信号数据，然后经过一系列数据技术处理之后重新构建出实验样品的二维乃至三维组织断层图像，并以此来反映待测样品的结构信息。它的核心是迈克尔逊干涉仪，并通过对干涉信号进行解调等处理，可以获取待测物体的后向散射信号。该技术具有对生物体无损伤（非电离辐射）、非接触、高速、高光学分辨率、高灵敏度等特点。扫描透射式电子显微镜[5] 观察生物样品前必须对样品进行预先处理，无法做到活体检测，而 OCT 可以获得活体器官的解剖和功能性三维图像[6]。与其他断层成像技术比如超声、X 射线断层扫描术（X-ray computed tomography，X-ray CT）和磁共振（magnetic resonance imaging，MRI）等相比，OCT 的探测深度虽然只有毫米级[7]，但是其光学分辨率可以达到微米级，约比超声或者磁共振成像技术高 1~2 个数量级[8]。因此，它是继超声、X-ray CT、MRI 后又一全新的高分辨率断层影像学诊断技术。由于眼前段和后段都是透光的，该技术在眼科领域得到了广泛的应用[9-14]，极大地提升了眼科的基础研究和临床诊断水平，也已逐渐成为部分眼科疾病诊断的金标准。而且，在包括心血管科、口腔科、泌尿科、皮肤科、肿瘤科等临床科室及材料检测、珠宝鉴定等工业测量方面也得到广泛的关注和应用[15-18]。

OCT 在临床上尤其是在眼科领域的巨大成功是它能延续发展至今的重要因素之一。到了 20 世纪 90 年代中叶，几千例患者的成像试验在新英格兰眼科中心得到圆满的成果，这些早期的临床研究使得 OCT 技术可以顺利走进眼科临床并实现商业化。之后的 1996 年，Brezinski 等人报道了一系列关于动脉易损斑块的 OCT 断层图像，首次清晰地呈现了血管内斑块的细微结构[19]。此外，在早期临床研究中，还有 OCT 技术被用于胆、生殖道、消化道、尿道、肺等的离体成像实验的报道。

1994 年，Izatt 等人将时域 OCT 首次应用于眼前节（包括角膜、前房、虹膜和晶状体等）成像，测量出角膜厚度、角膜表面轮廓、前房深度、房角以及虹膜厚度和表面轮廓[20]。2001 年，Radhakrishnan 等人创建了一个使用 1 310nm 波长光源，帧频可以达到 8Hz（500A-scan）的 FD-OCT 系统，专用于眼前节成像[21]。该系统使用远心扫描透镜，扫描宽度达 15mm，扫描深度达 6mm，从而实现眼前节全景成像。由于水对 1 300nm 波长的光吸收较少，所以存在较低的散射损失，可以实现更深地穿透组织的优点。此外，因为大部分光被玻璃体吸收，而不到达视网膜，所以此波长范围可使用更高的光功率。第一批专为眼前节成像设计的商用 OCT 系统主要包括裂隙灯 OCT（SL-OCT）和 Visante OCT 两种产品。两系统均使用时域 OCT 技术，其轴向分辨率为 18 ~ 25μm，可实现巩膜突等较深眼前节结构成像。然而，其主要缺点包括：与 FD-OCT 相比的低 A 扫描速率（Visante OCT 系统为 2 000A-scan/s，SL-OCT 为 200A-scan/s）和较低的灵敏度，而且 SL-OCT 必须与商用裂隙灯耦合。

（三）光电检测系统

在 OCT 系统中，主要利用光电探测器接收和采集光信号，并将其转变成电信号传输到电脑（PC）端进行数据的存储和后续处理。其主要工作原理基于半导体材料的光生伏特效应来实现的。其基本工作原理包含三个过程：①在光照下产生光生载流子；②载流子经过扩散或漂移后形成电流；③光电流经过探测器中放大电路的放大后又转换为电压信号。

三、相干光断层扫描图像特点及分类

（一）OCT 图像特点

1. 分辨率高

$$\delta_z = \frac{2\ln 2}{\pi}\left(\frac{\lambda_0^2}{\Delta\lambda}\right) \approx 0.44\frac{\lambda_0^2}{\Delta\lambda} \qquad\text{式 1-2-14}$$

由轴向分辨率公式（式 1-2-14）可知，OCT 系统需要使用相干长度很短的宽带光源才能提高纵向分辨率。OCT 系统的成像分辨率比现在流行的一些检测方法如超声、CT 和 MRI 等都要高，可以达到微米量级的纵向空间分辨率。

2. 一定的探测深度 OCT 的成像深度是由感光元件（charge-coupled device，CCD）的探测像素点总数和光谱仪的采样间隔共同决定的。当像素总数愈多、采样间隔愈小时，系统成像深度愈大。OCT 在其混浊生物组织表面以下中的探测深度典型值为 2 ~ 3mm，这是因为 OCT 系统的光源一般采用的是对生物组织存在一定穿透能力的近红外光源，再结合超外差法的测量方法，可以探测到由生物组织内部反射出来的信号光，即便其已衰弱至入射光的 10^{-9} 也一样。其探测深度虽然不如超声、X-ray CT 和 MRI，但与光学显微镜相比，它的穿透深度更深。

3. 检测时无需接触、对人体无损伤 为避免检测时对眼睛造成直接的刺激伤害，眼科 OCT 中一般选择近红外光作为系统的探测光源，它因为具有功率小、探测过程中不要求样品与仪器相接触、对人体无损害的优点而适用于医学眼科成像。

4. 可实现活体检测 OCT 技术具有无损伤和图像分辨率高的优点，使得其可应用于活体组织或器官的"光学活检"（optical biopsy），即组织无须离体也能被检测和获得活体的组织学分辨率与细微的结构信息。

（二）OCT 分类

OCT 技术根据成像系统的不同可以分为 TD-OCT 系统和 FD-OCT 系统两种。其中 FD-OCT 又包含 SS-OCT 和 SD-OCT。TD-OCT 是通过移动参考臂来获取样品的深度信息，而 FD-OCT 则是通过光谱中各频率的干涉信号来获取深度的干涉信息。其中，TD-OCT 的成像深度位置信息分明，有较高的空间分辨率。而 FD-OCT 最大的特点是参考臂无需机械扫描，其成像速度比 TD-OCT 优势明显。各类 OCT 系统结构及差异如图 1-2-5 所示。

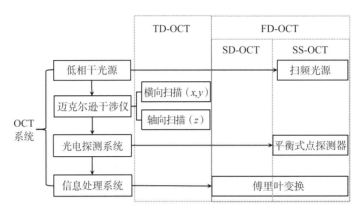

图 1-2-5　OCT 系统框图

另外，根据功能的不同，OCT 技术还可分为：①用于各散射粒子流速测量的多普勒 OCT；②用于组织双折射特性测量的偏振 OCT；③用于测量生物组织弹性的弹性 OCT；④用于测量组织吸收光谱的 SD-OCT 等。同时，各不同功能 OCT 又都是基于 TD-OCT 或 FD-OCT 而实现的。

1. 时域 OCT　Huang 等人于 1991 年首次提出时域 OCT 这一成像方法[1]。其成像方法是通过纵向深度扫描获取样品的干涉信号，再通过分析其干涉图样中包含有的样品所对应的扫描深度的反射率信息，结合其横向扫描结果来实现层析成像。因此，时域 OCT 主要存在两个问题，一是速度慢，二是信噪比低。时域 OCT 除了对样品进行横向面扫描，还需要对参考臂进行机械移动逐点采集参考臂与样品臂等光程的干涉信号以获取深度方向信号，因此其轴向扫描速率很低，只有几千赫兹。样品比如眼球的运动将对成像造成很大的影响，另外，其还有严重的散粒噪声等问题。

2. 光谱域 OCT　1995 年，Fercher[22] 等人首次使用光谱干涉仪（spectral interferometry），即光谱域 OCT 来测量后向散射光以及眼轴长。该技术是由波恩的散射光场理论衍生而来，即样品的散射势函数经过傅里叶变换后的结果与后向散射光的复振幅频谱相同。

$$FT\{F(z)\} = E(P,k) = C\int_0^T \frac{1}{4\pi} k^2 [n^2(z)-1]\exp(-ikz)dz \qquad \text{式 1-2-15}$$

式中，$FT\{F(z)\}$ 是经过傅里叶变换后的用于反映被测样品内部结构的散射势函数，$E(P, k)$ 表示被测点的散射光复振幅，P 表示被探测点，k 表示光波数，C 表示比例系数（是一个常数），$\exp(-ikz)$ 是散射光的相位，z 表示实验样品与探测点之间的距离（即轴向探测深度），其取值范围 T 一般为无穷大，$n^2(z)$ 则是样品的折射率函数。

光谱域 OCT 系统结构组成部分主要包括低相干光源、光谱仪、光纤迈克尔逊干涉仪、参考镜和横向扫描装置等。虽然同样使用 SLD 作为宽带光源，但与时域 OCT 使用单点探测器记录所有光谱成分的干涉不同的是，SD-OCT 主要是通过阵列型探测器来观测干涉光谱的。与时域 OCT 不同的是，光谱域 OCT 无需深度方向扫描并改善了信噪比，可以通过高速线阵相机并行检测干涉图中的各光谱分量。在灵敏度方面，三个研究团队在 2003 年利用光谱域 OCT 独立实现了相较于时域 OCT 而言的两个数量级的提升。这意味着在相同的信噪比要求下，光谱域 OCT 系统在成像速度方面更有优势，从而体层成像的活体实验甚至实时监测实验（即 4D 成像）有望实现。

与时域 OCT 有所不同的是，光谱域 OCT 的数据处理工程更加烦琐，还需要经过一系列的如三次样条重采样（减小系统误差）、傅里叶逆变换（将经过傅里叶变换得到的频域信号重新转换回时域信号）、非高斯光源的修正（保证成像的真实性）、图像优化等的数据处理程序，才能计算得到具有被测样品一维深度信息的散射势函数，还需要经过横向扫描才能得到被测样品的断层层析图像。

3. 扫频 OCT　获得干涉光谱的方式有两种，一种是使用棱镜、光栅等色散元件，另一种则是直接采用波长可调谐激光器对波长进行编码。其中，第二种方式是通过波长扫描和时域探测的方法来获得干涉光谱的，这种方法可被归类为扫频 OCT。其最大的特点是采用了扫频光源和点探测的方式。其中，扫频光源是系统的核心部件之一，其各项参数指标是 OCT 系统各项技术指标所能达到的上限的决定因素。当同时采用超快可调频激光器作为 OCT 系统光源和使用超快光电探测器对其干涉光谱进行检测时，甚至可以实现 1～25MHz 左右的轴向扫描速率。

扫频 OCT 是先通过采用扫频激光器对其波长进行时间编码，再使用点探测器探测波长的干涉信号的强度，然后通过傅里叶变换来获取探测到的干涉信号中所包含的光谱信息，最后得到样品的层析图像。扫频 OCT 与光谱域 OCT 不同的一点是它采用了平衡式点探测器，探测过程中便已经去除掉了信号中的大部分直流项。扫频激光器在不同时刻输出的激光的频率不同，系统可以实现对密集的光栅进行扫描并取得了三维的 OCT 数据集，主要得益于其超高的扫描速度，再经过一系列相应的程序处理便可以实现对视网膜任意径线、任意层面图像的重建。

SS-OCT 不仅有和 SD-OCT 相似的快速成像能力，还具备有 TD-OCT 点探测的优势，可以在兼顾探测深度和图像采集速度的同时，对系统产生的运动伪影还具有更加强大的消除功能。SS-OCT 与 SD-OCT 相比，其信号的灵敏度更高，但它的扫频光源在扫描过程中会出现干涉信号的随机移动现象，这相应地降低了采集信号相位的稳定性。

en-face 成像模式是 OCT 在软件方面的改进方法之一，随后出现的相干光断层扫描血管成像（optical coherence tomography angiography，OCTA）是一种眼底血管成像技术——主要应用于活体组织的视网膜及脉络膜的微血管的分层成像技术。OCTA 主要是通过分析并整合所有扫描横断面中利用连续扫描所探测到的血管腔中红细胞的运动信息来重建视网膜脉络膜血管三维图像的。在处理采集到的眼底信号数据的过程中，先分离组织内的动态散射元素和静态散射元素，以获得血流的高分辨率图像。然后将得到的二维血流图像映射成组织的三维光学切片，以实现在体的血管成像。OCTA 可以在仅有毫米级的成像深度内实现对眼底视网膜微血管网的非侵入式三维血管成像，这是它超越目前其他血管造影技术的地方。

SS-OCT 实现了对上述两方面完美的整合，将血管成像技术融入探测速度和精确性已取得大幅提升的 OCT 光学系统之中。同时其在脉络膜和玻璃体视网膜交界面的图像精细度也有所提升，所以有助于临床医生进一步认识眼底疾病发病机制。

四、眼前节相干光断层扫描技术的发展趋势

OCT 技术是基于生物结构的透光性，采用光电探测器来实现对生物组织的反射、散射等信号的探测，并将采集到的干涉信号转换成电信号，然后再通过计算机的软件设计程序来实现对生物组织结构图像的重构。OCT 技术的成像过程对组织是非侵入式的、无接触无损伤的，同时还具有成本低和成像速度快的优点。

（一）眼前节 OCT 现状

1. 技术方面　典型眼前节 OCT 的扫频光源的扫描波长有 1 300nm（Anterion）和 1 035～1 077nm（IOL Master 700），后者扫描速度 2 000A-scan/s，其扫描深度可达 44mm，组织分辨率可达 22μm。同时，现有的 SS-OCT 可以实现与 OCTA 分析方法的完美结合，从而实现对角膜新生血管、虹膜新生血管、翼状胬肉等眼前节血管信息的提取和分析。

2. 应用方面

（1）角膜：角膜与外界直接接触，容易受到损伤和感染而引起角膜疾病的发生，是致盲的重要原因之一。2017 年，Cai 等[23] 首次应用 OCTA 分析比较治疗前后角膜新生血管的面积，并证明了其可用于对角膜新生血管的监测。同年，Oie 等[24] 将 OCTA 应用在血管密度测量方面，得到的结果与血管造影检查的结果相一致。2018 年，Ang 等人[25] 利用前节 OCTA 对角膜新生血管的范围及其整体的密度进行量化，为临床中监测疾病的病理特征和治疗中的变化提供更为客观的评估结果。后来，Stanzel 等人[26] 分别利用 OCTA、ICGA 和裂隙灯对动物模型的角膜血管进行血管造影并对其结果进行了对比分析，发现在角膜新生血管的造影中 OCTA 的结果最好，即使是对严重角膜混浊的新生血管，OCTA 图像也最清晰。2019 年，Devarajan 等人[27] 实现了兔子角膜血管形成的抗血管内皮生长因子（VEGF）治疗的监测。2020 年，Nanji 等[28] 分别用 840nm 和 1 050nm 两种波长的 OCTA 测量角膜的新生血管，并检测到更缓慢的血流并识别出被角膜瘢痕遮挡的新生血管，这有助于区分病变的活动性。

（2）虹膜：虹膜作为眼内葡萄膜组织的一部分，具有丰富的血管，在疾病情况下，如糖尿病、静脉阻塞等，虹膜会出现新生血管，进而导致眼压升高，因此，虹膜新生血管的探测和可视化对其相关疾病的早发现、早预防、早治疗具有重要的临床意义。2017 年，Roberts 等人[29] 利用 OCTA 实现了正常虹膜血管的可视化，并将其用于评估新生血管形成的能力。2020 年，D'Aloisio 等[30] 应用 OCTA 技术对孔源性视网膜脱离患者巩膜扣带术后的虹膜血管变化进行观察研究，进一步证明了 OCTA 可识别视网膜脱离早期虹膜灌注变化，进而实现对虹膜血管相关疾病的发展和预测。

（3）翼状胬肉：翼状胬肉是一种临床常见的眼科疾病，是一种由外界刺激而造成的慢性炎症病变。随着病变的日渐增长，翼状胬肉会逐渐侵犯角膜，后期甚至会遮挡瞳孔从而严重影响患者的视力。

2019 年，王烽等人 [31] 利用 OCTA 技术分别测量了正常组角膜各区域全层和翼状胬肉组的厚度及上皮厚度，发现了翼状胬肉患者上下方角膜厚度和角膜上皮厚度明显增厚。2020 年，Zhao 等 [32] 的研究结果表明 OCTA 可作为原发性和复发性翼状胬肉的更好检查手段。

（二）展望未来

1. OCT 系统的噪声主要来源于其光源和接收电路。其中，光源的噪声主要表现为过剩噪声、量子极限噪声和量子相位噪声；而来源于接收电路的噪声则突出表现为电阻的热噪声。未来可以通过提高系统的扫描速度或运用序贯相似性检测算法来减小运动伪影及相位噪声，从而提高信噪比 [33]。

2. 未来可以采用光外差探测技术，可以提高 OCT 系统的探测灵敏度，甚至可实现 130dB 以下的探测反射率。同时，由于 OCT 具有较宽的信号带宽，高灵敏度的探测对 OCT 系统的要求变得更为严格。

3. 未来还可以通过提高光源光功率或提高 CCD 曝光时间来增强图像的信噪比，但 CCD 曝光时间越长，成像速率变慢。

【要点总结】OCT 成像技术主要是通过解析相位变化或反射率变化等光学信息来获取检测组织的组织检测信息，大体上分为 SS-OCT、SD-OCT、TD-OCT 三种系统结构，影响成像质量的主要因素有光源性能、扫描速度、成像算法等，具有无创、高分辨率、可定量分析的特点，可实现角膜、虹膜、翼状胬肉等眼前节部位的血管成像、定量分析甚至是实时监测，现已成为眼前节疾病病理研究和临床诊断的重要手段。同时，现有的眼前节 OCT 系统还存在一定的局限性有待解决，例如光源、算法的局限性等。

（张天桥　张梦娇）

参考文献

1. HUANG D, SWANSON E A, LIN C P, et al. Optical coherence tomography. Science, 1991, 254(5035): 1178-1181.

2. FERCHER AF, HITZENBERGER CK, STICKER M, et al. A thermal light source technique for optical coherence tomography. Opt Commun, 2000, 185: 57-64.

3. 吴继东，曾绍群，骆清铭. 采用 LED 的高灵敏度 OCT 系统. 光电工程，2001，28（4）：46-63.

4. FERCHER A F, MENGEDOHT K, WERNER W. Eye-length measurement by interferometry with partially coherent light. Optics Letters, 1988, 13(3): 186-188.

5. MÜLLER-CASPARY K, OPPERMANN O, GRIEB T, et al. Materials characterisation by angle-resolved scanning transmission electron microscopy. Scientific Reports, 2016, 6: 37146.

6. WOJTKOWSKI M, SRINIVASAN V, FUJIMOTO J G, et al. Three-dimensional retinal imaging with high-speed

ultrahigh-resolution optical coherence tomography. Ophthalmology, 2005, 112(10): 1734-1746.

7.　WANG R K. Signal degradation by multiple scattering in optical coherence tomography of dense tissue: A Monte Carlo study towards optical clearing of biotissues. Phys Med Biol, 2002, 47(13): 2281-2299.

8.　ROLLINS A M, KULKARNI M D, YAZDANFAR S, et al. In vivo video rate optical coherence tomography. Optics Express, 1998, 3(6): 219-229.

9.　Age-related Eye Disease Study Research Group. Potential public health impact of age-related eye disease study results: AREDS report no. 11. Arch Ophthalmol, 2003, 121(11): 1621-1624.

10.　Eye Diseases Prevalence Research Group. Causes and prevalence of visual impairment among adults in the United States. Arch Ophthalmol, 2004, 122(4): 477-485.

11.　FERRARA N. Vascular endothelial growth factor: Basic science and clinical progress. Endocr Rev, 2004, 25(4): 581-611.

12.　MICHELS S, ROSENFELD P J, PULIAFITO C A, et al. Systemic bevacizumab (Avastin) therapy for neovascular age-related macular degeneration twelve-week results of an uncontrolled open-label clinical study. Ophthalmology, 2005, 112(6): 1035-1047.

13.　SWANSON E A, IZATT J A, HEE M R, el al. In vivo retina imaging by optical coherence tomography. Optics Letters, 1993, 18(21): 1864-1866.

14.　MODARRES M, NASERIPOUR M, FALAVARJANI K G, et al. Intravitreal injection of 2.5mg versus 1.25mg bevacizumab (Avastin) for treatment of CNV associated with AMD. Retina, 2009, 29(3): 319-324.

15.　COLSTON B W J R, EVERETT M J, DA SILVA L B, et al. Optical coherence tomography for diagnosing periodontal disease. SPIE, 1997, 2973: 216-220.

16.　WELZEL J, LANKENAU E, BIRNGRUBER R, et al. Optical coherence tomography of the human skin. J Am Acad Dermatol, 1997, 37(6): 958-963.

17.　邵永红，何永红，马辉，等. 检测工程聚合物材料新方法研究. 激光与红外，2006，3（9）：878-879.

18.　曾楠，何永红，马辉，等. 应用于珍珠检测的光学相干层析技术. 中国激光，2007，34（8）：1140-1145.

19.　BREZINSKI M E, TEARNEY G J, BOUMA B E, et al. Imaging of coronary artery microstructure (in vitro) with optical coherence tomography. Am J Cardiol, 1996, 77(1): 92-93.

20.　IZATT J A, HEE M R, SWANSON E A, et al. Micrometer-scale resolution imaging of the anterior eye in vivo with optical coherence tomography. Arch Ophthalmol, 1994, 112(12): 1584-1589.

21.　RADHAKRISHNAN S, ROLLINS A M, ROTH J E, et al. Real-time optical coherence tomography of the anterior segment at 1 310nm. Laboratory Sciences, 2001, 119(8): 1179-1185.

22.　FERCHER A F, HITZENBERGER C K, KAMP G, et al. Measurement of intraocular distances by backscattering spectral interferometry. Optics Communications, 1995, 117: 43-48.

23.　CAI Y, ALIO DEL BARRIO JL, WILKINS M R, et al. Serial optical coherence tomography angiography for corneal vascularization. Graefes Arch Clin Exp Ophthalmol, 2017, 255(1): 135-139.

24.　OIE Y, NISHIDA K. Evaluation of corneal neovascularization using optical coherence tomography angiography in patients with limbal stem cell deficiency. Cornea, 2017, 36 suppl 1: S72-S75.

25.　ANG M, DEVARAJAN K, DAS S, et al. Comparison of anterior segment optical coherence tomography angiography systems for corneal vascularisation. Br J Ophthalmol, 2018, 102(7): 873-877.

26.　STANZEL T P, DEVARAJAN K, LWIN N C, et al. Comparison of optical coherence tomography angiography to indocyanine green angiography and slit lamp photography for corneal vascularization in an animal model. Sci Rep, 2018,

8(1): 11493.

27. DEVARAJAN K, ONG H S, LWIN N C, et al. Optical coherence tomography angiography imaging to monitor anti-VEGF treatment of corneal vascularization in a rabbit model. Sci Rep, 2019, 9(1): 17576.

28. NANJI A, REDD T, CHAMBERLAIN W, et al. Application of corneal optical coherence tomography angiography for assessment of vessel depth in corneal neovascularization. Cornea, 2020, 39(5): 598-604.

29. ROBERTS P K, GOLDSTEIN D A, FAWZI A A, et al. Anterior segment optical coherence tomography angiography for identification of iris vasculature and staging of iris neovascularization: a pilot study. Curr Eye Res, 2017, 42(8): 1136-1142.

30. D'ALOISIO R, VIGGIANO P, BORRELLI E, et al. Changes in iris perfusion following scleral buckle surgery for rhegmatogenous retinal detachment: An anterior segment optical coherence tomography angiography (AS-OCTA) study. Journal of Clinical Medicine, 2020, 9(4): 1231.

31. D'ALOISIO R, VIGGIANO P, BORRELLI E, et al. Changes in Iris Perfusion Following Scleral Buckle Surgery for Rhegmatogenous Retinal Detachment: An Anterior Segment Optical Coherence Tomography Angiography (AS-OCTA) Study. Journal of Clinical Medicine, 2020, 9(4): 1231.

32. 王烽，邵毅，闵幼兰，等. 光学相干断层扫描血管造影在翼状胬肉患者角膜厚度测量中的应用. 眼科新进展，2019，39（10）：932-936.

33. ZHAO F, CAI S, HUANG Z, et al. Optical coherence tomography angiography in pinguecula and pterygium. Cornea, 2020, 39(1): 99-103.

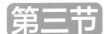

第三节

伪影

【要点提示】伪影是很多影像学成像手段中存在的一种现象，对于 OCT 相关成像系统而言，伪影对图像真实度和分析数据准确性的干扰也不可避免。伪影常见的相关因素包括检查过程中眼动、图像分层分割错误、异常信号投影以及低信号强度等。伪影的存在会很大程度上限制 OCT 在某些特殊情况下分析和测量的准确性，应该引起医生重视。本章节中就 OCT 与 OCTA 伪影产生的类型、原因以及各种情况下伪影的表现进行阐述。

一、伪影的基本定义

医学检查上的伪影主要指被检查结构并非真实存在，但在采集图像上却呈现出各种形态的影像学信息[1]。伪影的产生与被检查者、检查操作者以及检查设备软件均有不同程度的关系，很多时候是以上影响因素的综合表现。在眼科临床，OCT 检查伪影的产生与患者因眼部疾病原因而无法较好地配合检查过程和采集信号强度不够均有一定的关系[2]。

二、伪影的分类及具体表现

根据产生伪影的具体原因不同，伪影主要分为以下几种，但不仅限于以下内容[3]。①眼动产生的伪影，主要表现为由于眨眼导致的局部信号缺失、局部组织结构的连续性中断、局部组织结构的多层复制、局部组织结构信号的牵拉（图 1-3-1）；②分层分割错误，主要是对组织结构层次划分出现异常；③投影及去投影问题，投影会导致在正常层次出现异常信号，而去投影可能会出现原先投影区域信号的缺失痕迹；④信号遮挡，在光线通路上，由于前方高信号遮挡导致后方信号不同程度的缺失；⑤条带样伪影，成像出现明暗不均的规则条带，多由于在眨眼过程中短暂性的出现屈光漂移而出现[4]；⑥低信号成像，由于光学通路上存在的遮挡或疾病状态导致信号穿透能力受阻，进而出现不同层次组织结构信号强度及成像质量下降；⑦信号过度增强，由于光线角度或组织结构缺失，导致局部出现过强组织结构信号[5]；⑧条纹冲蚀（fringe washout），在 OCT 扫描设计中因增大扫描深度而导致的信号强度减弱的现象[6]；⑨离焦，在 OCT 检查的过程中未实现最佳光路矫正而出现成像不清晰或者成像区域图像信号不完整的情况[4]；⑩偏中心，常见于患者固视功能差，无法完全配合检查导致目标检查位置未放置于成像区中心位置[7]。

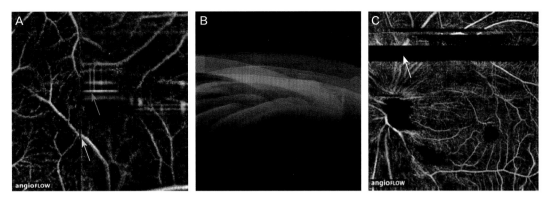

图 1-3-1　检查过程中因眼动产生的各种伪影

A. 可见局部牵拉（蓝色箭头）及连续性中断（黄色箭头）；B. 可见局部组织结构多层复制；C. 可见眨眼
导致的局部信号缺失（白色箭头标示的黑色条带）。

（一）眼动伪影

在检查过程中，任何眼动类型（眨眼、眼球不自主震颤、固视漂移）均可导致伪影的出现，而眼动在检查过程中只能尽量减少，无法完全避免[8]。另一方面，针对眼底 OCT 或者 OCTA 检查，这种眼动影响还与呼吸、心跳有关，也是需要研究者注意的方面（图 1-3-2）[6]。

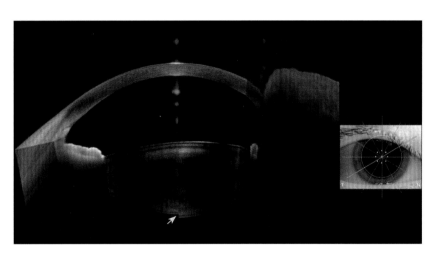

图 1-3-2　在检查过程中由于患者眼动影响，图像采集后
可见自身晶状体结构出现异常错位（黄色箭头）

（二）分层分割错误

在 OCT 研究中，分层分割是很重要的一种图像处理手段，尤其在视网膜研究中较为常见（如视网膜、脉络膜各层次的分层分割），当然，眼前节研究中也需要进行分层分割处理（如角膜上皮层、虹膜前后表面、晶状体前后表面等的自动分割）。因此，在图像自动分割过程中，任何对前后表面组织结构边界的探测异常都会导致分层分割错误，进而导致分析结果出现错误，这种情况尤其在疾病病变的情况下更为常见，需要引起各位临床医生的重视（图 1-3-3）。

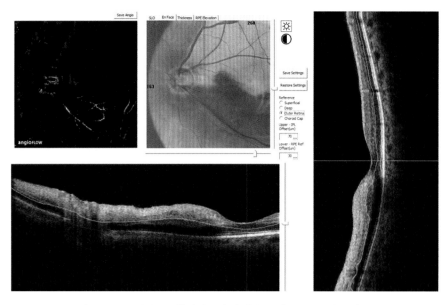

图 1-3-3　一位视网膜动脉阻塞患者视网膜 OCTA 检查结果

可见在视网膜外层的图像分割中存在边界识别异常的情况（断层图中的绿色层间分
割线走行存在异常）。

（三）投影及去投影问题

投影或去投影在 OCTA 图像上的表现较为明显。视网膜 OCTA 表层大血管的存在会对深层无血管区域形成投影，从而出现血管伪迹，在医生不太注意到这方面技术问题存在的早期使用阶段，可能出现对异常信号的误读或误判，进而导致误诊的出现。同时在脉络膜层的 OCTA 上目前部分算法也会出现表层大血管对应区域的无信号血管轮廓，这些异常投影的相关问题均会对量化分析及结果解读产生影响和误导，需要临床医生注意（图 1-3-4）。

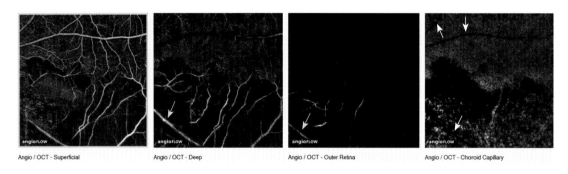

图 1-3-4　一位视网膜动脉阻塞患者左眼 OCTA 检查

可见在深层以及外层无血管层中出现与表层信号一致的大血管信号（黄色箭头）；在脉络膜血管层可见血管高信号消失后留下的黑色无信号区域（白色箭头）。

（四）信号遮挡

在前节 OCT 检查时多见于患者睁眼困难的情况下，眼睑毛对后方眼组织信号造成的遮挡，可能会导致局部信号不同程度的减弱，甚至消失。此时医生应该注意辨别是真正的信号缺失还是由于前方异常遮挡导致的后方信号减弱或消失，避免诊断误区（图 1-3-5）。

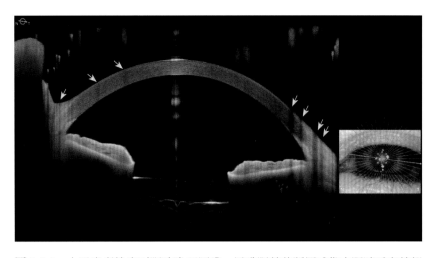

图 1-3-5　由于患者检查时眼睑睁开困难，导致眼前节断层成像中眼睫毛在前部
形成的高反射信号对后部眼组织信号造成不同程度的遮挡，形成信号缺失或不
同程度的减弱（黄色箭头）

（五）条带样伪影

由于在检查过程中因快速眨眼，进而导致一定区域或者范围内眼屈光系统出现短暂的离焦或者屈光漂移，最终导致在最后成像区呈现明暗相间的规则条带样改变（图 1-3-6）。

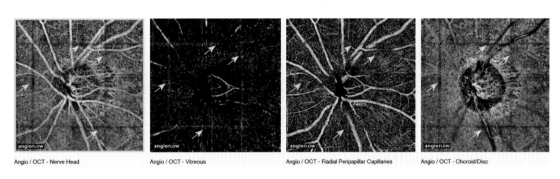

图 1-3-6　在视盘 OCTA 检查 enface 图像
可见各层均存在明暗不同的规则条带样改变（黄色箭头）。

（六）低信号成像

由于屈光系统未矫正或光路上存在组织病变，进而导致某些组织层次及结构出现低信号表现，成像清晰度下降，进而可能导致计算机软件在进行图像分层分割时出现明显的错误，而合成后的图像也存在明显异常（图 1-3-7）。

（七）信号过度增强

可见于眼前节或眼底 OCT 检查中，主要是由于局部组织缺失或大量光线按照原路返回进而导致光线反射信号增强，最终呈现局部高强度信号，临床上某些情况下可能会被误诊为异常病变（图 1-3-8、图 1-3-9）。

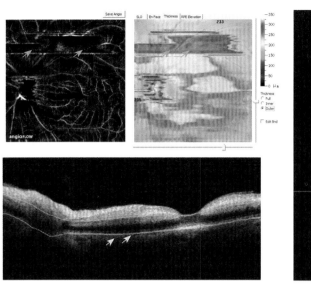

图 1-3-7 一位视网膜动脉阻塞患者左眼视网膜 OCTA 检查

可见断层 B 扫描图层存在信号减弱的情况（黄色箭头），由于信号强度弱，导致分层出现错误（黄色框），最终形成的 enface 图像出现局部明显异常（蓝色箭头）。

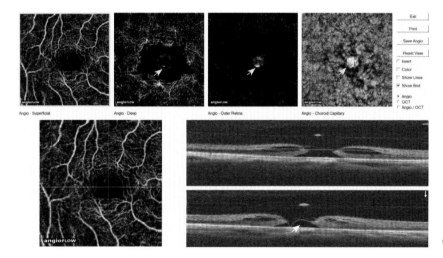

图 1-3-8 一位右眼黄斑裂孔患者黄斑区 OCTA 检查

可见在视网膜深层、外层及脉络膜层均出现异常高反射信号（黄色箭头），如不参考右下方断层结构图，会存在误诊为异常新生血管的可能；同时，由于中心凹局部结构缺失，可见断层图中存在分割错误的情况（白色箭头）。

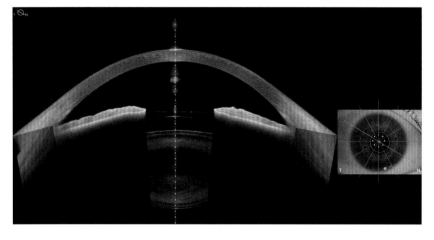

图 1-3-9 一枚可植入式接触镜（ICL）术后患者行眼前节扫频 OCT 检查

可见断层图中央位置存在明显的宽窄不一的高反射信号条带贯穿从角膜前至晶状体后整个成像区域，为高反射信号伪影（黄色虚线）。

（八）条纹冲蚀

在传统的频域 OCT 成像系统中，最大成像深度范围受到条纹冲蚀的影响和限制，所以在增大扫描深度时会导致深层次信号强度减弱。在 enface OCT 成像中多见于脉络膜层的血管 enface 成像，与常规的表层视网膜血管为高密度影像不同，脉络膜血管呈现为暗黑色条带表现（图 1-3-10）。

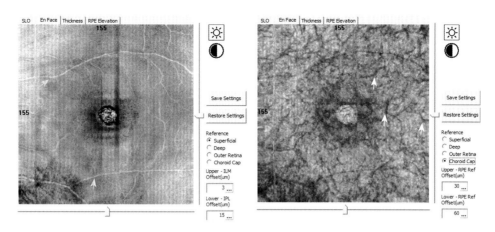

图 1-3-10 一位黄斑裂孔患者表层 enface 与脉络膜层 en face 图像

可见表层血管呈现清晰的高亮影像（黄色箭头），而脉络膜层由于条纹冲蚀的影响其血管呈现为暗黑色条索状（白色箭头）。

（九）偏中心

在检查过程中患者无法实现较好的内固视，从而出现目标检查位置偏离成像区域的中心位置，多出现于中心视力差的患者（图 1-3-11）。

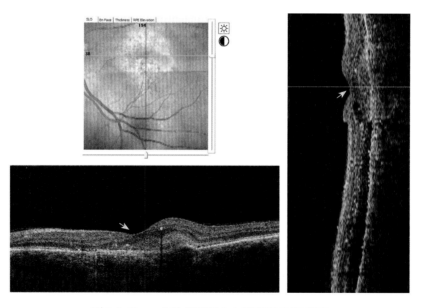

图 1-3-11 一位脉络膜新生血管患者 OCT 检查

由于患者中心视力差无法实现正常的中心凹注视，所以可见水平与垂直方向的断层扫描图像中中心凹的位置并未完全居中，出现偏中心的情况（黄色箭头）。

【要点总结】总之，伪影是临床医生和操作技师均应该注意到的一种特殊异常情况，避免将伪影作为病变或其他不正确的信息进行错误的解读。而且随着影像学成像及图像处理技术的不断进步，伪影的发生率会呈现不断下降的趋势，但某些类型的伪影即使随着成像技术的提高也会持续存在，需要临床医生在读片时引起重视。

（王晓刚 董 静 邓明辉）

参考文献

1. BAZVAND F, GHASSEMI F. Artifacts in macular optical coherence tomography. J Curr Ophthalmol, 2020, 32(2): 123-131.

2. CHHABLANI J, KRISHNAN T, SETHI V, et al. Artifacts in optical coherence tomography. Saudi J Ophthalmol, 2014, 28(2): 81-87.

3. ANVARI P, ASHRAFKHORASANI M, HABIBI A, et al. Artifacts in optical coherence tomography angiography. J Ophthalmic Vis Res, 2021, 16(2): 271-286.

4. HOLMEN IC, KONDA SM, PAK JW, et al. Prevalence and severity of artifacts in optical coherence tomographic angiograms. JAMA Ophthalmol, 2020, 138(2): 119-126.

5. GHASEMI FALAVARJANI K, AI-SHEIKH M, AKIL H, et al. Image artefacts in swept-source optical coherence tomography angiography. Br J Ophthalmol, 2017, 101(5): 564-568.

6. CHEN FK, VILJOEN RD, BUKOWSKA DM. Classification of image artefacts in optical coherence tomography angiography of the choroid in macular diseases. Clin Exp Ophthalmol, 2016, 44(5): 388-399.

7. FALAVARJANI KG, KHADAMY J, SAFI H, et al. Effect of grid decentration on macular thickness measurements in normal subjects and patients with diabetic macular edema. Eur J Ophthalmol, 2015, 25(3): 218-221.

8. SPAIDE RF, FUJIMOTO JG, WAHEED NK. Image artifacts in optical coherence tomography angiography. Retina, 2015, 35(11): 2163-2180.

第二章

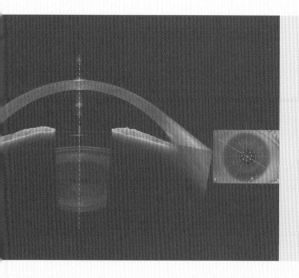

眼前节相干光断层
扫描临床应用

第一节

正常眼前节相干光断层扫描图像及其临床应用概述

【要点提示】眼前节 OCT（anterior segment optical coherence tomography，AS-OCT）是一种基于光学原理的仪器，利用光的干涉，详细呈现眼前节图像，并通过软件量化参数，为临床眼科疾病诊断及治疗提供了重要依据。AS-OCT 具有非接触和高分辨率的特点，并且其测量的参数具有广泛性，包括泪膜、角膜和前房等重要眼前节组织，可以进行定性和定量分析，在临床应用中发挥了重要作用，是屈光手术筛查、手术设计和随访，以及角膜病、青光眼等眼部诊断和治疗的重要凭据之一。本章节将详细分析正常眼的 AS-OCT 结果，并对其应用进行概述，以供临床参考。

一、泪膜测量和临床应用

泪膜是位于角膜前由泪液形成的一层薄膜，由脂质层、水液层和黏液层三层组成，是眼睛抵御外界有害物质的第一道屏障，并且具有屈光，以及保护和营养角膜等重要功能。由于泪膜非常薄，仅为 $3 \sim 5 \mu m$ [1]，且非眼睛固有细胞性结构，因而在眼部生物参数测量时常常被忽视。泪河是位于上下睑缘的泪液"蓄积池"，随着眨眼运动从泪河分布至眼表参与形成泪膜。泪河不仅可以反映泪液量的多少，还是诊断水液缺乏型干眼的重要指标。

干眼是由多种因素引起的眼表疾病，常表现为泪膜不稳定和视功能下降，甚至可引起眼表损伤，是最为常见的眼表疾病。《干眼临床诊疗专家共识（2013 年）》提出 [2]，在我国 21% ~ 30% 的人群深受其害，尤其是电子时代的到来，"干眼一族"的阵容呈现逐渐扩大趋势，早期诊断并尽早干预对干眼患者十分重要。目前临床广泛使用的干眼评估手段包括泪液分泌试验（Schirmer's test）、裂隙灯下泪膜破裂时间（tear break-up time，TBUT）、荧光素钠染色和实验室辅助检查等，但接触性检查令患者有一定的不适感，并且会引起泪液刺激性分泌，从而影响测量的准确性。泪膜稳定性下降是发生干眼病理损害的关键，可重复、客观、直接地评估泪膜情况至关重要，可以为更多的干眼患者带来福音。

AS-OCT 是一种非侵入性生物测量仪，采用了不可见光源，最大限度地减少了刺激性和反射性泪液分泌。AS-OCT 在正常人角膜上皮层前可观察到高反射条带，如图 2-1-1 所示，但由于泪膜很薄且

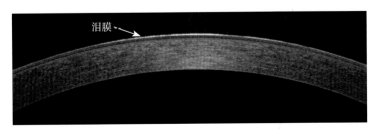

图 2-1-1 AS-OCT（RTVue OCT）角膜图像
图中白色箭头所指为泪膜。

与角膜均为透明结构，因而两者间分界线难以被有效分辨，使用 AS-OCT 直接获取泪膜厚度难以实现。然而，AS-OCT 可以直接对上、下泪河进行清晰成像，并在图像基础上获得泪河高度（tear meniscus height，TMH）、泪河深度（tear meniscus depth，TMD）、泪河截面积（tear meniscus area，TMA）等参数，且通过外置软件测量泪河曲率（tear meniscus curvature，TMC）及其对应的曲率半径和曲率角，其中下泪河参数在临床上更为常用（表 2-1-1，图 2-1-2）[3-4]。

表 2-1-1　AS-OCT 测量泪河参数

参数	定义
泪河高度（TMH）	泪河 - 角膜交点与泪河 - 结膜交点间的直线距离
泪河深度（TMD）	角膜或巩膜与下睑交点到泪河高度线垂直距离
泪河截面积（TMA）	角膜或巩膜与下睑结膜交点、泪河 - 角膜交点、泪河 - 结膜交点三点连线所构成的近似三角形面积
泪河曲率（TMC）：半径和曲率角	拟合一个最符合泪河前表面弯曲度的圆：泪河曲率半径是圆所对应的半径；曲率角是连接泪河与角膜和眼睑接触点的线与半月板表面曲线最深点之间的角

对比正常人和干眼患者的 AS-OCT 泪河图像，干眼患者泪河区域减少（图 2-1-3），部分患者泪河边界反射变低，分界线模糊不清甚至发生中断。

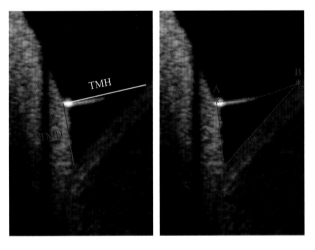 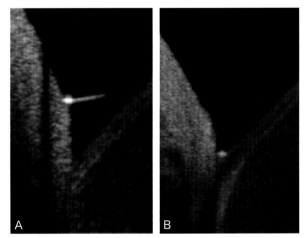

图 2-1-2　AS-OCT 下泪河图像
图中白线代表泪河高度（TMH），红线代表泪河深度（TMD），泪河 - 结膜交点（A）、泪河 - 角膜交点（B）、角膜 / 巩膜 - 下睑结膜交点（C）三点连线间的近似三角形面积代表泪河截面积（TMA）。

图 2-1-3　正常人和干眼患者的 AS-OCT 下泪河图像
A. 为正常人下泪河图像；B. 为干眼患者下泪河图像，泪河高度显著下降，边界反射降低。

除此之外，AS-OCT 对泪河相关参数的测量使定量评估泪河成为可能，有助于干眼的正确诊断。多项研究表明[5-8]，干眼患者 TMH、TMD 和 TMA 的测量值均小于正常人，这种差异可以有效地鉴别干眼患者和正常人，并且与 Schirmer 试验具有高度相关性。另外有研究表明泪液渗透压与下泪河曲率和曲率角相关，渗透压的变化引起表面张力改变，并进一步引起泪河曲率和曲率角的变化[9]，这对干眼的诊断具有重要意义，但仍需大量科研和临床结果进行证实。

在临床干眼诊断中，还应考虑年龄相关因素。泪河在正常情况下保持动态平衡，但随着年龄增长，泪液分泌量减少，在 AS-OCT 图像中可见上下泪河降低[10]；这可能与泪腺年龄相关性功能障碍有关，但这种生理性的改变并不会引起干眼相关症状。

二、角膜测量和临床应用

角膜是一种无血管的透明组织，是眼睛重要的屈光介质和光学通路，分为上皮细胞层、前弹力层、基质层、后弹力层和内皮细胞层。其中上皮层约占角膜厚度的 1/10，是可再生的多细胞结构，具有防御和屈光作用。

角膜厚度的准确测量与眼压评估，屈光手术筛查、规划和随访，以及角膜病和青光眼诊断等临床诊疗操作息息相关[11-12]。早期人们利用声波原理测量角膜厚度。超声穿透性强，受角膜屈光介质透明度影响小，可以满足大部分临床需求；但超声属于接触式测量，对受试者配合要求较高，可重复性较差。随着科技发展，非接触测量的光学设备走入大众视线，不仅保证了患者的舒适度，还能提高测量重复性。其中 AS-OCT 是基于光的干涉原理的仪器，在评估角膜形态的同时又能测量各层厚度。

图 2-1-4 为 AS-OCT 拍摄的正常人眼角膜图像，高轴向分辨率使其能够清晰识别角膜各层。在傅里叶域 OCT（Fourier domain optical coherence tomography，FD-OCT）图像中，角膜各层成像更为分明，上皮层表现为角膜表面低反射光带、前/后弹力层、内皮细胞层表现为高反射光带，基质层表现为中低反射光带。AS-OCT 不仅能对采集的图像进行形态学分析，还能对其进行定量分析，如角膜全层或分层厚度测量。角膜的测量分自动和手动两种模式：自动模式下仪器内置软件计算厚度，形成厚度地形图（图 2-1-5），方便角膜不同区域厚度的比较，可重复性强；手动模式则更为个性化，尤其是对于角膜病变等角膜屈光特性发生改变的患者，手动模式更加准确。值得一提的是，由于现有技术难以分辨泪膜层，AS-OCT 所测量的上皮及角膜厚度均包含泪膜厚度。

AS-OCT 所提供的眼前节二维横切面图像或三维立体图像，可以用来观察角膜局部病变的深度和范围，从而确定治疗方案：如部分病变可考虑板层角膜移植术，而经 AS-OCT 检查后明确病变范围达到

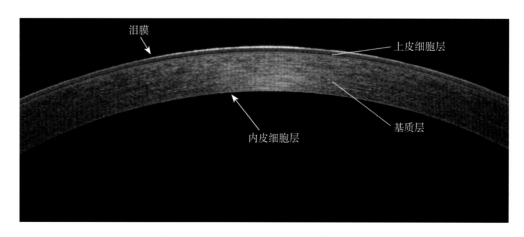

图 2-1-4　RTVue OCT 角膜全层横截面图像

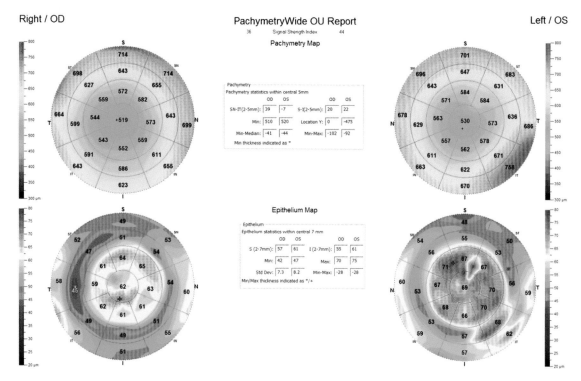

图 2-1-5 AS-OCT（RTVue OCT）的全角膜厚度（中央 5mm 区域）和上皮层厚度地形图（中央 7mm 区域）
左侧为右眼的全角膜厚度和上皮层厚度，右侧为左眼的全角膜厚度和上皮层厚度；图中央区全角膜厚度，右眼为
519μm，左眼为 530μm；最薄点全角膜厚度，右眼为 510μm，左眼为 520μm；中央区角膜上皮层厚度右眼为 62μm，左眼
为 69μm；最薄点角膜上皮层厚度，右眼为 42μm，左眼为 47μm。

角膜全层，则须考虑穿透性角膜移植术。角膜图像对圆锥角膜等角膜疾病的诊断提供了重要依据：圆锥
角膜为角膜扩张性疾病，角膜形态发生特征性改变，急性角膜水肿是常见并发症之一，常伴随角膜后
弹力层脱离；这些变化在裂隙灯下或许难以分辨，但在 AS-OCT 下则一目了然（图 2-1-6）。此外，AS-
OCT 对角膜形态和厚度的测量不仅为角膜屈光手术中角膜瓣和角膜基质层厚度的控制提供了依据，同
时可评估屈光术后角膜愈合情况。对于一些位置较深或炎症反应明显的角膜异物，裂隙灯下难以观察，
但由于异物及引发的炎症反应破坏了角膜的完整性和一致性，在 AS-OCT 中可见与角膜不同的反光区
域，较清晰地显示异物大小和位置，对下一步治疗具有重要指导意义。

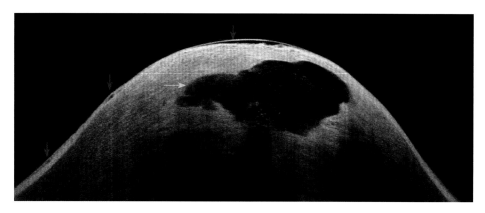

图 2-1-6 角膜水肿 OCT 图像
图中黄色箭头为角膜基质层间积液，红色箭头处可见上皮下大疱，角膜厚度不均。

三、前房结构测量和临床应用

前房区域前界为角膜内皮层，后界为虹膜和晶状体前表面。前房角位于角膜与睫状体、虹膜根部连接处，该区域内存在如睫状体、小梁网、Schlemm 管等重要结构，与房水的产生和流通密切相关，而房角的宽窄对于闭角型青光眼筛查具有重要作用。临床常用房角检查设备有房角镜、超声生物显微镜（ultrasonic biomicroscope，UBM）和 AS-OCT 等：①房角镜是通过观察各层解剖结构的位置关系及小梁网色素沉积情况对青光眼进行诊断与分级，主要优点是小巧，但它不能对房角结构进行定量分析，且存在一定主观影响因素；接触性检查容易导致角膜感染或损伤，检查时也可能造成压迫而使静态观察下房角结构变形。②UBM 的主要优势为穿透性强、扫描深度大，在屈光介质混浊的情况下仍可获得较为清晰的图像，并且可以获得虹膜后的图像，有利于全面分析房角情况；但 UBM 也属于接触式检查工具，受检者必须保持仰卧体位。③ AS-OCT 是非接触性测量仪器，分辨率高，相较 UBM 可以观察到更精细的结构，如 Schwalbe 线、角膜内皮止点（Schlemm 管）等，但由于光线难以透过虹膜，故而 AS-OCT 并不能对虹膜后组织成像。

为了能定量分析房角结构情况，研究者根据房角的重要解剖结构制定了相关指标。以 AS-OCT 图像为例，具体指标包括：①巩膜突和相关参数，巩膜突是位于前房的环状突起，由向巩膜静脉窦开放的小梁组织组成，在 OCT 图像中显示为高信号突起，在 AS-OCT、UBM 中均容易识别。评估房角的很多指标与巩膜突密切相关，如房角开放距离（angle opening distance，AOD）、小梁虹膜夹角（trabecular iris angle，TIA）、小梁网 - 虹膜间面积（trabecular iris space area，TISA）等。AOD 500、AOD 750 均为常用观察指标，定义为：在距离巩膜突 500μm、750μm 的小梁网上，分别做垂直于小梁网平面的直线与虹膜相交，直线距离分别记为 AOD 500（图 2-1-7）和 AOD 750。以巩膜突为顶点，做与 500μm 或 750μm 处小梁网上的一点连线，及与相应虹膜 500μm 或 750μm 处一点连线，两连线间夹角称为 TIA 500（图 2-1-8）或 TIA 750。由巩膜突做垂直于小梁网向虹膜表面的直线，该直线与 AOD 500 或 AOD 750、角巩膜内表面、虹膜前表面组成的梯形区域面积被命名为 TISA 500（图 2-1-9）或 TISA 750，此区域不包含房角隐窝，排除了巩膜突后的非过滤区。②小梁网和 Schlemm 管：小梁网和 Schlemm 管是房水流通的最主要途径，AS-OCT 凭借其高分辨率实现了对小梁网和 Schlemm 管的直接、客观及定量观察。小梁网前起角膜内皮止点，后止于巩膜突，AS-OCT 通过识别 Schwalbe 线和巩膜突，并计算两者间距离以测量小梁网长度，并且由于 Schwalbe 线和 Schlemm 管在 AS-OCT 图像中的可视化使小梁网面积测量成为可能。Schwalbe 线、Schlemm 管后界、巩膜突三点间的连接

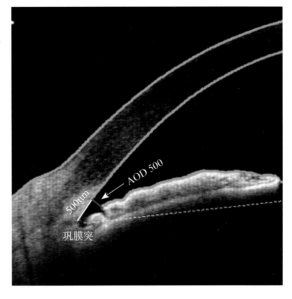

图 2-1-7　AS-OCT（CASIA 2）的前房角图像
图中红线长度代表 AOD 500。

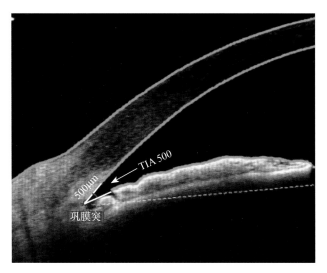

图 2-1-8　AS-OCT（CASIA 2）的前房角图像
图中两条白线夹角代表 TIA 500。

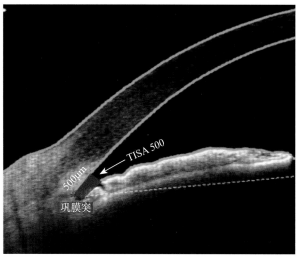

图 2-1-9　AS-OCT（CASIA 2）的前房角图像
图中红色梯形面积代表 TISA 500。

线组成的三角形面积被定义为小梁网面积。由于技术限制，既往对 Schlemm 管的研究仅限于组织病理切片；AS-OCT 的出现，使活体 Schlemm 管测量成为可能，且清晰的成像及内置计算软件使其可以轻松获得 Schlemm 管直径和面积测量值。AS-OCT 属于光学原理仪器，受屈光介质影响，故而 Schlemm 管检出率并非百分之百，其中长波长光源的仪器凭借其较高的组织穿透性在 Schlemm 管中整体检出率要优于短波长光源。尽管有很多参数可以描述前房角结构，但在最优选择上仍无定论，临床上须综合多个指标进行判断。

除可以定量评估前房角外，AS-OCT 还可以测量前房深度、前房容积、虹膜曲率、虹膜厚度、角膜横径和瞳孔直径等眼前节参数[13]。AS-OCT 图像有助于闭角型青光眼的诊断，并且可以对单纯性瞳孔阻滞型、虹膜高褶型原发性闭角型青光眼病因及病情进行全面评估，除了可以实现在大样本人群中闭角型青光眼的快速筛查，还可以对青光眼术后效果进行评估。既往 AS-OCT 由于无法实现按压动作而只能观察静态下房角情况，在检查是否有周边虹膜前粘连时受到限制。近期有学者提出了一种基于 AS-OCT 设计的三维数字房角检查系统[14]，通过对比明暗环境下采集的图像，模拟按压下观察到的房角粘连状态变化，实现了宽、窄房角的分类及房角粘连程度的识别，但其准确性及可重复性仍需时间和大量临床样本的检验。

四、晶状体测量和临床应用

晶状体位于虹膜后、玻璃体前，为双凸透镜状的透明组织，是眼部屈光介质的重要组成部分，通过悬韧带与睫状体相连，睫状肌变化可在一定范围内调节晶状体屈光度，达到看远、看近清晰的目的。晶状体还可以滤过部分紫外线，对视网膜起到一定保护作用。

AS-OCT 可以在无接触的情况下对晶状体进行成像，并且自动计算晶状体厚度、前后表明曲率等参数，对临床工作具有重要指导意义（图 2-1-10）。①研究表明[15-16]，晶状体形态与年龄有一定相关性，通过 AS-OCT 准确测量晶状体形态和相关参数可以评估不同年龄下的屈光状态，有利于近视的早期发现和预防。② AS-OCT 可以清晰成像晶状体的中央部分，对晶状体相关疾病起到辅助诊断的作用：如图 2-1-11 所示，图中可见局部高反射区域，提示前囊膜局部混浊。③ Holliday Ⅱ 和 Hill-RBF 3.0 等公式已将晶状体厚度纳入 IOL 的计算中，由此可见，晶状体的测量在白内障术前诊断和准备中十分重要。④ AS-OCT 可用来监测和诊断白内障手术并发症，如观察 IOL 后表面和后囊间是否有低回声液态间隙诊断晶状体囊袋阻滞综合征。后囊膜混浊是白内障术后常见并发症之一，主要原因是术后残留的晶状体上皮细胞发生移行和增殖，年龄是该并发症的重要危险因素之一[17]；白内障术后后囊膜混浊患者在 AS-OCT 中表现为后囊膜反光增强。⑤ AS-OCT 对 IOL 脱位或夹持的患者也具有辅助诊断功能。值得一提的是，由于光线无法穿透虹膜，AS-OCT 图像无法呈现虹膜后组织，仅能呈现瞳孔区晶状体的部分结构信息。

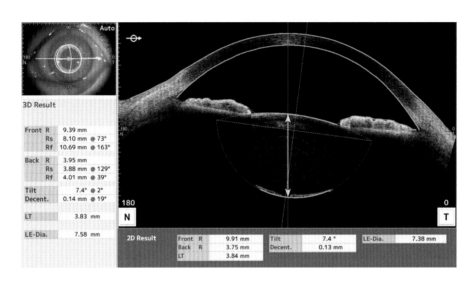

图 2-1-10　AS-OCT（CASIA 2）测量的晶状体图像和相关参数
图中所示，仪器自动测量晶状体前 / 后表面曲率（R、Rs 和 Rf）、晶状体厚度（LT）、倾斜度（tilt）、偏心距离（decent，与视轴对比）和晶状体赤道部直径（LE-dia）。

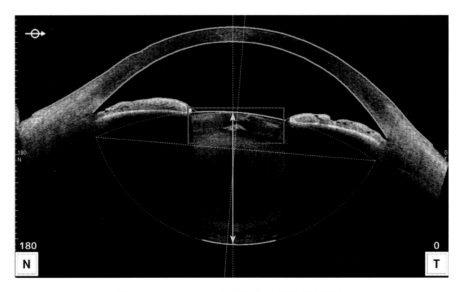

图 2-1-11　CASIA 2 白内障患者的晶状体图像
红色框内为混浊区域。

五、临床病例分享

1. 病例一　AS-OCT 对原发性急性闭角型青光眼的辅助诊断。

患者，女性，30 岁。主诉：右侧眼痛伴同侧头痛 4 天。

AS-OCT 对该患者右眼前房结构扫描图像，如图 2-1-12 所示，共呈现 8 个子午线上前房结构图像和各个方位的 TIA 750 等情况，并自动计算了中央角膜厚度、前房深度等测量值，可见多个方位房角关闭伴随 TIA 750 减小。与该患者 UBM 扫描图像相比（图 2-1-13），AS-OCT 图像分辨率明显较高，结构显示更为清晰，但 UBM 可观察部分虹膜后结构，二者相辅，结合该患者病史、临床表现及视野等其他检查，可做出初步诊断。

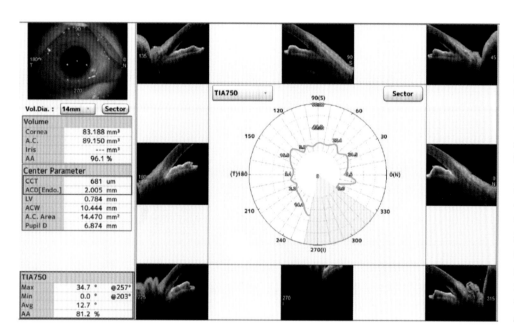

图 2-1-12　原发性急性闭角型青光眼 CASIA 2 前房结构扫描图像

CCT 为中央角膜厚度；ACD【内】为（从角膜内皮开始算）前房深度；LV 为晶状体拱高；ACW 为巩膜突间距离；A.C. Area 为前房面积；Pupil D 为瞳距；TIA 500 为房角小梁虹膜角 500；Max 为最大开放角度；Min 为最小开放角度；Avg 为平均开放角度；AA 为开放率；图中鼻侧和颞侧的房角最小。

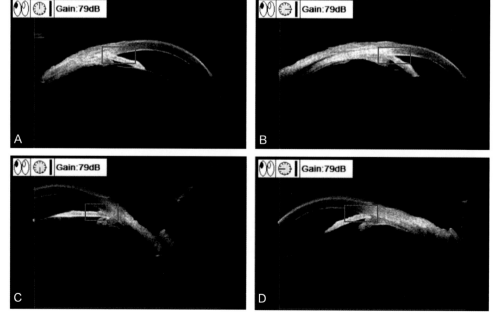

图 2-1-13　原发性急性闭角型青光眼 UBM 前房结构扫描图像

A~D 分别为右眼 12:00 位、3:00 位、6:00 位、9:00 位 UBM 前房结构扫描图像，房角均关闭。

2. 病例二 AS-OCT 在圆锥角膜中的应用。

患者，男性，25 岁。主诉：右眼视力下降 1 个月余。

AS-OCT 对该患者右眼扫描图像如图 2-1-14 所示，可见角膜总体形态改变，前表面中央向前凸起，后表面平整性降低，并伴随角膜上皮、基质厚度改变。结合该患者 Pentacam 结果（图 2-1-15），示局部曲率明显增加，对应部位前后表面高度增加和角膜厚度明显变薄，可诊断为圆锥角膜。

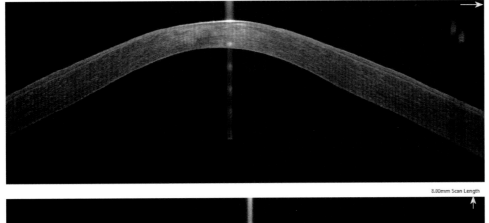

图 2-1-14 圆锥角膜患者 RTVue OCT 角膜横截面图片
角膜前表面中央区向前突出，后表面平整性降低，角膜上皮代偿性增厚，基质密度和厚度改变。

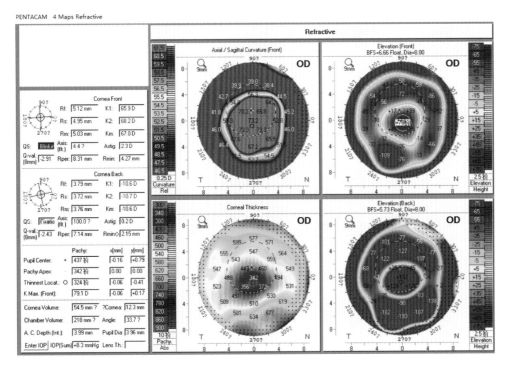

图 2-1-15 圆锥角膜患者 Pentacam 前表面曲率、角膜厚度和前 / 后表面高度四联地形图
右眼角膜前表面最大曲率（Kmax）达 79.1D，前、后表面明显突起（高度 +78μm、+192μm），角膜变薄（最薄点 324μm）。

3. 病例三 AS-OCT 在角膜炎中的应用。

患者，男性，52 岁。主诉：双眼眼红、眼痛 3 个月余。

AS-OCT 对该患者双眼进行扫描，以右眼图像为例，如图 2-1-16 所示，角膜透明度降低，尤其是角膜下半部分。角膜横截面图片显示（图 2-1-17），角膜前后表面欠平滑，且基质反射信号强弱不均匀，提示基质组织结构不均匀。以上结果提示角膜发生病理性改变，并且病变深度已达角膜全层，对下一步治疗方案具有指导意义。裂隙灯下见双眼结膜充血，角膜水肿，并可见溃疡灶，呈现炎症性表现。可结合实验室微生物检查结果，进一步明确具体诊断。

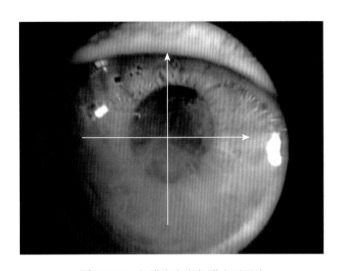

图 2-1-16 角膜炎患者角膜表面照片
角膜透明度下降。

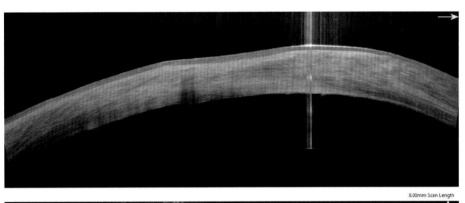

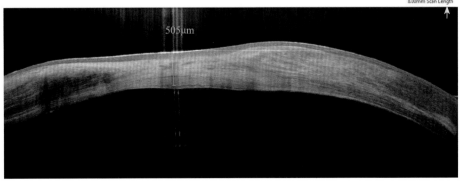

图 2-1-17 角膜炎患者 AS-OCT（RTVue）角膜横截面图片
角膜前、后表面平滑度下降，基质反射信号欠均匀。

【要点总结】AS-OCT 具有无接触式测量、高分辨率和高精准性等优势，是生物测量领域研究的热点之一。其中非接触式测量在提高受试者舒适度的同时，扩大了可使用者范围，相较于超声测量等接触式仪器，AS-OCT 仍可对角膜存在创口、角膜炎症、角膜术后患者进行测量。此外，AS-OCT 测量参数广泛，在对眼前节进行形态学成像的同时，还可以进行定量分析，可测量角膜全层及分层厚度、角膜曲率、前房深度等参数，满足了多种临床需求[18-19]。随着技术的进步，AS-OCT 不断推陈出新，如联合了 FD-OCT 和 Placido 技术的 MS-39（CSO，意大利），不断扩大了临床的应用范围，同时实现高清成像和精准测量[20-23]。

（黄锦海　王亦然　陈思思）

参考文献

1. LU H, WANG M, WANG J, et al. Tear film measurement by optical reflectometry technique. J Biomed Opt, 2014, 19(2): 027001.

2. 中华医学会眼科学分会角膜病学组. 干眼临床诊疗专家共识（2013 年）. 中华眼科杂志，2013，49（1）：73-75.

3. LI J, SHEN M, WANG J, et al. Clinical significance of tear menisci in dry eye. Eye Contact Lens, 2012, 38(3): 183-187.

4. GOTO E. The brilliant beauty of the eye: Light reflex from the cornea and tear film. Cornea, 2006, 25(10 Suppl 1): S78-81.

5. AGNIFILI L, BRESCIA L, SCATENA B, et al. Tear meniscus imaging by anterior segment-optical coherence tomography in medically controlled glaucoma. J Glaucoma, 2020, 29(5): 374-380.

6. SHINZAWA M, DOGRU M, MIYASAKA K, et al. Application of CASIA SS-1000 optical coherence tomography tear meniscus imaging in testing the efficacy of new strip meniscometry in dry eye diagnosis. Eye Contact Lens, 2018, 44 suppl 1: S44-S49.

7. WANG C, LIU Y, YUAN J, et al. Application of anterior segment optical coherence tomography for measuring the tear meniscus height in the diagnosis of dry eye diseases. Zhonghua Yan Ke Za Zhi, 2009, 45(7): 616-620.

8. MAHMOUD M, HAMID M, ABDELKADER MJCO. Anterior segment optical coherence tomography of tear film and cornea in systemic lupus erythematosus patients. Clin Ophthalmol, 2021, 15: 3391-3399.

9. YETER V, KOÇAK N, KALYONCU M, et al. The relationship of tear osmolarity with tear meniscus curvature and contact angles in healthy subjects: Anterior segment optical coherence tomography study. Int Ophthalmol, 2022, 42(1): 261-268.

10. CUI L, SHEN M, WANG J, et al. Age-related changes in tear menisci imaged by optical coherence tomography. Optom Vis Sci, 2011, 88(10): 1214-1219.

11. SNG C, ANG M, BARTON KJCOIO. Central corneal thickness in glaucoma. Curr Opin Ophthalmol, 2017, 28(2): 120-126.

12. GORDON MO, TORRI V, MIGLIOR S, et al. Validated prediction model for the development of primary open-

angle glaucoma in individuals with ocular hypertension. Ophthalmology, 2007, 114(1): 10-19.

13. CHEN X, WANG X, TANG Y, et al. Optical coherence tomography analysis of anterior segment parameters before and after laser peripheral iridotomy in primary angle-closure suspects by using CASIA2. BMC Ophthalmol, 2022, 22(1): 144.

14. LI F, YANG Y, SUN X, et al. Digital gonioscopy based on three-dimensional anterior-segment OCT: An international multicenter study. Ophthalmology, 2022, 129(1): 45-53.

15. MARTINEZ-ENRIQUEZ E, DE CASTRO A, MOHAMED A, et al. Age-related changes to the three-dimensional full shape of the isolated human crystalline lens. Invest Ophthalmol Vis Sci, 2020, 61(4): 11.

16. MURALIDHARAN G, MARTÍNEZ-ENRÍQUEZ E, BIRKENFELD J, et al. Morphological changes of human crystalline lens in myopia. Biomed Opt Express, 2019, 10(12): 6084-6095.

17. JAMAL SA, SOLOMON LD. Risk factors for posterior capsular pearling after uncomplicated extracapsular cataract extraction and plano-convex posterior chamber lens implantation. Journal of cataract and refractive surgery. J Cataract Refract Surg, 1993, 19(3): 333-338.

18. WANG Q, CHEN M, NING R, et al. The precision of a new anterior segment optical coherence tomographer and its comparison with a swept-source OCT-based optical biometer in patients with cataract. J Refract Surg, 2021, 37(9): 616-622.

19. MCLINTOCK FRANZCO C, NIYAZMAND H, SEO S, et al. Agreement between two swept-source ocular coherence tomography biometry devices. Eur J Ophthalmol, 2022: 11206721221143160.

20. TOPRAK I, VEGA A, ALIÓ DEL BARRIO J, et al. Diagnostic value of corneal epithelial and stromal thickness distribution profiles in forme fruste keratoconus and subclinical keratoconus. Cornea, 2021, 40(1): 61-72.

21. SEILER TG, MUELLER M, MENDES BAIAO T. Repeatability and comparison of corneal tomography in mild to severe keratoconus between the anterior segment OCT MS-39 and pentacam HR. J Refract Surg, 2022, 38(4): 250-255.

22. ELKITKAT RS, RIFAY Y, GHARIEB HM, et al. Accuracy of the indices of MS-39 anterior segment optical coherence tomography in the diagnosis of keratoconic corneas. Eur J Ophthalmol, 2022, 32(4): 2116-2124.

23. KUNDU G, SHETTY R, KHAMAR P, et al. Universal architecture of corneal segmental tomography biomarkers for artificial intelligence-driven diagnosis of early keratoconus. Br J Ophthalmol, 2021: bjophthalmol-2021-319309.

第二节
实时术中相干光断层扫描与角膜手术

【要点提示】实时术中 OCT 可以在无创、高分辨率的前提下实时提供术眼眼表和眼前节的成像，已逐渐成为眼前节手术医生必不可少的重要助手。本部分内容主要总结术中 OCT 在角膜手术中的具体应用及成像特点供读者参考学习。

一、术中相干光断层扫描基本概况

相干光断层扫描（optical coherence tomography，OCT）是一种非侵入性的活体成像技术，用于获得眼部组织微米级分辨率的 2D 和 3D 图像。1991 年第一张 OCT 图像发布[1]，经过 30 多年的发展，OCT已成为眼科疾病研究、诊断和治疗中不可或缺的重要工具[2]。术中 OCT（intraoperative OCT，iOCT）能够在手术过程中实时可视化眼部结构，在各种眼前节和眼后段手术中得到应用，以增强医生对手术过程的理解，有助于对术中关键步骤实时做出决策并优化结果。2005 年，Gerd Geerling[3] 等人首次报道了将 iOCT 用于眼科手术，他们将 OCT 设备与手术显微镜相结合辅助深板层角膜移植术（deep anterior lamellar keratoplasty，DALK）及小梁切除术。随后，越来越多的报道证实了 iOCT 在多种眼科手术中均能提供帮助，包括角膜移植术、屈光手术、黄斑裂孔手术、视网膜脱离手术等[4-13]。

iOCT 设备可以为手持式、安装于手术显微镜上或与显微镜集成式。手持式 OCT 设备，例如Bioptigen EnVisu C2300[14]，最初用于对无法配合检查的仰卧位儿童患者进行成像的台式 OCT 系统，因存在运动伪影、图像采集困难和聚焦不准确等缺陷其使用受到限制[15-16]。与手持式 OCT 相比，安装在显微镜上的 OCT 设备，例如 Optovue iVue[14]，可提供脚踏板控制、更好的图像质量和更短的图像捕获时间。安装在显微镜下的 SD-OCT 探头在图像捕获期间提供更高的稳定性，同时保持无菌状态；但是，它们在手术室中占用了额外的空间，术中须暂停，并且必须将显微镜移开手术视野才能进行图像采集。因此，这种方式不能提供实际手术操作期间的"实时"成像并且增加了手术的总时长。

显微镜集成 OCT 的开发旨在解决手持和显微镜安装设备的局限性。目前可商购获得的显微镜集成OCT 设备包括 Haag Streit 手术 iOCT 系统，Zeiss RESCAN 700 和 Bioptigen EnFocus Ultra-HD OCT[8, 13, 17]。这些显微镜集成系统的轴向分辨率从 4 ~ 5.5μm 不等，采集深度从 2.0 ~ 3.8mm 不等，每秒进行27 000 ~ 36 000 次 A 扫描[14]。

二、术中相干光断层扫描与角膜手术

任何手术在追求精确和微创的同时，必须首先确保手术的安全性，既往其实现主要依靠术者的经验。辅助性设备如 iOCT 的引入可以帮助眼科医师制定更可靠安全的方法，简化手术方案，降低手术难度，尤其在各种角膜移植手术中作用更加突出，具有良好的临床应用价值。

角膜移植手术分为穿透性角膜移植术（penetrating keratoplasty）和板层角膜移植术（lamellar keratoplasty）。在前板层角膜移植（anterior lamellar keratoplasty，ALK）术中，当植床仅保留后弹力层和内皮层时称为深板层角膜移植术（deep anterior lamellar keratoplasty，DALK）。后板层角膜移植术（posterior lamellar keratoplasty，PLK）又称角膜内皮移植术（endothelial keratoplasty，EK），主要包括深板层角膜内皮移植术（deep lamellar endothelial keratoplasty，DLEK）、后弹力层剥除自动角膜内皮移植术（Descemet stripping automated endothelial keratoplasty，DSAEK）及后弹力层角膜内皮移植术（Descemet membrane endothelial keratoplasty，DMEK）[18]。角膜移植手术的术式较多，是非常复杂、精细且术中风险较大的手术。例如板层角膜移植术中准确判断植床厚度和病变深度难度较大，容易导致术中穿孔。这种情况下，iOCT 将发挥非常有益的作用，帮助减少手术并发症。本章中，笔者将结合研究团队的应用经验和体会，以及已有的文献报道为大家介绍 iOCT 在角膜手术中的应用。

（一）前板层角膜移植术

DALK 是治疗角膜内皮不受影响的角膜基质病变的首选手术方案[19]。其优点在于手术相对安全，无须进行前房内手术操作；排斥反应发生率低；对移植材料要求较低，即使是长期保存的灭活材料亦可使用[18]。然而在操作时，如果病变较深，剖切不当会导致穿孔。因此术中准确了解植床的剩余厚度非常重要，iOCT 的应用将有助于提高板层角膜移植手术的安全性[4]。

1. 评估眼前节结构　板层角膜移植前，眼前节的结构和病变情况一般可以通过常规眼前节 OCT 得到详细了解。在手术开始前，利用 iOCT 对患者手术体位下的角膜情况进行进一步检查，有助于明确手术操作方案和精确执行手术操作。当然，对于婴幼儿等无法配合术前检查者，iOCT 更是具有决定性作用。

例如在圆锥角膜板层角膜移植时，通过 iOCT 可以清晰地了解角膜最薄处的位置、角膜瘢痕的深度、后弹力层的完整性，以及根据角膜厚度变化了解角膜锥体的范围（图 2-2-1）。充分掌握信息后，医师最终确定手术方案。另外，利用 iOCT 还可辅助医师选择环钻直径、明确钻切深度等[5]，这些对于决定进一步板层角膜移植切削深度非常重要。

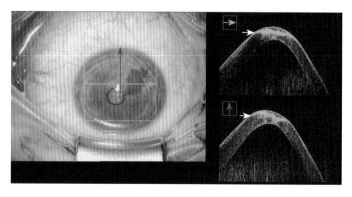

图 2-2-1　一圆锥角膜患眼，iOCT 评估病变深度，病变区与角膜
厚度的相对比例，圆锥角膜锥体大小（箭头处为瘢痕区域）

2. 评估环钻深度及残余角膜厚度　iOCT 可以在钻切后监测环钻深度（图 2-2-2A），以明确进一步剖切存在的风险；在开始剖切时确定植床剩余厚度是否安全（图 2-2-2B）；评估剖切中和剖切后残余基质厚度（图 2-2-2C、D），决定是否需要进一步剖切[6-8]。另外，对于飞秒板层角膜移植手术，在激光切割后，可以通过 iOCT 先行了解切割深度，确保不发生切穿等并发症，保证手术安全（图 2-2-2E）。

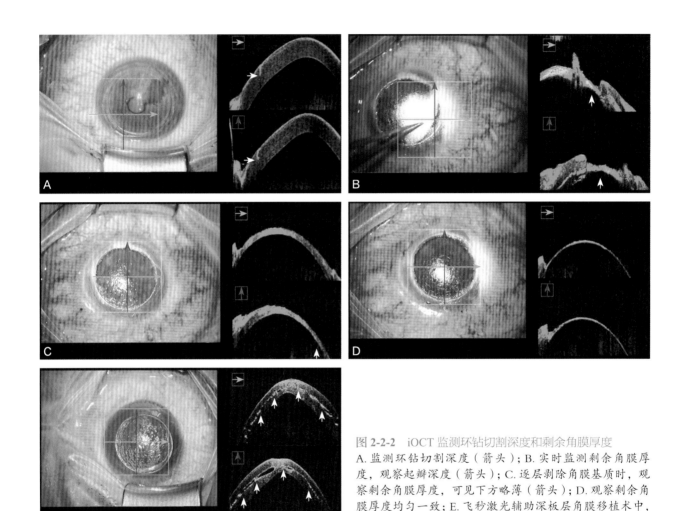

图 2-2-2　iOCT 监测环钻切割深度和剩余角膜厚度
A. 监测环钻切割深度（箭头）；B. 实时监测剩余角膜厚度，观察起瓣深度（箭头）；C. 逐层剥除角膜基质时，观察剩余角膜厚度，可见下方略薄（箭头）；D. 观察剩余角膜厚度均匀一致；E. 飞秒激光辅助深板层角膜移植术中，iOCT 观察飞秒激光切削深度（箭头）。

3. 辅助大气泡形成　大气泡法可以尽可能减少 DALK 术中病变角膜基质的残留[20-21]，但该技术学习曲线长[22-23]。iOCT 可以实时观察穿刺针的深度，辅助大气泡形成，降低 Descemet 膜穿孔率[4-5]。在大气泡形成失败时，角膜透明性降低，此时 iOCT 可以观察 Descemet 膜位置，辅助进一步的分离，降低 Descemet 膜穿孔的风险[5, 24]。

根据解剖特征将大气泡分为 3 型。Ⅰ型气泡指气泡位于角膜基质层间，后弹力层与气泡间仍保留后弹力层前膜，也称 Dua 膜，在大气泡法辅助 DALK 手术中，形成的大部分为Ⅰ型气泡。Ⅰ型气泡也是深板层角膜移植手术追求的最佳类型，形成该气泡后手术成功率最高。Ⅱ型气泡指气泡位于角膜基质层与后弹力层之间[25]。Ⅱ型气泡直接暴露了后弹力层，很容易出现后弹力层穿孔、破裂，导致手术失败。Ⅲ型气泡，是指Ⅰ型和Ⅱ型气泡混合出现的情况，小心处理可以成功完成板层角膜移植，取得良好效果。

iOCT 可以在术中观察确认气泡类型，对手术安全操作有很大的帮助。图 2-2-3 所示为 iOCT 观察到的Ⅲ型气泡，可清晰显示Ⅰ型气泡（五角星）与Ⅱ型气泡（三角形）混合出现，此时提示应该避免分离Ⅱ型气泡。

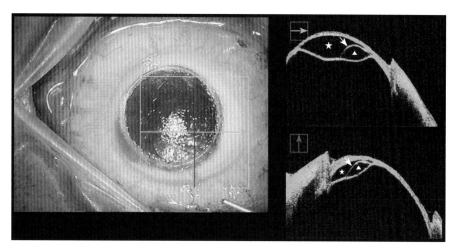

图 2-2-3　iOCT 观察 2 种类型大气泡混合出现，称为Ⅲ型气泡

Ⅰ型气泡（五角星）位于角膜基质层间，后弹力层与气泡间保留后弹力层前膜（箭头），可以从此处剥离；Ⅱ型气泡（三角形）位于角膜基质层与后弹力层之间，后弹力层前膜（箭头）与后弹力层分离，手术时不能分离该层。

4. 评估植床状态及其与移植物的关系　在剥除角膜基质后 iOCT 有助于评估移植物的厚度、表面规整程度、是否存在基质残留，以及移植物与宿主的位置和大小适配度（图 2-2-4）。iOCT 可以监测移植物与宿主间的液体间隙，及时在术中进行处理，减少术后并发症和再次手术的可能[6-7]。

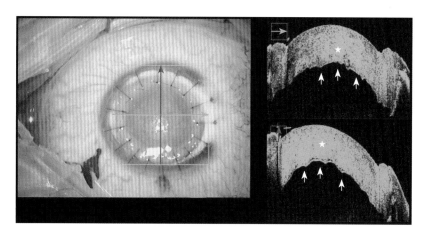

图 2-2-4　iOCT 观察残余植片与植床的关系

植片（五角星）与植床（箭头）贴合良好。

5. 辅助指导缝线松紧　在手术中，当缝合过紧时会导致植片变形，植片与植床贴合不良。iOCT可以提供植片与植床之间的贴合状态信息，指导手术。图 2-2-5A 所示为缝合后的植片与植床的状态，可见植床褶皱，且与植片间存在积液，提示缝合过紧；术者通过缝线拆除并进行重新缝合，观察到植片与植床贴合良好，层间积液消失（图 2-2-5B）。

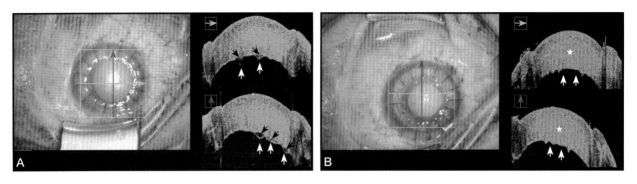

图 2-2-5 iOCT 辅助调整缝线松紧

A. iOCT 图像显示植床皱褶（白色箭头）且存在层间积液（黑色箭头），提示缝线过紧；B. 调整缝线后可见层间积液消失，植片（五角星）与植床（箭头）贴合良好。

6. 辅助处理术后层间积液 iOCT 引导下可有效治疗 DALK 术后 Descemet 膜脱离伴双前房，有助于确定后弹力层脱离最大的位置，从最大脱离位置的对面进入前房操作相对安全，实时观察后弹力层脱离的高度和界面间液体的多少，并确保手术结束时移植物完全贴合[26]。图 2-2-6 为一板层角膜移植术后9 天的患者持续层间积血，在 iOCT 辅助下行层间积血清除。

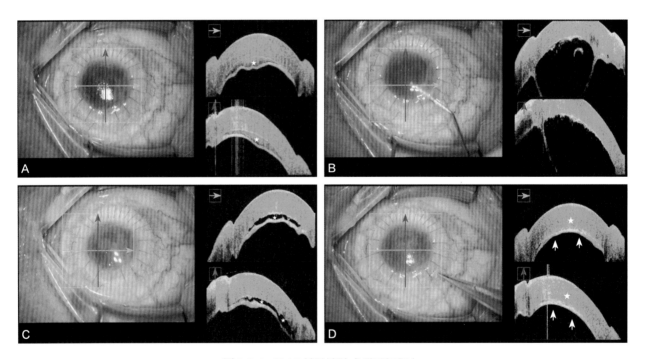

图 2-2-6 iOCT 辅助清除术后层间积血

A. 观察到层间积血（五角星）；B. 冲洗针头冲洗层间；C. 冲洗后仍见层间积液（五角星）；D. 清除层间积液后见植片（五角星）与植床（箭头）贴附良好。

综上所述，iOCT 在前板层角膜移植术中的作用已得到充分证实。它在评估病变深度和眼前节结构、辅助大气泡的形成以及评估板层剥离过程中残留的基质层厚度方面发挥重要作用。另外，它有助于检测移植物与宿主间是否存在层间积液，确保移植物与宿主的贴合，帮助治疗双前房等术后并发症。

（二）角膜内皮移植术

角膜内皮移植术，包括 DMEK 和 DSAEK，已成为治疗角膜内皮功能障碍疾病的首选手术方案[27-28]。然而，与 DSAEK 手术相比，DMEK 手术术后恢复较快，视力预后较好，且角膜排斥率更低[29-30]。然而，该手术难度较大，如何确定移植物的方向和位置是手术医生面临的挑战[28, 31-32]。iOCT 可以辅助识别植片的方向，尤其是在角膜混浊或水肿的情况下[33]。iOCT 在 DSAEK 手术中最重要的应用就是可以辅助识别手术显微镜下不易发现的层间积液，在手术结束时，确认移植物与宿主贴合紧密，在一定程度上预防术后植片脱位等并发症[34-36]。这一作用与 DMEK 手术中作用类似，故本节主要介绍 iOCT 在 DMEK 手术中的应用。

1. 判断宿主后弹力层是否刮除干净　图 2-2-7 为 DMEK 手术患者，A 图可见宿主后弹力层仍有残留，在 iOCT 指导下充分刮除，B 图中可见后弹力层断端，中央区后弹力层未见残留。这一作用在角膜混浊患者中较为重要。

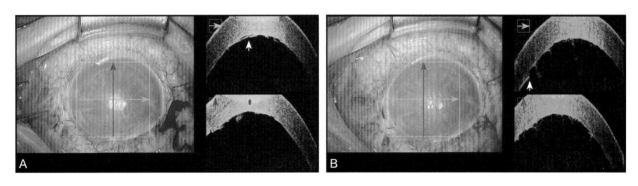

图 2-2-7　iOCT 观察宿主后弹力层刮除情况

A. 箭头所示后弹力层未完全刮除；B. 后弹力层刮除干净，可见断端（箭头）。

2. 判断内皮植片方向　iOCT 在判断内皮植片方面，有很重要的作用。如图 2-2-8 所示，A 图中可见植片卷曲开口方向朝向宿主角膜，植片方向正确。B 图中可见在角膜混浊的情况下，iOCT 仍然可以清晰地显示植片的卷曲方向，在手术中起到很大的辅助作用。

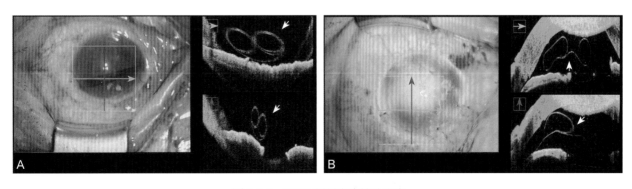

图 2-2-8　iOCT 判断内皮植片方向

A. iOCT 可实时观察内皮植片（箭头）的卷曲方向，卷曲开口朝向宿主角膜；B. 在角膜混浊时，显示内皮（箭头）卷曲开口朝向宿主角膜。

　　图 2-2-9 为一位青光眼术后角膜内皮失代偿患者，行 DMEK 手术，术中见内皮植片方向错误，向下卷曲（图 2-2-9A、B），经过调整植片方向后，植片方向正确，卷曲开口朝向宿主角膜内皮面（图 2-2-9C）。由此可见，iOCT 在 DMEK 手术中判断内皮植片方向对于手术的指导作用很大，尤其是在角膜混浊的患者中。

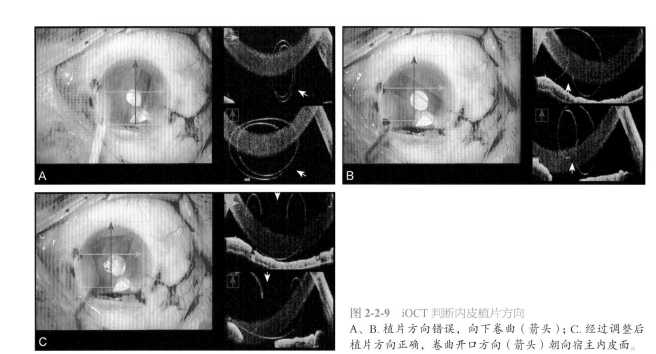

图 2-2-9　iOCT 判断内皮植片方向
A、B. 植片方向错误，向下卷曲（箭头）；C. 经过调整后植片方向正确，卷曲开口方向（箭头）朝向宿主内皮面。

　　3. 判断内皮植片贴合情况　iOCT 可以判断内皮植片与宿主角膜贴合是否紧密，在术毕时确保内皮充分展开，降低术后植片脱落等并发症。图 2-2-10 中所示患者，因角膜内皮失代偿行 DMEK 手术，术中植入内皮植片后见周边部细小卷曲（图 2-2-10A），在显微镜下无法观察，而通过 iOCT 可以清晰显示；通过调整内皮植片后，可见内皮卷曲打开，植片贴合良好（图 2-2-10B）。

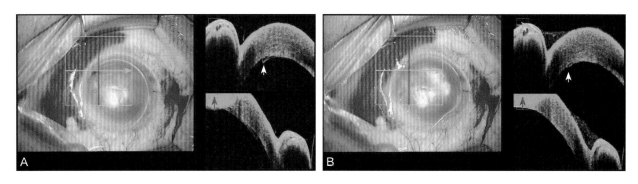

图 2-2-10　iOCT 观察周边内皮卷曲
A. 内皮植片植入后，可见周边部细小卷曲，贴合不佳（箭头）；B. 调整植片后，内皮卷曲展开，贴合良好（箭头）。

（三）穿透性角膜移植术

　　1. 观察眼前段解剖结构　在穿透性角膜移植术中，iOCT 有助于在手术开始时评估角膜病变深度以及眼前段解剖结构，评估是否存在周边虹膜前粘连。术中可以实时评估钻孔深度，防止在角膜不透明时损伤眼内结构。例如，Peter 异常是一种罕见的先天性眼前段异常，其特征是由于后角膜基质、角膜后弹力层和内皮细胞缺陷导致中央角膜混浊，常伴有虹膜和晶状体异常。因为角膜混浊会损害视力发育，建议尽早行角膜移植。婴幼儿通常不能配合检查，无法于术前获得更多检查结果，而 iOCT 可在术中清晰地显示眼内结构，判断虹膜前粘连的范围，可对 Peter 异常患儿病情程度进行分类[9]，辅助医生进行手术决策，同时防止术中晶状体和虹膜损伤。图 2-2-11A 所示为一位 Peter 异常患儿的 iOCT 检查结果，可见周边虹膜前粘连，因而进行角膜移植时应小心操作，避免损伤眼内结构；B 图所示为一位 11 岁男童，角膜穿孔伴角膜葡萄肿，因角膜混浊裂隙灯下前房结构窥不入，iOCT 可见除角膜葡萄肿处虹膜膨出，其余部位前房存在，无虹膜前粘连。此外，在角膜缝合后，iOCT 可以检测在移植物宿主缝合处是否存在虹膜前粘连和虹膜嵌顿[37]。

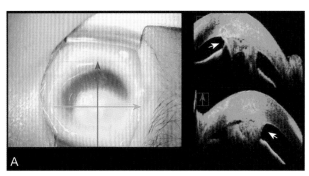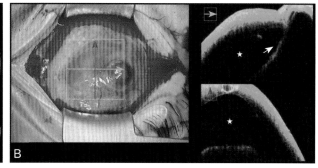

图 2-2-11　iOCT 在穿透性角膜移植中的应用

A. Peter 异常患儿 iOCT 图像，可见周边虹膜前粘连（箭头）；B. 角膜穿孔伴角膜葡萄肿患者 iOCT 图像，iOCT 图像可见除角膜葡萄肿部位虹膜膨出（箭头），余方向前房存在（五角星），无虹膜前粘连。

2. 辅助闭合式穿透性角膜移植术　传统角膜移植术为开窗手术，术中并发症的风险相对较高，如暴发性脉络膜出血、玻璃体脱出、眼内炎等[38-39]。对于玻璃体切除术后、晶状体切除术后的"水眼"，行穿透性角膜移植时难度和风险更大，而闭合式穿透性角膜移植术可显著降低手术风险[40]。首先做一个接近后弹力层的板层切除，在植床上涂满黏弹剂，再放置供体角膜片。再将植床切穿一个点位，在此处缝合供体角膜。每切一个点位，缝合一针。这样可以保证眼压不消失，降低并发症发生的风险。手术的要点为植床和植片层间须保持有黏弹剂，防止损伤供体角膜内皮。以往没有方法确认和观察，有了 iOCT 后，可以在术中随时观察两层是否距离过近，并随时补充黏弹剂。

图 2-2-12 为一位玻璃体切除术后无晶状体眼、角膜白斑患者（图 2-2-12A），因患者为无玻璃体眼，为降低手术风险，为其行闭合式穿透性角膜移植术。先行前板层角膜切除，植床上涂满黏弹剂（图 2-2-12B）；缝合过程中，iOCT 可以观察到植片内皮与植床之间充满了黏弹剂，供体角膜内皮得到了很好的保护（图 2-2-12C）。术中可以根据情况随时补充层间黏弹剂（图 2-2-12D），避免残余角膜与植片距离过近；最后分象限依次剪开残余角膜植床，对位缝合植片与植床，取出残余角膜植床组织（图 2-2-12E、F）。

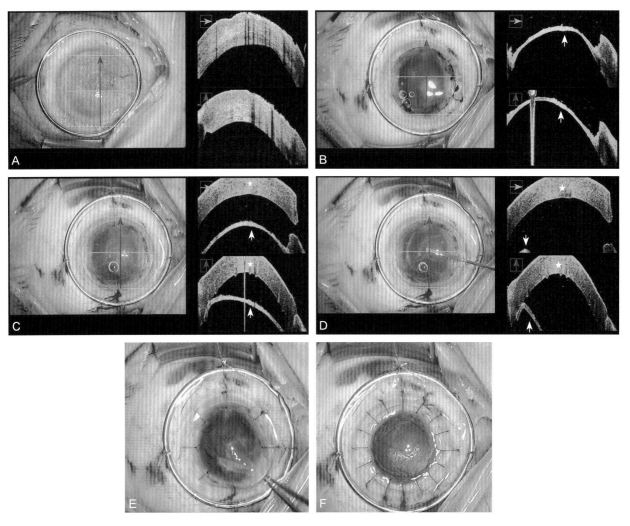

图 2-2-12　iOCT 辅助闭合式穿透性角膜移植术

A. 患者诊断为无玻璃体眼角膜白斑，iOCT 可见角膜全层反光增强；B. 先行前板层角膜切除，iOCT 示残余角膜足够薄（箭头），表面涂满黏弹剂；C. 全层切穿 12:00 位植床，将植片与植床对位缝合，然后再切开和缝合 6:00 位，可见植片（五角星）与残余角膜（箭头）之间充满黏弹剂，内皮得到了很好的保护；D. 在植片（五角星）与残余角膜（箭头）之间补充注入黏弹剂，增加二者之间的距离；E. 依次切开并对位缝合植片与植床，在最后一个象限缝合前，取出残余角膜植床组织；F. 植片与植床缝合 16 针，手术完成。

（四）角膜后弹力层脱离复位术

角膜后弹力层脱离（Descemet's membrane detachment，DMD）是内眼手术的一种并不罕见的并发症。据报道，43% 的白内障手术后会不同程度地发生 DMD[41]，在角膜移植、小梁切除术等内眼手术中 DMD 也时有发生[42]。大部分小范围 DMD 可自发缓解，若脱离范围较大则需要手术干预[43]。

图 2-2-13 为一位白内障术后后弹力层广泛脱离患者，角膜弥漫水肿。A 图显示，术中 OCT 观察到颞上方仍有部分后弹力层未脱离；于是术者从该处进针，前房内注入空气，复位脱离的后弹力层（图 2-2-13B），术毕见后弹力层贴附良好（图 2-2-13C）。

（五）角膜胶原交联术

角膜胶原交联（corneal collagen crosslinking，CXL）是目前进行性角膜扩张类疾病，尤其是圆锥

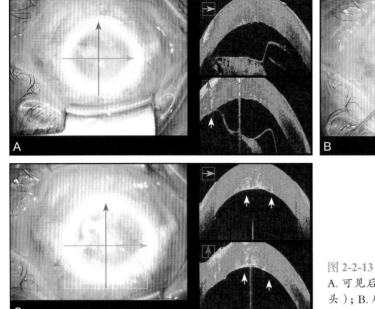

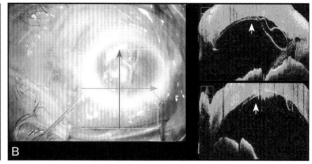

图 2-2-13 iOCT 在后弹力层复位术中的应用

A. 可见后弹力层广泛脱离，颞上方仍有部分未脱离（箭头）；B. 从颞上方进针，逐渐复位脱离的后弹力层（箭头）；C. 术毕见后弹力层贴附（箭头）。

角膜的一线治疗方法[44]。在 CXL 期间，核黄素在角膜基质中的渗透深度是决定治疗效果的关键因素，iOCT 可以通过核黄素的反射来可视化核黄素的渗透深度。文献报道，核黄素在去上皮组中的渗透深度比跨上皮组的渗透深度更深，表明监测渗透深度可以提示治疗效果[45]。

我们在临床实践中观察到经胶原交联后角膜基质反射增强，如图 2-2-14 所示，图中为一圆锥角膜患者，行去上皮角膜胶原交联术；术中核黄素浸润过程中角膜基质无明显变化，在交联后可见角膜基质前部反射增强。

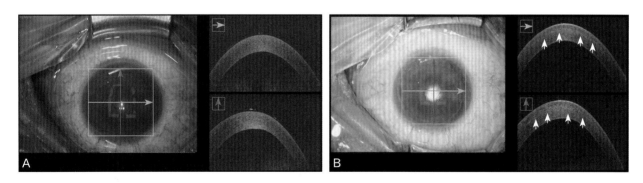

图 2-2-14 角膜胶原交联前后 iOCT 图像
A. 交联前；B. 交联后，可见角膜基质前 1/3 反射增强（箭头）。

（六）角膜异物取出

iOCT 在角膜异物取出术中可观察异物深度和走向，判断有无异物残留。图 2-2-15 为一位 5 岁患儿，左眼被鱼竿扎伤 10 天，角膜基质内可见多条细小纤维异物。iOCT 可辅助判断异物深度约为角膜厚度的 1/2。

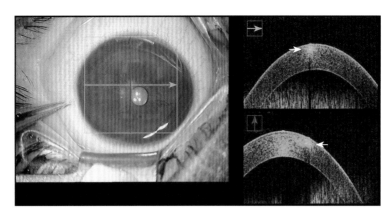

图 2-2-15　iOCT 观察角膜异物

图示异物呈高反射（箭头），深度约为角膜厚度的 1/2。

（七）其他角膜手术

另外，亦有文献报道 iOCT 在角膜缘干细胞移植术中可以实时观察新生血管是否完全清除[46-47]，以及在翼状胬肉手术中可以观察翼状胬肉与角膜的附着深度，预防角膜穿孔[47]，然而其在临床实践中作用有限。

【要点总结】

1. iOCT 在前板层角膜移植术中可以帮助评估病变深度和眼前节结构、判断板层剥离过程中残留基质的厚度、辅助大气泡的形成、判断是否存在层间积液、辅助治疗双前房等术后并发症。

2. iOCT 在角膜内皮移植术中可以判断宿主后弹力层是否刮除干净、辅助识别植片的方向、判断移植物与宿主是否贴合紧密、是否存在层间积液。

3. iOCT 在穿透性角膜移植中可辅助观察角膜病变深度及眼前段结构，尤其是在术前无法配合检查的患者中；在闭合式穿透性角膜移植术中可辅助观察植片与残余角膜植床组织之间的相对位置，保护植片角膜内皮。

4. iOCT 在辅助角膜后弹力层脱离复位、观察角膜胶原交联效果、辅助角膜异物取出等方面亦有重要作用。

（李绍伟　丁　雪）

参考文献

1. HUANG D, SWANSON E A, Lin C P, et al. Optical coherence tomography. Science, 1991, 254(5035): 1178-1181.

2. SCHMIDT-ERFURTH U, KLIMSCHA S, WALDSTEIN S M, et al. A view of the current and future role of optical coherence tomography in the management of age-related macular degeneration. Eye (Lond), 2017, 31(1): 26-44.

3.　GEERLING G, MULLER M, WINTER C, et al. Intraoperative 2-dimensional optical coherence tomography as a new tool for anterior segment surgery. Arch Ophthalmol, 2005, 123(2): 253-257.

4.　AU J, GOSHE J, DUPPS W J JR, et al. Intraoperative optical coherence tomography for enhanced depth visualization in deep anterior lamellar keratoplasty from the PIONEER study. Cornea, 2015, 34(9): 1039-1043.

5.　DE BENITO-LLOPIS L, MEHTA J S, ANGUNAWELA R I, et al. Intraoperative anterior segment optical coherence tomography: A novel assessment tool during deep anterior lamellar keratoplasty. Am J Ophthalmol, 2014, 157(2): 334-341.

6.　EHLERS J P, DUPPS W J, KAISER P K, et al. The prospective intraoperative and perioperative ophthalmic imaging with optical coherence tomography (PIONEER) study: 2-year results. Am J Ophthalmol, 2014, 158(5): 999-1007.

7.　STEVEN P, LE BLANC C, LANKENAU E, et al. Optimising deep anterior lamellar keratoplasty (DALK) using intraoperative online optical coherence tomography (iOCT). Br J Ophthalmol, 2014, 98(7): 900-904.

8.　EHLERS J P, GOSHE J, DUPPS W J, et al. Determination of feasibility and utility of microscope-integrated optical coherence tomography during ophthalmic surgery: The discover study rescan results. JAMA Ophthalmol, 2015, 133(10): 1124-1132.

9.　HONG J, YANG Y, CURSIEFEN C, et al. Optimising keratoplasty for Peters' anomaly in infants using spectral-domain optical coherence tomography. Br J Ophthalmol, 2017, 101(6): 820-827.

10.　VAJPAYEE R B, ANGRA S K, HONAVAR S G, et al. Protection of the iris by lamellar dissection of corneal layers. A technique in penetrating keratoplasty. Cornea, 1994, 13(1): 16-19.

11.　WYKOFF C C, BERROCAL A M, SCHEFLER A C, et al. Intraoperative OCT of a full-thickness macular hole before and after internal limiting membrane peeling. Ophthalmic Surg Lasers Imaging, 2010, 41(1): 7-11.

12.　EHLERS J P, OHR M P, KAISER P K, et al. Novel microarchitectural dynamics in rhegmatogenous retinal detachments identified with intraoperative optical coherence tomography. Retina, 2013, 33(7): 1428-1434.

13.　RUNKLE A, SRIVASTAVA S K, EHLERS J P. Microscope-integrated OCT feasibility and utility with the enfocus system in the discover study. Ophthalmic Surg Lasers Imaging Retina, 2017, 48(3): 216-222.

14.　TITIYAL J S, KAUR M, NAIR S, et al. Intraoperative optical coherence tomography in anterior segment surgery. Surv Ophthalmol, 2021, 66(2): 308-326.

15.　SCOTT A W, FARSIU S, ENYEDI L B, et al. Imaging the infant retina with a hand-held spectral-domain optical coherence tomography device. Am J Ophthalmol, 2009, 147(2): 364-373.

16.　SAYEGH S I, NOLAN R M, JUNG W, et al. Comparison of a MEMS-based handheld OCT scanner with a commercial desktop OCT system for retinal evaluation. Transl Vis Sci Technol, 2014, 3(3): 10.

17.　CIARMATORI N, PELLEGRINI M, NASINI F, et al. The state of intraoperative OCT in vitreoretinal surgery: Recent advances and future challenges. Tomography, 2023, 9(5): 1649-1659.

18.　葛坚, 刘奕志. 眼科手术学. 3 版. 北京: 人民卫生出版社, 2015.

19.　REINHART W J, MUSCH D C, JACOBS D S, et al. Deep anterior lamellar keratoplasty as an alternative to penetrating keratoplasty a report by the American academy of ophthalmology. Ophthalmology, 2011, 118(1): 209-218.

20.　ANWAR M, TEICHMANN K D. Big-bubble technique to bare Descemet's membrane in anterior lamellar keratoplasty. J Cataract Refract Surg, 2002, 28(3): 398-403.

21.　JAVADI M A, MOHAMMAD-RABEI H, FEIZI S, et al. Visual outcomes of successful versus failed big-bubble deep anterior lamellar keratoplasty for keratoconus. J Ophthalmic Vis Res, 2016, 11(1): 32-36.

22.　SMADJA D, COLIN J, KRUEGER R R, et al. Outcomes of deep anterior lamellar keratoplasty for keratoconus:

Learning curve and advantages of the big bubble technique. Cornea, 2012, 31(8): 859-863.

23. FONTANA L, PARENTE G, TASSINARI G. Clinical outcomes after deep anterior lamellar keratoplasty using the big-bubble technique in patients with keratoconus. Am J Ophthalmol, 2007, 143(1): 117-124.

24. SCORCIA V, BUSIN M, LUCISANO A, et al. Anterior segment optical coherence tomography-guided big-bubble technique. Ophthalmology, 2013, 120(3): 471-476.

25. DUA H S, FARAJ L A, SAID D G, et al. Human corneal anatomy redefined: a novel pre-Descemet's layer (Dua's layer). Ophthalmology, 2013, 120(9): 1778-1785.

26. SHARMA N, ARON N, KAKKAR P, et al. Continuous intraoperative OCT guided management of post-deep anterior lamellar keratoplasty Descemet's membrane detachment. Saudi J Ophthalmol, 2016, 30(2): 133-136.

27. LEE W B, JACOBS D S, MUSCH D C, et al. Descemet's stripping endothelial keratoplasty: Safety and outcomes: A report by the American Academy of Ophthalmology. Ophthalmology, 2009, 116(9): 1818-1830.

28. HAM L, DAPENA I, VAN LUIJK C, et al. Descemet membrane endothelial keratoplasty (DMEK) for Fuchs endothelial dystrophy: Review of the first 50 consecutive cases. Eye (Lond), 2009, 23(10): 1990-1998.

29. MELLES G R, ONG T S, VERVERS B, et al. Descemet membrane endothelial keratoplasty (DMEK). Cornea, 2006, 25(8): 987-990.

30. TOURTAS T, LAASER K, BACHMANN B O, et al. Descemet membrane endothelial keratoplasty versus Descemet stripping automated endothelial keratoplasty. Am J Ophthalmol, 2012, 153(6): 1082-1090.

31. PRICE M O, GIEBEL A W, FAIRCHILD K M, et al. Descemet's membrane endothelial keratoplasty: Prospective multicenter study of visual and refractive outcomes and endothelial survival. Ophthalmology, 2009, 116(12): 2361-2368.

32. TERRY M A. Endothelial keratoplasty: Why aren't we all doing Descemet membrane endothelial keratoplasty? Cornea, 2012, 31(5): 469-471.

33. PATEL A S, GOSHE J M, SRIVASTAVA S K, et al. Intraoperative optical coherence tomography-assisted Descemet membrane endothelial keratoplasty in the discover study: First 100 cases. Am J Ophthalmol, 2020, 210: 167-173.

34. XU D, DUPPS W J JR, SRIVASTAVA S K, et al. Automated volumetric analysis of interface fluid in Descemet stripping automated endothelial keratoplasty using intraoperative optical coherence tomography. Invest Ophthalmol Vis Sci, 2014, 55(9): 5610-5615.

35. HALLAHAN K M, COST B, GOSHE J M, et al. Intraoperative interface fluid dynamics and clinical outcomes for intraoperative optical coherence tomography-assisted Descemet stripping automated endothelial keratoplasty from the pioneer study. Am J Ophthalmol, 2017, 173: 16-22.

36. MIMOUNI M, KRONSCHLAGER M, RUISS M, et al. Intraoperative optical coherence tomography guided corneal sweeping for removal of remnant interface fluid during ultra-thin Descemet stripping automated endothelial keratoplasty. BMC Ophthalmol, 2021, 21(1): 180.

37. EGUCHI H, KUSAKA S, ARIMURA-KOIKE E, et al. Intraoperative optical coherence tomography (RESCAN®) 700) for detecting iris incarceration and iridocorneal adhesion during keratoplasty. Int Ophthalmol, 2017, 37(3): 761-765.

38. TAN D T, DART J K, HOLLAND E J, et al. Corneal transplantation. Lancet, 2012, 379(9827): 1749-1761.

39. TABAN M, BEHRENS A, NEWCOMB R L, et al. Incidence of acute endophthalmitis following penetrating keratoplasty: A systematic review. Arch Ophthalmol, 2005, 123(5): 605-609.

40. CHEN W, REN Y, ZHENG Q, et al. Securing the anterior chamber in penetrating keratoplasty: An innovative surgical technique. Cornea, 2013, 32(9): 1291-1295.

41. MONROE W M. Gonioscopy after cataract extraction. South Med J, 1971, 64(9): 1122-1124.

42．SHARMA N, GUPTA S, MAHARANA P, et al. Anterior segment optical coherence tomography-guided management algorithm for Descemet membrane detachment after intraocular surgery. Cornea, 2015, 34(9): 1170-1174.

43．JAIN R, MURTHY S I, BASU S, et al. Anatomic and visual outcomes of Descemetopexy in post-cataract surgery Descemet's membrane detachment. Ophthalmology, 2013, 120(7): 1366-1372.

44．WOLLENSAK G, SPOERL E, SEILER T. Riboflavin/ultraviolet-a-induced collagen crosslinking for the treatment of keratoconus. Am J Ophthalmol, 2003, 135(5): 620-627.

45．PAHUJA N, SHETTY R, JAYADEV C, et al. Intraoperative optical coherence tomography using the RESCAN 700: Preliminary results in collagen crosslinking. Biomed Res Int, 2015, 2015: 572698.

46．ZAKARIA N, NI DHUBHGHAILL S, TAAL M, et al. Optical coherence tomography in cultivated limbal epithelial stem cell transplantation surgery. Asia Pac J Ophthalmol (Phila), 2015, 4(6): 339-345.

47．LANG S J, HEINZELMANN S, BOHRINGER D, et al. Indications for intraoperative anterior segment optical coherence tomography in corneal surgery. Int Ophthalmol, 2020, 40(10): 2617-2625.

第三节
眼前节相干光断层扫描与角结膜疾病

【要点提示】频域或扫频眼前节相干光断层扫描（AS-OCT）成像可以清晰地显示和评估角结膜（甚至部分巩膜）的组织形态和结构，与其他眼前节成像设备如超声生物显微镜、激光共聚焦显微镜相比，AS-OCT 扫描速度更快、成像范围更广、非接触性检查让患者更易于配合，技术员操作更为简便。如今，在各种角结膜疾病（如感染、炎症、变性、外伤、肿瘤等）的病情评估、术前手术规划设计、术后随访等方面，AS-OCT 都发挥着重要的作用。

一、概述

虽然 OCT 技术发明之初主要应用于眼底视网膜组织成像[1]，但随着眼前节医生对该技术的重视，同时角结膜组织透光性良好有利于光学成像，所以很快也被拓展应用于眼前节相关疾病[2]。随着 OCT 技术的发展，特别是扫频 OCT（swept-source OCT，SS-OCT）技术的出现，不仅在成像的分辨率上得到了显著提高，在成像的广度和深度上也都有了巨大的提升，AS-OCT 已在眼科临床得到了广泛的应用[3-4]，特别是在角结膜病变[5-6]。

二、眼前节相干光断层扫描在角膜疾病中的应用

（一）角膜感染性病变

1. 单纯疱疹病毒性角膜炎

【概述】单纯疱疹病毒性角膜炎（herpes simplex keratitis，HSK）是感染性角膜炎中的常见类型[7]。由于 HSK 容易反复发作，严重者可发生角膜溃疡，甚至角膜穿孔，从而造成明显的视力损伤。

【病例展示】

（1）病例一：63 岁男性，左眼红痛不适 4 个月余。裂隙灯检查发现左眼角膜颞侧一圆形溃疡灶（图 2-3-1A），后确诊为左眼 HSK。

OCT 图像（图 2-3-1）及评论：术前左眼颞侧角膜病灶的 AS-OCT 扫描图像显示角膜厚度不规则，由于炎症反应，角膜层间反射增强但结构分层欠清晰，角膜溃疡灶最薄处仅占角膜总厚度的 1/4，但不存在虹膜角膜粘连（图 2-3-1B）。由于该患者病程较长，且保守治疗效果不佳，但溃疡处深层尚有一定厚度的角膜基质保留，故选择深板层角膜移植术（deep anterior lamellar keratoplasty，DALK）进行治疗。移植术后 3 个月术眼病情平稳，虽然移植片在原病灶处局部仍然较薄，但结构连续性尚好（图 2-3-1C、D）。

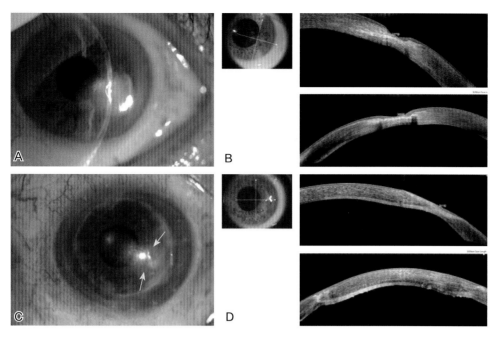

图 2-3-1　单纯疱疹病毒性角膜炎所致的角膜溃疡灶

裂隙灯检查见左眼角膜颞侧一圆形角膜基质浸润伴溃疡（A），经过溃疡灶的 AS-OCT 扫描图像显示浅层和中层角膜组织缺损，最薄处为 305μm（B）；行深板层角膜移植术后 3 个月，角膜移植片贴合良好，中央区透明，但原病灶处呈白色瘢痕改变（C，黄色箭头），AS-OCT 检查发现此处角膜变薄且基质呈高反射，最薄处为 351μm（D）。

（2）病例二：58 岁男性，左眼红痛不适 2 个月余。裂隙灯检查发现左眼中央偏鼻下方一角膜穿孔灶伴虹膜组织嵌顿，后确诊为左眼 HSK、角膜穿孔（图 2-3-2A）。

OCT 图像及评论：经过角膜穿孔伴虹膜嵌顿处的 AS-OCT 扫描图像显示表层角膜组织菲薄但完整连续，其后方与虹膜粘连。病灶边缘的角膜上皮层出现多个泡状改变（图 2-3-2B）。说明角膜穿孔处被虹膜嵌顿以后，浅层的角膜组织能在一定程度上自行修复。由于患者经济原因，一直未进行角膜移植手术。

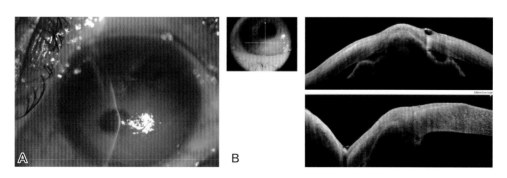

图 2-3-2　单纯疱疹病毒性角膜炎合并角膜穿孔

裂隙灯检查发现左眼中央偏鼻下方一角膜穿孔灶伴虹膜组织嵌顿（A），但在 AS-OCT 扫描图像显示表层角膜组织菲薄但完整连续，其后方与虹膜粘连（B）。

2. 细菌性角膜炎

【概述】细菌性角膜炎（bacterial keratitis）也是临床上常见的感染性角膜炎类型，且一般起病迅速，若未得到及时有效的治疗，不仅容易发生角膜化脓、溃疡甚至穿孔，而且角膜感染还可能向眼内扩散从而引发眼内炎，最终对患者的视功能造成严重的损伤[8]。

【病例展示】62 岁男性，右眼红痛不适 3 个月余，在外院治疗后无明显好转。裂隙灯检查发现右眼颞下瞳孔缘一角膜溃疡灶，球结膜充血显著（图 2-3-3A）。角膜刮片检查发现大量短棒状细菌，考虑为放线菌感染。

OCT 图像及评论：溃疡处浅层角膜组织局部缺损，上皮层信号不完整，局部不规则高反射信号，其后方信号遮挡。中层和深层角膜组织厚度和形态基本正常，内层角膜组织稍往前凸，故暂无穿孔的风险（图 2-3-3B）。经有效的抗细菌药物治疗半个月后，球结膜充血明显减轻（图 2-3-3C），AS-OCT 检查发现溃疡灶上皮层完整，浅层角膜基质因组织缺损呈现低反射腔隙（图 2-3-3D）。

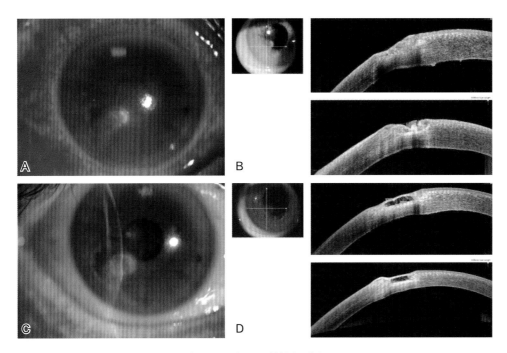

图 2-3-3　右眼细菌性角膜炎

裂隙灯检查发现角膜水肿伴瞳孔颞下边缘一致密白色角膜溃疡（A），前节 OCT 图像显示角膜溃疡的形态和深度（B）；治疗半个月后，角结膜炎症反应减轻，溃疡灶坏死物减少（C），前节 OCT 图像显示溃疡处角膜上皮层已修复，但浅层基质仍缺损呈现低反射腔隙（D）。

3. 真菌性角膜炎

【概述】真菌性角膜炎（fungal keratitis）在感染性角膜炎中所占的比例相对较低，通常有植物外伤史或与长期使用抗生素、糖皮质激素药物有关。真菌性角膜炎一般起病较慢，但由于目前仍缺乏高效、广谱的抗真菌眼用药物，视力预后往往较差。丝状真菌角膜穿透性强，一旦病原体进入前房，则治疗更为困难。早发现、早诊断、及时清理病灶和全身及患眼局部使用合适的抗真菌药物是成功治疗真菌性角膜炎的关键[9]。

【病例展示】58 岁男性，右眼红痛视物模糊 1 个月余，裂隙灯检查发现角膜弥漫性水肿伴内皮皱褶，中央区可见多个散在白色浸润灶（图 2-3-4A）。经角膜上皮刮片镜检以及活体共聚焦显微镜（in vivo confocal microscopy，IVCM）检查后确诊为真菌性角膜炎。

OCT 图像及评论：角膜弥漫性增厚伴内皮细胞层呈波浪状，角膜浅层基质内可见散在的高反射灶，后方信号遮挡（图 2-3-4B）。角膜浅层基质内的这些高反射信号提示真菌感染所到达的深度，说明病原体可能尚未进入眼内。AS-OCT 检查的图像提示现阶段开始给予该患者有效的抗真菌药物治疗也许能够控制并逆转病情的发展。

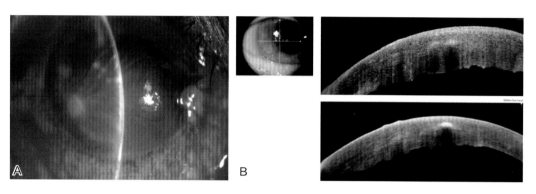

图 2-3-4 右眼真菌性角膜炎

角膜灰白水肿伴散在多个致密白色浸润病灶（A），前节 OCT 图像显示角膜弥漫性增厚伴内皮细胞层呈波浪状，角膜浅层基质内可见散在的高反射灶，后方信号遮挡（B），这些高反射灶或许能够间接提示真菌浸润角膜的深度。

（二）角膜炎症性病变

1. 蚕食性角膜溃疡

【概述】蚕食性角膜溃疡，又称 Mooren 溃疡（Mooren's ulcer），是一种自角膜缘开始的自发性、非感染性的浅层角膜溃疡，病程呈慢性、进行性，且患者疼痛明显。该病的具体发病机制尚不十分清楚，多认为是一种针对角膜基质层特定分子的特异性自身免疫疾病，常见于中老年男性，单眼发病者占多数[10]。

【病例展示】63 岁男性，自诉右眼红痛不适 1 天。裂隙灯检查发现右眼鼻侧角巩膜缘一梭形溃疡灶（图 2-3-5A）。

OCT 图像及评论：AS-OCT 扫描可见溃疡区域最薄处角膜厚度仅为 513μm，远低于正常周边角膜厚度（约 1 000μm），且病灶周边浅层角膜组织呈高反射，溃疡灶的角巩膜缘侧无正常信号的角膜组织（图 2-3-5B），依据此特点可与 Terrien 边缘性角膜变性相鉴别。

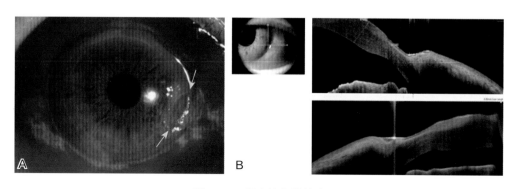

图 2-3-5 蚕食性角膜溃疡

一梭形溃疡灶位于右眼鼻侧角巩膜缘（A，黄色箭头），OCT 图像显示溃疡区域最薄处角膜厚度仅为 513μm，且病灶周边浅层角膜组织呈高反射（B）。

2. 丝状角膜炎

【概述】丝状角膜炎（filamentary keratitis）是一种与多种眼部和全身疾病有关的角膜上皮病变，最相关的疾病是干眼。丝状角膜炎的病变特点是角膜表面存在多处细丝，这些细丝主要由上皮、黏液和细胞碎片组成。临床症状主要包括异物感、刺激和眼痛等。丝状角膜炎的加重因素包括干燥、炎症介质以及眼睑摩擦力等[11]。但丝状角膜炎的发病机制仍然存在争议。

【病例展示】54 岁女性，左眼反复红痛不适多年。裂隙灯检查发现左眼角膜上方多枚丝状物黏附（图 2-3-6A）。

OCT 图像及评论：角膜丝状物在 AS-OCT 呈相对均匀的高反射信号且在后方形成明显的信号遮挡。扫描线经过的丝状物正下方的角膜上皮层轻微凹陷但结构完整（图 2-3-6B），说明丝状物对角膜表面存在一定的压力。

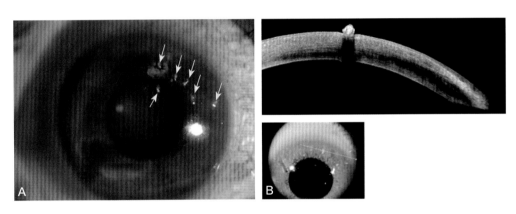

图 2-3-6　丝状角膜炎
左眼上方角膜多枚丝状物黏附（A，黄色箭头），OCT 图像显示经过的丝状物正下方的角膜上皮层轻微凹陷但结构完整（B）。

（三）角膜表层病变

1. 复发性角膜上皮糜烂

【概述】复发性角膜上皮糜烂（recurrent corneal erosion，RCE），又称复发性角膜上皮糜烂综合征，是一种以反复发生角膜上皮剥脱并导致晨醒后眼部疼痛和流泪等不适为特征的角膜疾病。常见的病因多为角膜外伤以及角膜上皮基底膜营养不良[12]。需要进行特别鉴别的疾病包括因倒睫、干眼、角膜缘干细胞缺乏等引起的角膜病变。

【病例展示】32 岁女性，左眼被异物刮伤后反复出现发红、视物不清半年。裂隙灯检查发现左眼角膜下方上皮粗糙（图 2-3-7A）。

OCT 图像及评论：病灶区域角膜上皮层呈现弥漫性均匀的高反射，上皮基底膜和 Bowman 膜不可见，角膜基质及内皮层信号正常（图 2-3-7B）。既往一项 AS-OCT 研究发现有关复发性角膜上皮糜烂的主要改变在于上皮基底膜消失（100%）[13]，而在本病例中均未发现上皮基底膜和 Bowman 膜的反射信号。

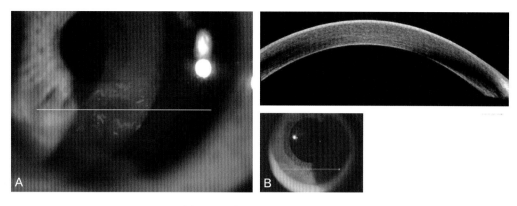

图 2-3-7 复发性角膜上皮糜烂

左眼角膜下方上皮粗糙（A），经 A 图中黄线位置扫描的 OCT 图像显示角膜上皮层呈现弥漫性均匀的高反射，上皮基底膜和 Bowman 膜不可见，角膜基质及内皮层信号正常（B）。

2. 大泡性角膜病变

【概述】大泡性角膜病变（bullous keratopathy）是各种原因引起的角膜内皮功能失代偿使其失去主动的泵液功能，从而导致无法维持角膜正常脱水状态的一种角膜病变，通常表现为角膜基质和角膜上皮下的持续性水肿。大泡性角膜病变不是一种独立的疾病，而是一种多种眼部疾病共同的体征，可见于白内障术中过度损伤角膜内皮后、绝对期青光眼、各种晚期角膜内皮营养不良等。

【病例展示】

（1）病例一：70 岁女性，半年前无明显诱因开始出现左眼疼痛不适伴视力下降。30 多年前曾行双眼白内障摘除联合人工晶状体植入手术。裂隙灯检查发现左眼角膜多处泡状水肿（图 2-3-8A）。

OCT 图像及评论：OCT 图像显示多处角膜上皮下低反射腔隙，腔隙后方的反射信号增强，这可能是角膜上皮细胞层破坏导致透光率增加所致。角膜基质的厚度较为均匀一致，无明显水肿改变（图 2-3-8B）。为改善患者的疼痛，实施了穿透性角膜移植术，术后病情稳定。由于大泡性角膜病变往往与其他眼病同时存在，使其更加不容易治疗。有研究报道穿透性角膜移植术治疗大泡性角膜病变，长期随访观察（1 年以上）发现 70% 以上的患者病情能保持稳定而不需要进一步治疗[14]。

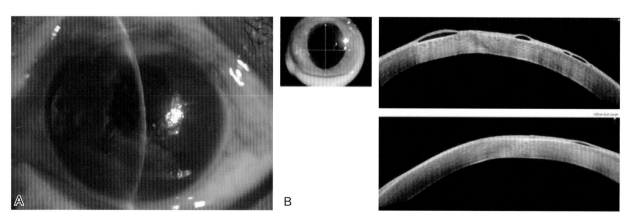

图 2-3-8 大泡性角膜病变

左眼角膜多处泡状水肿（A），OCT 图像显示多处角膜上皮下低反射腔隙，腔隙后方的反射信号增强，但整体角膜基质的厚度较为均匀一致，无明显水肿改变（B）。

（2）病例二：50岁男性，左眼视物模糊、疼痛不适2个月余。否认眼部外伤史。裂隙灯检查发现左眼角膜中央区一泡状病灶（图2-3-9A）。

OCT图像及评论：AS-OCT扫描显示角膜浅层不规则泡状病变，内部均匀低反射信号，并有高反射间隔，角膜基质厚度无明显增加（图2-3-9B）。由于通过AS-OCT评估发现病灶较为表浅，故予刮除。由于前弹力层和基底膜的破坏，病灶处最终瘢痕愈合。

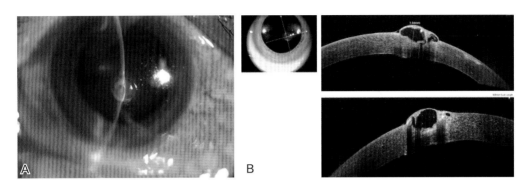

图2-3-9 孤立的角膜泡状病变

左眼角膜中央区一泡状病灶（A），AS-OCT图像显示角膜浅层不规则泡状病变，内部均匀低反射信号，并有高反射间隔，角膜基质厚度无明显增加（B）。

（3）病例三：64岁男性，左眼失明20余年（病因不详），出现疼痛不适半个月。裂隙灯检查发现左眼结膜充血，角膜中央区雾状水肿，前房消失，眼内组织结构不清（图2-3-10A）。左眼非接触式眼压计测量眼压为43mmHg。

OCT图像及评论：经过黄色箭头的AS-OCT扫描显示中央区角膜上皮增厚（最厚处262.5μm），呈中高反射信号伴一处低反射囊腔。角膜基质厚约660μm。虹膜与角膜内皮面紧密相贴无空隙（图2-3-10）。AS-OCT可以定性或定量评估各层角膜组织的形态以及与角膜相邻的组织结构。

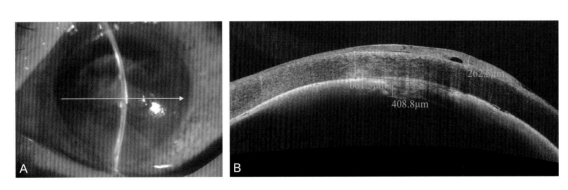

图2-3-10 角膜内皮失代偿

左眼眼压43mmHg，结膜充血，角膜中央区雾状水肿，前房消失，眼内组织结构不清（A）；经过黄色箭头的AS-OCT扫描显示中央区角膜上皮增厚（最厚处262.5μm），呈中高反射信号伴一处低反射囊腔（B）。

3. 睑缘炎相关角结膜病变

【概述】睑缘炎相关角结膜病变（blepharokeratoconjunctivitis，BKC）是指继发于睑缘炎长期刺激眼表而引起的一系列角结膜慢性病变，由于临床表现多不典型，如结膜充血、泡性角结膜炎、点状角膜上皮糜烂、角膜溃疡等，因此在临床中非常容易被误诊[15]。睑缘炎相关角结膜病变多见于中老年人群，与睑缘炎的人群分布一致。需要注意的是，虽然儿童睑缘炎相关角结膜病变相对少见，但其起病隐匿，容易被误诊误治导致严重的视力损伤，在近些年逐渐被临床医生所认识和重视[16]。虽然睑缘炎和睑板腺功能障碍（meibomian gland dysfunction，MGD）是两个互为独立的疾病，但二者的关系又非常密切。MGD 是后部睑缘炎的病因之一，而后部睑缘炎也能直接或间接地导致或加重 MGD，因此二者又互为因果[17]。在临床上，合并有 MGD 的 BKC 也不容忽视。

【病例展示】

（1）病例一：7 岁女孩，左眼反复红痛不适 2 个月余。裂隙检查发现左眼颞下周边角膜白色浸润病灶伴血管翳长入，荧光素染色阴性（图 2-3-11A）。由于左眼同时存在上睑睑缘炎，结合临床表现特点，故诊断为左眼 BKC。

OCT 图像及评论：扫描线经过的病灶区域显示角膜上皮完整，上皮下浅层基质异常高反射信号（图 2-3-11B）。依据 BKC 病灶累及的深度和范围，临床上可分为轻度、中度和重度[15]：轻度指病变仅累及角膜上皮层，可表现为点状角膜上皮糜烂；中度指病变累及角膜基质层，但未累及角膜中央 4mm 内光学区，可伴有周边角膜浅层血管翳；重度指病变累及角膜基质层，并累及角膜光学区，伴或者不伴角膜基质明显变薄，但角膜新生血管增生显著。由于本患者的病变累及基质层，同时伴有角膜缘血管翳，但未明显累及角膜中央 4mm 内光学区，因此可诊断为左眼 BKC（中度）。

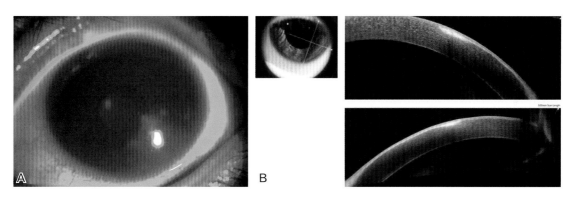

图 2-3-11　儿童睑缘炎相关角结膜病变

左眼颞下周边角膜白色浸润病灶伴血管翳长入，荧光素染色阴性（A）；AS-OCT 经过病灶区域显示角膜上皮完整，上皮下浅层基质异常高反射信号（B）。

（2）病例二：72 岁女性，右眼红痛不适 1 个月余。裂隙灯检查发现患者右眼结膜充血（++），角膜上皮广泛糜烂，基质水肿，后基质皱褶（图 2-3-12A）。起初误诊为 HSK，抗病毒治疗后无效，转眼表病专家门诊后确诊为右眼 MGD 相关的 BKC。

OCT 图像及讨论：扫描线经过的病灶区域显示局部角膜上皮浅脱离，基质层反射信号增强，深层角膜基质呈轻微波浪状改变，角膜内皮层未见明显 KP 信号（图 2-3-12B）。由于患者依从性差，未严格按医嘱治疗，4 个月后病情仍加重，裂隙灯检查可见下半角膜大量血管翳长入（图 2-3-12C），之后失访。AS-OCT 检查示病灶区域角膜轻度增厚伴基质反射增强，角膜上皮信号基本完整连续（图 2-3-12D）。

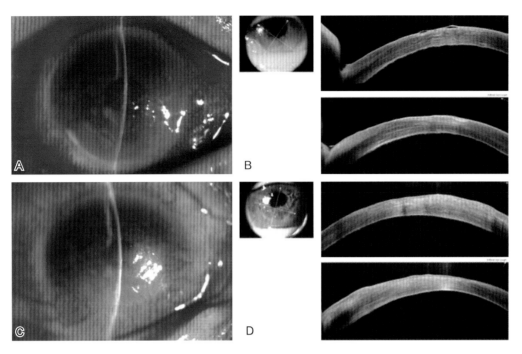

图 **2-3-12** 成人睑缘炎相关角结膜病变

右眼结膜充血（++），角膜上皮广泛糜烂，基质水肿，后基质皱褶（A）；AS-OCT 图像显示局部角膜上皮浅脱离，基质层反射信号增强，深层角膜基质呈轻微波浪状改变（B）；4 个月后病情仍加重，下方一半角膜可见大量血管翳长入（C），AS-OCT 检查示病灶区域角膜轻度增厚伴基质反射增强，角膜上皮信号基本完整连续（D）。

（四）角膜变性

1. 角膜老年环

【概述】角膜老年环（arcus senilis）是由于类脂质在角膜周边部基质形成的灰白色环形沉积。通常发生于老年人群，故称老年环。角膜老年环通常不影响视力，无须治疗。但发生角膜老年环的人群可能与高脂血症存在一定的关系[18]，因此可建议患者检查血脂。类脂质沉积最初发生在下方周边角膜的前、后弹力层附近，其次发生在上方周边角膜，最后合拢形成完整的环形病灶。

【病例展示】78 岁男性患者，因双眼干痒不适就诊。裂隙灯检查发现双眼角膜周边灰白色环形混浊，但周边有一圈透明角膜组织（图 2-3-13A）。

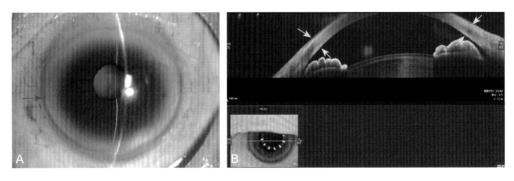

图 **2-3-13** 角膜老年环

双眼角膜周边灰白色环形混浊伴周边有一圈透明角膜组织（A，红色箭头），AS-OCT 检查发现周边角膜靠近前、后弹力层的角膜基质呈线性高反射（B，黄色箭头）。

OCT 图像及评论：周边角膜靠近前、后弹力层的角膜基质呈线性高反射（图 2-3-13B），与角膜老年环的病理检查报道的结果一致。AS-OCT 检查进一步证实角膜老年环并不是整个周边角膜基质的混浊。

2. Terrien 边缘性角膜变性

【概述】Terrien 边缘性角膜变性（Terrien marginal degeneration）是一种慢性进行性的非炎症性单侧或非对称双侧周边角膜变薄，并与角膜新生血管形成、混浊和脂质沉积有关。病因不明，男性患者多见[19]。

【病例展示】65 岁男性，因右眼反复发痒、流泪不适数年就诊，无明显视物模糊、疼痛、畏光等不适。裂隙灯检查发现右眼鼻上周边角膜变薄扩张，球结膜无明显充血（图 2-3-14A）。

OCT 图像及评论：病灶处角膜显著变薄并向前膨隆，最薄处厚约 150μm。变薄的角膜组织上皮层和 Bowman 膜基本完整，大部分角膜基质呈中高反射（图 2-3-14B），这与 Morren 溃疡的角膜上皮不完整且角膜基质呈中低反射不同。虽然该患者病灶处角膜菲薄，但由于 Terrien 边缘性角膜变性自发穿孔较为少见，故暂时观察，嘱患者密切随访。

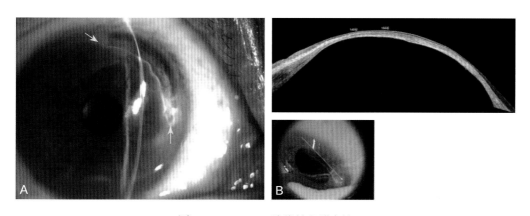

图 2-3-14　Terrien 边缘性角膜变性

右眼鼻上周边角膜变薄扩张，球结膜无明显充血（A），病灶处角膜显著变薄并向前膨隆，最薄处厚约 150μm；变薄的角膜组织上皮层和 Bowman 膜基本完整，大部分角膜基质呈中高反射（B）。

（五）角膜营养不良

【概述】角膜营养不良（corneal dystrophy）一般与系统性疾病无关，是由于基因异常导致的角膜组织结构或功能的进行性损害，根据病变累及角膜组织成分不同，可分为角膜上皮基底膜营养不良、角膜基质营养不良（如颗粒状角膜营养不良、格子状角膜营养不良等）和角膜内皮营养不良（如 Fuchs 角膜内皮营养不良）。大部分角膜上皮基底膜营养不良患者不存在遗传模式，角膜基质营养不良和角膜内皮营养不良多为常染色体显性遗传。

【病例展示】

（1）病例一：35 岁女性，自诉双眼视物模糊 1 个月余。该患者奶奶、父亲以及两个姑姑、表妹均有角膜营养不良病史。裂隙灯检查发现双眼角膜中央区及中周部大量粗大的灰白色格子状线条（图 2-3-15A、C）。故诊断为双眼格子样角膜营养不良。

AS-OCT 检查的意义：评估角膜的形态和病变的深度。

OCT 图像及评论：中央区及中周部角膜形态和厚度均匀一致，在浅层和中层角膜基质层中可见散在的点片状边界清晰的高反射信号（图 2-3-15B、D）。AS-OCT 检查可以明确病灶累及的深度。

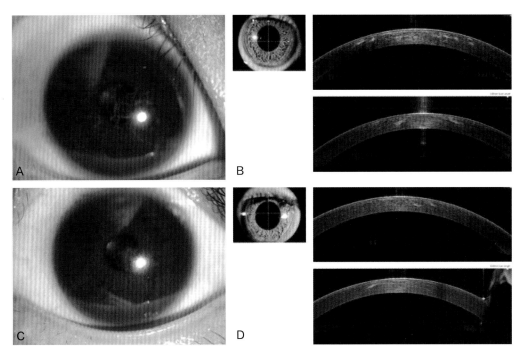

图 2-3-15　双眼格子样角膜营养不良

双眼角膜中央区及中周部大量粗大的灰白色格子状线条（A. 右眼；C. 左眼），AS-OCT 检查示中央区及中周部角膜在浅层和中层基质层可见散在的点片状边界清晰的高反射信号（B. 右眼；D. 左眼）。

（2）病例二：36 岁女性，右眼擦伤后就诊时常规检查发现双眼角膜白斑。否认家族性角膜疾病史。裂隙灯检查发现角膜中央区散在边界清晰、大小不一的灰白色斑片状混浊病灶（图 2-3-16A、C）。诊断为双眼颗粒状角膜营养不良。

OCT 图像及评论：中央区及中周部角膜形态和厚度均匀一致，中央区角膜上皮呈点状高反射，浅层基质多处线形致密的高反射灶，其后方角膜组织因信号遮挡呈低反射（图 2-3-16B、D），这与格子状角膜营养不良的 AS-OCT 图像特点明显不同，说明颗粒状角膜营养不良角膜基质内的沉积物更为致密。

（六）角膜肿瘤

【概述】角膜肿瘤是包含了良性和恶性的一大类病变[20]，由于病变位于眼表，患者常有自觉症状，较易被发现。因此，临床上最重要的任务在于鉴别疾病的良恶性，从而为患者制订正确的治疗方案。

【病例展示】

（1）病例一：62 岁男性，右眼肿物且逐渐长大 3 年余，无红、肿、痛，不伴明显视力下降。近一年肿物明显长大，伴异物感。裂隙灯检查发现右眼上方、下方和颞侧角膜表面新生物，布满血管（图 2-3-17A）。

OCT 图像及评论：角膜肿瘤组织呈相对均匀的中高反射信号，肿瘤组织与正常角膜组织之间的界限清晰，基底部 Bowman 膜完整且清晰可见，提示肿瘤局限于上皮组织内（图 2-3-17B）。该患者最终

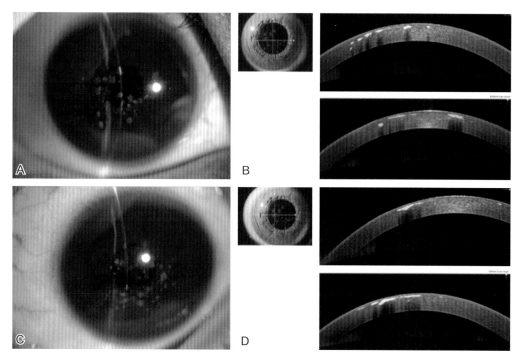

图 2-3-16 双眼颗粒状角膜营养不良

双眼角膜中央区散在边界清晰、大小不一的灰白色斑片状混浊病灶（A. 右眼；C. 左眼），AS-OCT 检查示中央区角膜上皮呈点状高反射，浅层基质多处线形致密的高反射灶，其后方角膜组织因信号遮挡呈低反射（B. 右眼；D. 左眼）。

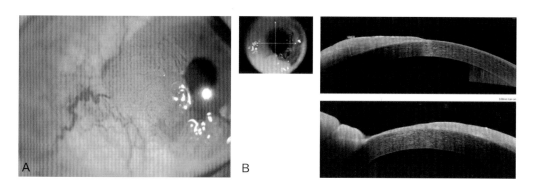

图 2-3-17 角膜鳞状上皮内肿瘤

右眼上方、下方和颞侧角膜表面新生物，布满血管（A）；AS-OCT 检查示角膜肿瘤组织呈相对均匀的中高反射信号，肿瘤组织与正常角膜组织之间的界限清晰，基底部 Bowman 膜完整且清晰可见（B）。

决定行手术切除治疗，术后病理检查确诊为鳞状上皮内原位癌。

（2）病例二：13 岁女性，自出生时即被发现左眼球表面肿物。裂隙灯检查发现左眼颞下角巩膜缘黄白色球形肿物，基底宽，表面血管增生不明显，可见毛发（图 2-3-18A）。

OCT 图像及评论：左眼颞下角巩膜缘肿物压迫并侵入角膜中层。肿物与角膜界面处的角膜未明显增厚，浅层角膜基质呈高反射；肿物表面光滑，浅层组织呈相对均匀的中高反射，后方因信号遮蔽呈低反射（图 2-3-18B）。患者左眼肿瘤行肿物切除联合板层角膜移植术，肿物病理检查确诊为角膜皮样瘤。术后一天的 AS-OCT 检查发现角膜基质床轻度凹陷，板层移植片与基质床贴合良好（图 2-3-18C、D）。

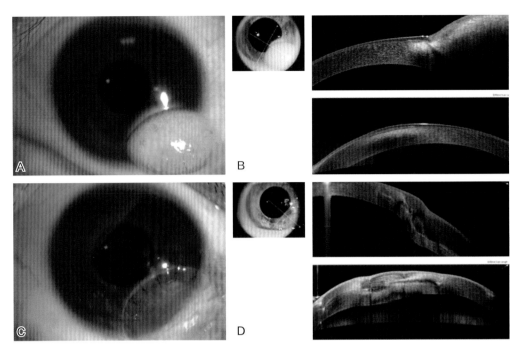

图 2-3-18 角膜皮样瘤

左眼颞下角巩膜缘黄白色球形肿物（A），AS-OCT 检查示肿物表面光滑，浅层组织呈相对均匀的中高反射，后方因信号遮蔽呈低反射（B）；左眼肿瘤行肿物切除联合板层角膜移植术（C），术后 1 天的 AS-OCT 检查发现角膜基质床轻度凹陷，板层移植片与基质床贴合良好（D）。

三、眼前节相干光断层扫描在结膜疾病中的应用

（一）翼状胬肉

【概述】翼状胬肉（pterygium）是临床上常见的疾病，常见于暴露于阳光下的户外工作人群[21]。翼状胬肉是一层肥厚的球结膜下的纤维血管组织，以眦部为基底呈三角形，其头端进行性侵入角膜，重者可覆盖大部分或整个角膜。虽然翼状胬肉目前最有效的治疗方法是手术切除，但无论何种手术方式，均无法完全避免术后复发[22]。

【病例展示】

（1）病例一：72 岁女性，主诉左眼视物模糊半年余。裂隙灯检查发现鼻侧纤维血管组织增生伴充血，头端超过瞳孔边缘（图 2-3-19A）。既往无眼部手术史，故诊断为左眼（初发性）翼状胬肉。

OCT 图像及评论：结膜上皮层下均匀高反射病灶，该病变浅表，且可见低反射空隙和明确的 Bowman 膜（图 2-3-19B），故排除了恶性肿瘤，并证实了它是翼状胬肉，可以较为容易剥除。

（2）病例二：55 岁男性，右眼原发性翼状胬肉术后 7 年，再发 2 年。裂隙灯检查发现鼻侧纤维血管组织增生伴充血，头端超过下方瞳孔缘，鼻下方睑球粘连（图 2-3-20A），故诊断为右眼复发性翼状胬肉、睑球粘连。

OCT 图像及评论：与初发的翼状胬肉组织相比，复发的纤维血管组织呈明显高反射，正常的结膜上皮信号不明显，且与角膜基质紧密接触，没有明显的空隙，说明若再次手术很难完全与角膜组织完整剥离（图 2-3-20B）。复发的纤维血管组织内部可见线性的低反射，可能为增生的粗大血管或间质组织。

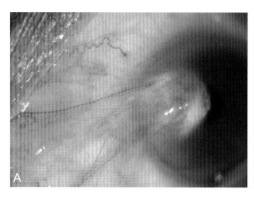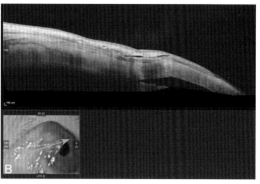

图 2-3-19　初发性翼状胬肉

左眼鼻侧纤维血管组织增生伴充血，头端遮盖一半瞳孔（A）；AS-OCT 检查示结膜上皮层下均匀高反射病灶，该病变浅表，且可见低反射空隙和明确的 Bowman 膜（B）。

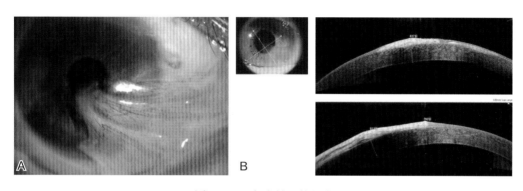

图 2-3-20　复发性翼状胬肉

右眼鼻侧纤维血管组织增生伴充血，头端超过下方瞳孔缘（A）；AS-OCT 检查示复发的纤维血管组织呈明显高反射，正常的结膜上皮信号不明显，且与角膜基质紧密接触，没有明显的空隙（B）。

（二）结膜囊肿

【概述】结膜囊肿有很多种类型，如先天性结膜囊肿、上皮植入性结膜囊肿、上皮内生性结膜囊肿、寄生虫性结膜囊肿等[23]。先天性结膜囊肿较为少见，上皮植入性结膜囊肿见于结膜裂伤或结膜术后，上皮细胞植入到结膜下增生并积液而形成。上皮内生性结膜囊肿是由于结膜受到长期慢性的刺激，结膜上皮细胞增生内陷增殖形成细胞团，中央部变性液化而形成囊腔。

【病例展示】36 岁男性，自诉左眼异物感、发现"肿物"1 年余，否认眼部外伤史。裂隙灯检查发现左眼下睑倒睫，下方角巩膜缘泡状结膜肿物（图 2-3-21A）。

OCT 图像及评论：囊肿壁较厚，呈相对均匀的高反射，少许裂隙状低反射。囊腔内无明显组织结构的信号（图 2-3-21B）。仔细检查本例患者囊肿，未发现囊腔内存在睫毛等异物，虽然有此类病例报道[24]。由于该患者存在下睑倒睫，可能是倒睫的长期慢性刺激导致了上皮内生性结膜囊肿。该患者接受了左眼下睑倒睫手术，并选择观察结膜囊肿，患者自觉症状好转，随访期内未接受手术治疗。

（三）结膜肿瘤

【概述】结膜肿瘤同角膜肿瘤一样，也包含了良性和恶性的一大类病变[20]，由于病变位于眼表，患

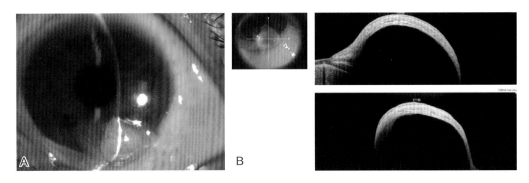

图 2-3-21　结膜囊肿

左眼下睑倒睫，下方角巩膜缘泡状结膜肿物（A）；AS-OCT 检查示囊肿壁较厚，呈相对均匀的高反射，囊腔内呈均匀的低反射，无明显组织结构的信号（B）。

者常有自觉症状，较易被发现。因此，临床上最重要的任务在于鉴别疾病的良恶性，从而为患者制订正确的治疗方案。

【病例展示】

（1）病例一：74 岁男性，发现左眼角结膜肿物 2 年，左眼异物感、流泪半年余。裂隙灯检查发现左眼内眦处球结膜面黄白色椭圆形肿物，表面血管增生不明显（图 2-3-22A）。

OCT 图像及评论：结膜肿物表面不光滑，无正常的结膜层反射信号，肿物浅层高低信号交替，后方信号遮挡。肿物未明显侵及角膜（图 2-3-22B）。患者行肿物切除术，术后标本行病理检查结果示高分化鳞癌。与上一例的良性肿瘤相比，恶性肿瘤的表面不够光滑，且组织的反射信号不够均匀。因此，AS-OCT 检查在一定程度上有助于判断肿物的良恶性。

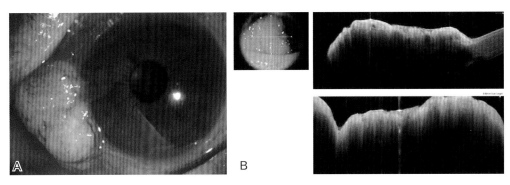

图 2-3-22　结膜鳞状细胞癌

左眼内眦处球结膜面黄白色椭圆形肿物，表面血管增生不明显（A）；AS-OCT 检查示结膜肿物表面不光滑，无正常的结膜层反射信号，肿物浅层高低信号交替，后方信号遮挡（B）。

（2）病例二：74 岁女性，发现左眼外眼角肿物多年，长大明显 2 年。裂隙灯检查发现含色素较多的散发扁平新生物累及颞侧角巩膜缘（图 2-3-23A）。

OCT 图像及评论：经过图 2-2-38A 中黄色扫描线的 AS-OCT 图像显示病灶呈均匀高反射，与巩膜边界相对清晰，病灶厚度约为 230μm，较正常结膜（绿色箭头指示的范围）稍增厚（图 2-3-23B）。术中发现结膜肿物与巩膜无粘连，说明 AS-OCT 显示的病灶与巩膜边界相对清晰提示病灶局限于结膜，术中容易彻底清除病灶，为术前评估提供参考。

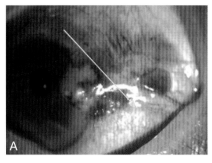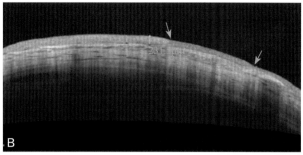

图 2-3-23　结膜色素痣

左眼含色素较多的散发扁平新生物累及颞侧角巩膜缘（A）；经过黄线的 AS-OCT 检查示病灶呈均匀高反射，与巩膜边界相对清晰，病灶厚度约为 231.5μm，较正常结膜（绿色箭头指示的范围）稍增厚（B）。

（3）病例三：72 岁男性，左眼结膜肿物多年。裂隙灯检查可见左眼鼻侧结膜隆起的深色肿物（图 2-3-24A）。

OCT 图像及评论：经过图 2-3-24A 中黄色扫描线的 AS-OCT 图像显示结膜上皮与肿物组织的边界相对清晰，肿物表面（结膜下）可见多个低反射囊腔（绿色箭头）（图 2-3-24B）。这些假性囊腔是结膜色素痣的特征性表现[25]。

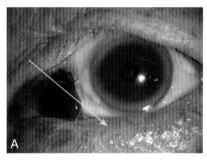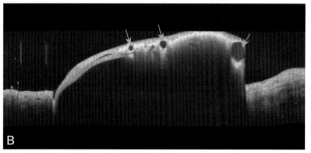

图 2-3-24　结膜色素痣

左眼鼻侧结膜隆起的深色肿物（A），经过黄线的 AS-OCT 检查示结膜上皮与肿物组织的边界相对清晰，肿物表面（结膜下）可见多个低反射囊腔（B，绿色箭头）。

（四）泡性角结膜炎

【概述】泡性角结膜炎（phlyctenular keratoconjunctivitis，PKC）隶属免疫性结膜炎，是一种由某些抗原（如结核菌素蛋白、金黄色葡萄球菌的细胞壁成分）引起的迟发型免疫反应性疾病，以局限性的结膜和/或角膜上皮下实性淡红色结节样病灶为特征，直径多在 1～3mm[26]。最近也有继发于新型冠状病毒感染后发生的泡性角结膜炎的病例报道[27]。若病灶仅局限于球结膜称为泡性结膜炎，当病灶位于角巩膜缘时则称为泡性角结膜炎。

【病例展示】46 岁女性，右眼发红伴异物感半个月。裂隙灯检查发现右眼颞侧球结膜可见一淡红色实性结节样病灶，累及角巩膜缘，病灶颞侧及下方多条粗大结膜血管（图 2-3-25A），诊断为右眼泡性角结膜炎。

OCT 图像及评论：经过图 2-3-25A 中黄色扫描线的 AS-OCT 图像显示在角巩膜缘的结膜下一反射

相对均匀的中低信号金字塔形病灶，最厚处达 523.1μm。需要特别注意的是，靠近病灶的浅层角膜基质呈现异常的相对均匀的中高反射信号（黄色箭头）（图 2-3-25B）。在兔眼的泡性角结膜炎模型，病理检查发现病灶由分布相对均匀的淋巴细胞和多形核细胞浸润而成[28]。在本病例中，无创性的 AS-OCT 检查扩展了我们对结节状病灶特点的认识。

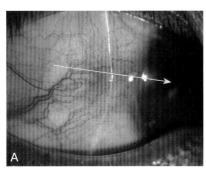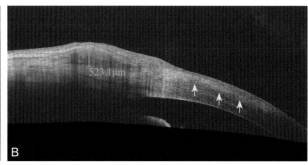

图 2-3-25　泡性角结膜炎

右眼颞侧角巩膜缘可见一淡红色实性结节样病灶（A），经过黄线的 AS-OCT 检查示在角巩膜缘的结膜下一反射相对均匀的中低信号金字塔形病灶，在靠近病灶的浅层角膜基质呈现异常的相对均匀的中高反射信号（B，黄色箭头）。

四、眼前节相干光断层扫描在眼表外伤中的应用

（一）角结膜化学伤

【概述】角结膜化学伤是指化学物品的溶液、粉尘或气体接触眼表所造成的化学性损伤。角结膜化学伤最紧急的处理措施是就地取材及时冲洗，最大限度降低眼表损伤，并为后续的治疗创造条件。

【病例展示】65 岁男性，碱性液体溅入左眼治疗半个月后，仍红痛不适。裂隙灯检查发现弥漫性角膜水肿伴中央区局部上皮缺损，球结膜充血明显（图 2-3-26A）。

OCT 图像及评论：角膜中央区上皮细胞缺失，相应区域角膜基质水肿、光反射信号增强，内皮细胞层欠光滑（图 2-3-26B）。说明角膜仍处于较为严重的炎症反应阶段，在有效抗感染的前提下需要加强抗炎治疗。

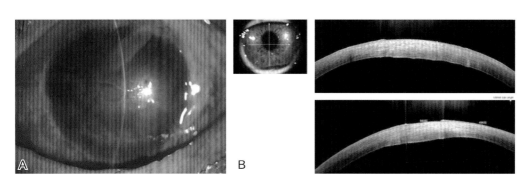

图 2-3-26　眼表碱性化学伤

左眼弥漫性角膜水肿伴中央区局部上皮缺损（A），AS-OCT 检查示角膜中央区上皮细胞缺失，相应区域角膜基质水肿、光反射信号增强，内皮细胞层欠光滑（B）。

（二）角膜上皮擦伤

【病例展示】7 岁男性，左眼不适 20 余天。裂隙灯荧光素检查发现弥漫性角膜上皮点状着染（图 2-3-27A）。

OCT 图像及评论：角膜上皮层均匀高反射，且高于正常角膜上皮的信号反射强度。角膜基质层信号均匀一致，无明显异常（图 2-3-27B）。

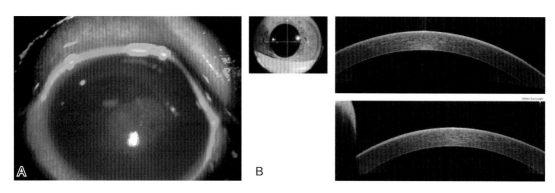

图 2-3-27 倒睫所致的角膜上皮擦伤
左眼弥漫性角膜上皮点状着染（A），AS-OCT 检查示角膜上皮层均匀高反射（B）。

（三）持续性角膜上皮水肿

【病例展示】53 岁男性，左眼外伤术后持续红痛不适。2021 年 7 月 7 日因左眼球破裂伤行急诊手术修补，8 个月后行玻璃体切割及白内障手术，联合人工晶状体植入，后继发青光眼。裂隙灯检查发现左眼角膜中央区椭圆形灰白色水肿病灶（图 2-3-28A）。

OCT 图像及评论：病变区域角膜上皮显著增厚，相应区域浅层角膜基质组织反光信号均匀增强，在水肿的上皮细胞层和浅层角膜基质之间存在一均匀的线状低反射间隙（图 2-3-28B），说明角膜上皮层与角膜基质贴合不良。

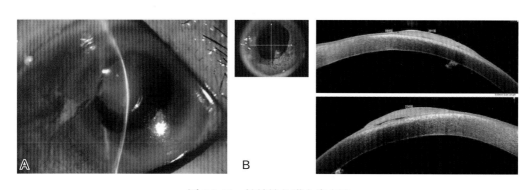

图 2-3-28 持续性角膜上皮水肿
左眼角膜中央区椭圆形灰白色水肿病灶（A），AS-OCT 检查示病变区域角膜上皮显著增厚，相应区域浅层角膜基质组织反光信号均匀增强（B）。

（四）角膜瓣脱离

【概述】见于需要制作角膜瓣的近视手术患者，如准分子激光角膜磨镶术（laser-assisted in situ

keratomileusis，LASIK）。角膜瓣发生脱离的原因主要是各种外伤，如异物刮伤、擦伤等。

【病例展示】

病例概况：25 岁男性，左眼不慎被手指抓伤后疼痛、流泪、畏光、异物感 2 天。5 年前因近视行双眼 LASIK 手术史。裂隙灯检查发现角膜瓣整体掀起，覆盖于鼻侧（图 2-3-29A）。

OCT 图像及评论：中央区浅层角膜组织缺如，鼻侧可见双层高反射线，表面一层高反射线即为翻转角膜瓣的上皮细胞层（图 2-3-29B）。治疗上清洗眼表后将角膜瓣复位，并佩戴绷带镜。治疗一天后的 AS-OCT 检查示角膜瓣已复位贴合，表层可见绷带镜的高反射线，与角膜瓣上皮细胞层的高反射线之间存在均匀的低反射区域，即为泪膜层（图 2-3-29C）。3 个月后角膜中央区白色点片状瘢痕形成（图 2-3-29D），AS-OCT 显示浅层角膜组织呈多层高低反射交替的信号（图 2-3-29E），说明角膜瓣与角膜基质床之间形成瘢痕愈合。

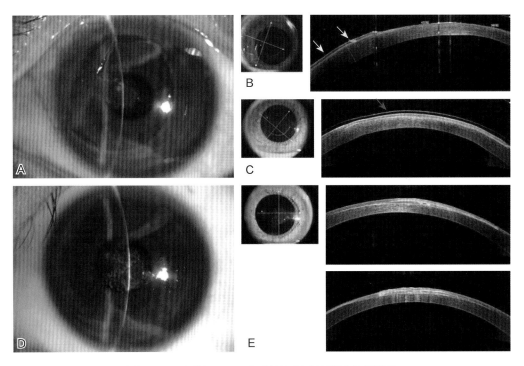

图 2-3-29　左眼 LASIK 术后外伤导致角膜瓣掀起脱离

左眼角膜瓣整体掀起，覆盖于鼻侧（A）；AS-OCT 检查示中央区浅层角膜组织缺如，鼻侧可见因角膜瓣翻折导致的双层高反射线（B，黄色箭头）；角膜瓣复位并佩戴绷带镜后最表层的高反射线即为绷带镜（C，红色箭头）；3 个月后，角膜中央区白色点片状瘢痕形成（D），AS-OCT 检查示浅层角膜组织呈多层高低反射交替的信号（E）。

（五）角膜异物

【概述】角膜异物多有明确的异物溅入眼的病史，患者往往能告知具体的受伤时间。角膜异物通常会出现明显的眼部刺激症状，如刺痛、畏光、流泪等。患者若及时就诊取出异物，通常不会影响视力预后。

【病例展示】59 岁男性，工作敲击时左眼溅入异物 1 天，现红痛不适，畏光流泪。裂隙灯检查发现左眼鼻侧角巩膜缘处浅色异物，且异物全部没入角膜组织（图 2-3-30A）。

OCT 图像及评论：AS-OCT 检查示鼻侧角膜缘中层基质处可见一线状高反射信号，后方信号遮挡明显，提示金属异物，且未穿通角膜（图 2-3-30B）。故在门诊治疗室行角膜异物取出术，不需要缝合。

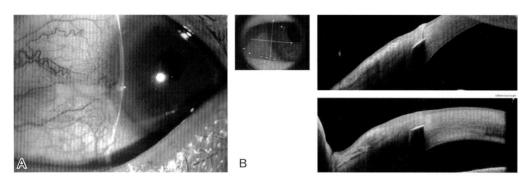

图 2-3-30 深层角膜异物

左眼鼻侧角巩膜缘处可见一枚浅色异物（A），AS-OCT 示鼻侧角膜缘中层基质处可见一线状高反射信号，后方信号遮挡明显，提示金属异物，且未穿通角膜（B）。

（六）角膜血染

【概述】角膜血染（corneal blood staining）一般是长期前房积血所致的并发症，常见于眼外伤的患者。在角膜内皮细胞受损、房水循环停滞以及持续性高眼压这三种因素的相互作用下，房水中的含铁血黄素经损伤的角膜内皮处进入并沉积在角膜基质层，使得角膜呈现铁锈色或者黄褐色。

【病例展示】35 岁男性，右眼球异物穿通伤术后持续性前房积血伴高眼压半年。既往再生障碍性贫血病史，血小板计数一直低于 $20 \times 10^9/L$。裂隙灯检查发现中央区及中周部大部分角膜呈铁锈色混浊，眼内不能窥入（图 2-3-31A）。

OCT 图像及评论：AS-OCT 检查示角膜上皮层及 Bowman 膜完整，中央区角膜基质全层呈梯形的均匀高反射，中周部角膜基质弥漫散在的高反射点，即为弥漫分布在角膜基质的血液成分。周边前房内可见黏附于角膜内皮细胞的高反射物质（图 2-3-31B）。

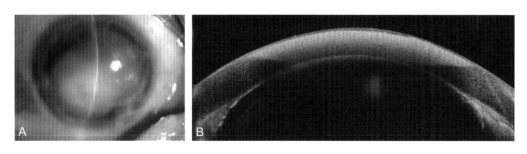

图 2-3-31 角膜血染

左眼中央区及中周部大部分角膜呈铁锈色混浊，眼内不能窥入（A）；AS-OCT 示角膜上皮层及 Bowman 膜完整，中央区角膜基质全层呈梯形的均匀高反射，中周部角膜基质弥漫散在的高反射点（B）。

（七）眼球顿挫伤

【概述】眼球顿挫伤是指眼球遭受钝力（如被大的异物击中、拳头打伤、车祸时撞击等）引起的损伤。机械性的钝力在密闭的眼球内和眼球壁传导，还会引发间接的眼部结构损害，如房角后退、晶状体脱位等。

【病例展示】51 岁男性，左眼被异物砸伤后疼痛、视物不见 2 小时。裂隙灯检查示角膜雾状水肿，内皮皱褶，瞳孔散大，球结膜充血（图 2-3-32A）。

OCT 图像及评论：AS-OCT 检查示角膜弥漫性增厚，角膜基质呈中低反射，内皮层呈波浪状。前房内可见多条树枝状高反射线及散在的高反射点，为前房内的渗出物（图 2-3-32B）。

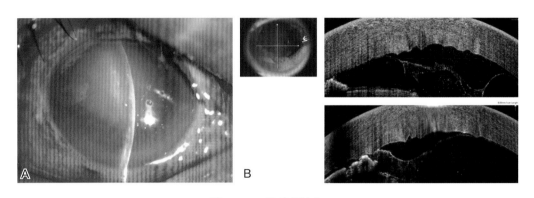

图 2-3-32　眼球顿挫伤

左眼结膜重度充血，角膜雾状水肿，瞳孔散大（A）；AS-OCT 示角膜弥漫性增厚，角膜基质呈中低反射，内皮层呈波浪状，前房内可见多条树枝状高反射线及散在的高反射点（B）。

五、眼前节相干光断层扫描在眼部手术及药物相关并发症中的应用

【概述】眼部手术、眼部使用的药物或者眼部术后使用的药物均可能对眼表的组织和稳态造成一定的损伤，从而引起相关的眼表并发症[29]。如角膜屈光手术直接作用于眼表组织，术后可能引起干眼、角膜上皮植入等并发症。长期滴用抗生素、糖皮质激素或降眼压药物可能损害泪膜的稳定性，从而引起眼表组织的损伤[30]。

【病例展示】

1. 病例一　42 岁女性，左眼 LASIK 术后 10 年、左眼角膜擦伤后视力下降 1 个月。裂隙灯检查发现左眼瞳孔下方角膜大片点片状白色病灶（图 2-3-33A）。结合病史诊断为左眼角膜上皮植入。

OCT 图像及评论：在角膜瓣和角膜基质床接触的位置可见密度不均的高反射信号，提示进入角膜

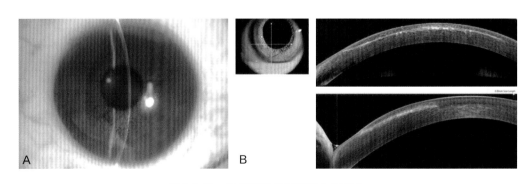

图 2-3-33　近视激光术后角膜上皮植入

左眼瞳孔下方角膜大片点片状白色病灶（A），AS-OCT 发现在角膜瓣和角膜基质床接触的位置可见密度不均的高反射信号，即为进入角膜瓣下且发生增殖的角膜上皮细胞团（B）。

瓣下且发生增殖的角膜上皮细胞团，但未明显累及中层及深层角膜基质（图 2-3-33B）。

2. **病例二** 30 岁男性，双眼行 LASIK 术后 7 年，右眼视物模糊渐进性加重 1 年。裂隙灯侧照法检查发现角膜中央区锥样凸起（图 2-3-34A，黄色箭头）。

OCT 图像及评论：中央区角膜薄（最薄处 402μm）伴后表面向前凸起（图 2-3-34B）。进一步角膜地形图检查发现角膜厚度和角膜曲率中央区均爆红。AS-OCT 可以从横断面成像展现角膜病变的形态和特点。该病例确诊为右眼 LASIK 术后继发的圆锥角膜。由于该患者视力差，最终进行了穿透性角膜移植术治疗。

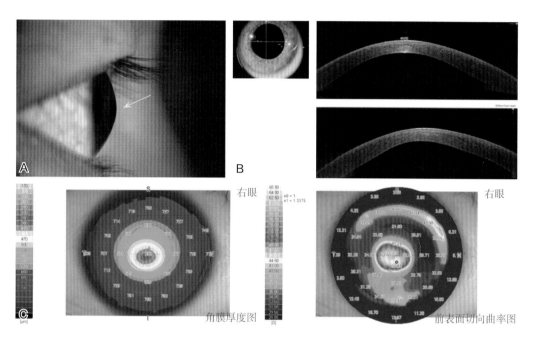

图 2-3-34　LASIK 术后继发圆锥角膜
裂隙灯检查（A）、AS-OCT（B）及角膜地形图（C）均支持圆锥角膜的诊断。

3. **病例三** 51 岁男性，左眼玻璃体切除术后长期滴用抗炎类药物。裂隙灯检查发现角膜弥漫性点状上皮粗糙（图 2-3-35A），故诊断为左眼药物性角膜上皮病变。

OCT 图像及评论：角膜上皮层不规则点状高反射，Bowman 膜均匀完整（图 2-3-35B）。治疗上嘱停用所有现用的眼部药物，只用不含防腐剂的玻璃酸钠滴眼液。

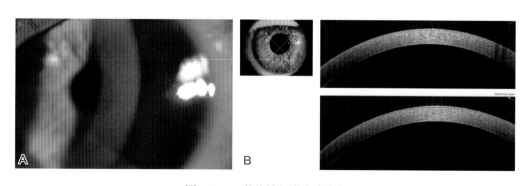

图 2-3-35　药物性角膜上皮病变
左眼角膜弥漫性点状上皮粗糙（A），AS-OCT 图像显示角膜上皮层不规则点状高反射，但 Bowman 膜均匀完整（B）。

4. 病例四 63 岁男性，左眼初发性胬肉术后 9 个月，出现红痛不适 1 个月余。患眼睫毛镜检发现合并螨虫感染。裂隙灯检查发现左眼鼻侧复发性胬肉组织伴睑球粘连，充血明显，鼻下方瞳孔缘可见一椭圆形角膜溃疡灶（图 2-3-36A）。

OCT 图像及评论：溃疡处表层组织缺损，残余的角膜组织显著变薄，最薄处为 146μm（图 2-3-36B）。去螨治疗的同时行左眼复发翼状胬肉切除术＋羊膜移植术。但该溃疡灶最终仍发生穿孔。翼状胬肉术后继发角膜溃疡穿孔是胬肉术后严重的并发症，其发生与多种因素有关，如术者技术不够娴熟、术中使用抗代谢类药物、术后激素药物的不合理应用、患者本身角膜缘干细胞缺乏甚至已经合并睑缘病变等。术者应在术前充分评估眼部情况、术中规范操作、术后合理用药，尽量避免翼状胬肉术后继发角膜溃疡的风险[31]。

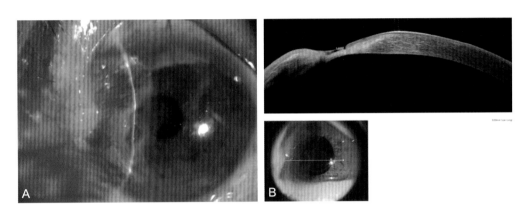

图 2-3-36　翼状胬肉术后复发伴角膜融解

左眼鼻侧复发性胬肉组织伴睑球粘连，鼻下方瞳孔缘可见一椭圆形角膜溃疡灶（A）；AS-OCT 检查示溃疡处表层组织缺损，残余的角膜组织显著变薄，最薄处仅为 146μm（B）。

5. 病例五 75 岁男性，左眼白内障术后 1 个月异物感。裂隙灯检查示左眼角膜上皮粗糙，局部泡状改变（图 2-3-37A）。

OCT 图像及评论：角膜上皮局部增厚呈高反射，Bowman 膜完整。角膜主切口的内口仍可见哆开（图 2-3-37B）。

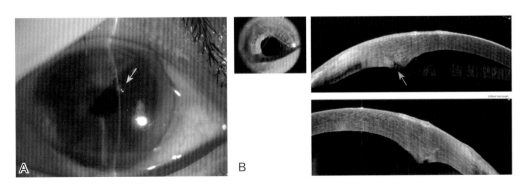

图 2-3-37　白内障术后角膜上皮病变

左眼角膜上皮粗糙，局部泡状改变（A，黄色箭头），AS-OCT 检查示角膜上皮局部增厚呈高反射，但 Bowman 膜完整，角膜主切口的内口仍可见哆开（B，绿色箭头）。

六、眼前节相干光断层扫描在其他角结膜病例中的应用

（一）角膜白斑

病例概况：55 岁女性，左眼自幼"角膜炎"后形成白色斑翳，此后视力一直不佳。裂隙灯检查示中央光学区角膜致密的灰白色混浊，瞳孔不可见（图 2-3-38A）。

OCT 图像及评论：AS-OCT 检查发现中央区角膜变薄，浅层和中层角膜基质呈高反射，深层角膜基质反射基本正常，局部因浅层病变信号遮挡呈低反射（图 2-3-38B）。根据以上特点，为该患者制订的治疗措施为深板层角膜移植术。

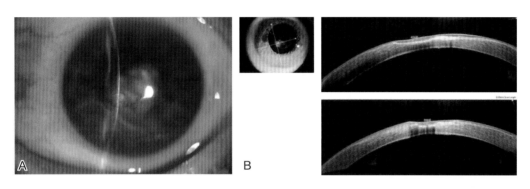

图 2-3-38　角膜白斑

左眼角膜中央区白色斑翳，瞳孔不可见（A），AS-OCT 检查发现中央区角膜变薄，浅层和中层角膜基质呈高反射，深层角膜基质反射基本正常（B）。

（二）穿透性小梁切除术后滤过泡

病例概况：69 岁女性，急性闭角型青光眼患者，右眼行小梁切除术后 3 年。裂隙灯检查发现上方结膜滤过泡透明、隆起（图 2-3-39A）。

OCT 图像及评论：AS-OCT 扫描图像显示高度隆起的滤过泡，具有多层外观和较低的内部反射信号，未发现明显的穿孔（图 2-3-39B）。使用 AS-OCT 可以很方便地评估滤过泡的内部结构，有利于制订下一步的处理方案，如本例患者可密切随访观察。

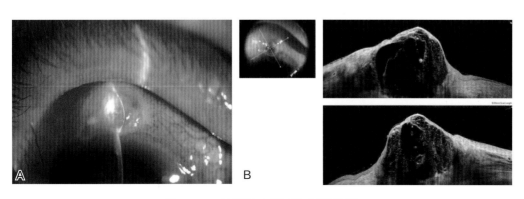

图 2-3-39　穿透性小梁切除术后滤过泡

右眼上方结膜滤过泡透明、隆起（A）；AS-OCT 扫描图像显示高度隆起的滤过泡，具有多层外观和较低的内部反射信号，未发现明显穿孔（B）。

（三）角膜后沉着物

病例概况：67岁女性，突发左眼胀痛不适1天。非接触式眼压检查发现左眼眼压43mmHg，右眼眼压19.3mmHg。裂隙灯检查发现左眼角膜透明，椭圆形或不规则形羊脂状角膜后沉着物（keratic precipitates，KP）三枚（图2-3-40A）。拟诊为左眼青光眼睫状体炎综合征（Posner-Schlossman's syndrome，PSS）。

OCT图像及评论：AS-OCT扫描图像显示角膜形态正常，无明显增厚，中央区基质呈散在中高反射。3处KP黏附于角膜内皮面，均呈高反射，KP边缘呈绒毛状（图2-3-40B）。按PSS抗炎及降眼压治疗，次日复诊眼压已降至正常范围。1个月后复诊，KP已完全消失。

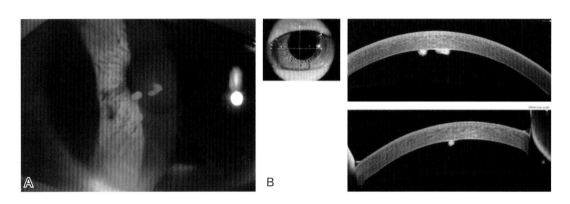

图 2-3-40　角膜后沉着物

左眼角膜中央偏鼻侧可见边界清晰的三枚形态不规则的羊脂状KP（A），AS-OCT检查发现KP内部呈均匀的高反射，边缘呈绒毛状（B）。

（四）粘连性角膜白斑

病例概况：69岁女性，既往左眼角膜溃疡穿孔病史。裂隙灯检查发现球结膜无明显充血，角膜病灶瘢痕愈合且形成粘连性角膜白斑（图2-3-41A）。

OCT图像及评论：经过病灶处的扫描线成像病灶处角膜上皮完整，角膜基质变薄呈异常高反射；虹膜组织与病灶处形成前粘连（图2-3-41B）。AS-OCT检查显示先前角膜穿孔的区域已经有足够的角膜瘢痕，角膜在虹膜黏附处完全愈合。

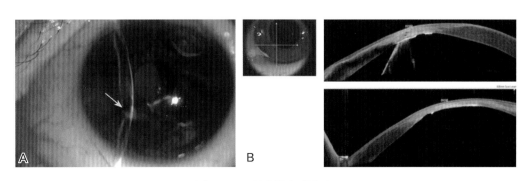

图 2-3-41　粘连性角膜白斑

左眼瞳孔鼻下边缘粘连性角膜白斑（A），AS-OCT检查发现病灶处角膜上皮完整，角膜基质变薄呈异常高反射，虹膜组织与病灶处形成前粘连（B）。

（五）引流阀植入术后

病例概况：54 岁女性，半年前右眼因新生血管性青光眼植入引流阀。裂隙灯检查见右眼上方浅层巩膜下引流阀的引流管。

OCT 图像及评论：经过与引流管相对垂直的 AS-OCT 扫描线能够清晰地显示引流管植入的深度以及引流管的管壁和管腔，管壁呈中低反射，管腔呈低反射，管腔直径约为 325μm（图 2-3-42）。

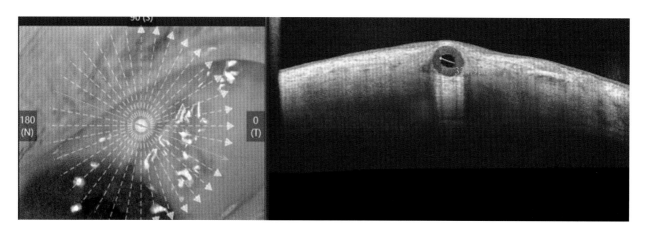

图 2-3-42　新生血管性青光眼引流阀植入术后
AS-OCT 清晰地显示了引流管植入的深度以及引流管的管壁和管腔。

【要点总结】AS-OCT 能够快速、无创地评估角结膜病变，对于角结膜病变的范围、程度和深度，以及眼表肿物的性质均能很好地显示。临床上可以充分利用 AS-OCT 的优势为眼表疾病的分析、诊断和治疗提供独特的信息。

（张正威）

参考文献

1. HUANG D, SWANSON EA, LIN CP, et al. Optical coherence tomography. Science, 1991, 254(5035): 1178-1181.

2. IZATT JA, HEE MR, SWANSON EA, et al. Micrometer-scale resolution imaging of the anterior eye in vivo with optical coherence tomography. Arch Ophthalmol, 1994, 112(12): 1584-1589.

3. ANG M, BASKARAN M, WERKMEISTER RM, et al. Anterior segment optical coherence tomography. Prog Retin Eye Res, 2018, 66: 132-156.

4. PUJARI A, AGARWAL D, SHARMA N. Clinical role of swept source optical coherence tomography in anterior segment diseases: A review. Semin Ophthalmol, 2021, 36(8): 684-691.

5. 梁庆丰, 潘志强. 前节 OCT 在角膜疾病诊断中的应用. 国际眼科纵览, 2013, 37: 217-222.

6. 田潇, 李冰. 前节 OCT 在干眼诊断应用中的研究进展. 国际眼科纵览, 2016, 40（5）: 342.

7. POON SHL, WONG WHL, LO ACY, et al. A systematic review on advances in diagnostics for herpes simplex keratitis. Surv Ophthalmol, 2021, 66(3): 514-530.

8. TUFT S, SOMERVILLE TF, LI JO, et al. Bacterial keratitis: Identifying the areas of clinical uncertainty. Prog Retin Eye Res, 2022, 89: 101031.

9. SHARMA N, BAGGA B, SINGHAL D, et al. Fungal keratitis: A review of clinical presentations, treatment strategies and outcomes. Ocul Surf, 2021, 24: 22-30.

10. ALHASSAN MB, RABIU M AND AGBABIAKA IO. Interventions for Mooren's ulcer. Cochrane Database Syst Rev, 2014(1): CD006131.

11. WEISS M, MOLINA R, OFOEGBUNA C, et al. A review of filamentary keratitis. Surv Ophthalmol, 2022, 67(1): 52-59.

12. LIN SR, ALDAVE AJ AND CHODOSH J. Recurrent corneal erosion syndrome. Br J Ophthalmol, 2019, 103(9): 1204-1208.

13. DIEZ-FEIJOO E, DURAN JA. Optical coherence tomography findings in recurrent corneal erosion syndrome. Cornea, 2015, 34(3): 290-295.

14. HART CT, CLEARY G, CHAN E. Long-term outcomes of phototherapeutic keratectomy for bullous keratopathy. Cornea, 2022, 41(2): 155-158.

15. 孙旭光. 睑缘炎与睑板腺功能障碍. 北京：人民卫生出版社，2015.

16. ROUSTA ST. Pediatric blepharokeratoconjunctivitis: Is there a 'right' treatment? Curr Opin Ophthalmol, 2017, 28(5): 449-453.

17. YIN Y, GONG L. The evaluation of meibomian gland function, morphology and related medical history in Asian adult blepharokeratoconjunctivitis patients. Acta Ophthalmol, 2017, 95(6): 634-638.

18. CHUA BE, MITCHELL P, WANG JJ, et al. Corneal arcus and hyperlipidemia: Findings from an older population. American Journal of Ophthalmology, 2004, 137(2): 363-365.

19. DING Y, MURRI MS, BIRDSONG OC, et al. Terrien marginal degeneration. Surv Ophthalmol, 2019, 64(2): 162-174.

20. SHIELDS CL, SHIELDS JA. Tumors of the conjunctiva and cornea. Surv Ophthalmol, 2004, 49(1): 3-24.

21. VAN ACKER SI, VAN DEN BOGERD B, HAAGDORENS M, et al. Pterygium-the good, the bad, and the ugly. Cells, 2021, 10(7): 1567.

22. KAUFMAN SC, JACOBS DS, LEE WB, et al. Options and adjuvants in surgery for pterygium: A report by the American Academy of Ophthalmology. Ophthalmology, 2013, 120(1): 201-208.

23. 刘家琦，李凤鸣. 实用眼科学. 3版. 北京：人民卫生出版社，2010.

24. 仝春梅，王超英. 睫毛刺入致结膜囊肿一例. 中华实验眼科杂志，2013，31（7）：635-635.

25. FOLBERG R, JAKOBIEC FA, BERNARDINO VB, et al. Benign conjunctival melanocytic lesions. Clinicopathologic features. Ophthalmology, 1989, 96(4): 436-461.

26. JUBERIAS JR, CALONGE M, MONTERO J, et al. Phlyctenular keratoconjunctivitis a potentially blinding disorder. Ocul Immunol Inflamm, 1996, 4(2): 119-123.

27. ELEIWA TK, ELMAGHRABI A, HELAL HG, et al. Phlyctenular keratoconjunctivitis in a patient with COVID-19 infection. Cornea, 2021, 40(11): 1502-1504.

28. MONDINO BJ, CRUZ TA, KOWALSKI RP. Immune responses in rabbits with phlyctenules and catarrhal infiltrates. Arch Ophthalmol, 1983, 101(8): 1275-1277.

29. 张艳，杨光. 眼科临床局部用药的眼表毒性. 中国中医眼科杂志，2015（2）：140-142.

30. PFLUGFELDER SC, STERN ME. Biological functions of tear film. Exp Eye Res, 2020, 197: 108115.

31. 董春晓，刘梦妮，王敬亭，等. 翼状胬肉切除术后角膜溃疡46例临床分析. 中华眼视光学与视觉科学杂志，2021，23（8）：589-596.

第四节
眼前节相干光断层扫描与角膜移植手术

【要点提示】眼前节相干光断层扫描（AS-OCT）提供无创、高分辨率的眼表和眼前节的成像。多年来，在眼表疾病的临床和研究领域，它已成为监测眼前节病变和评估治疗效果的重要工具。在这部分内容中，总结了 AS-OCT 在角膜移植手术后眼表、角膜的成像特点。

AS-OCT 因其无创的活体成像、清晰的横截面可视化和精确的深度成像，在角膜和前房结构的显微测量方面具有重要作用，可以精细观察植片与植床的对合关系、植片的厚度变化以及前房内结构等变化，它还能够显示由于角膜植片混浊而在裂隙灯检查中不可见的前节结构，在角膜移植术后监测和随访中有重要的临床价值。以下将按照角膜移植手术方式分类，对 AS-OCT 在各类角膜移植手术方面的具体作用进行详细阐述。

一、穿透性角膜移植术

穿透性角膜移植术（penetrating keratoplasty，PKP）是治疗角膜病致盲患者最常用的手术方式。OCT 可以识别宿主 - 移植物界面的不同状态，例如：直观观察植片和植床的对合及切口愈合的情况，准确测量植片或植床厚度，无创监测及随访前房结构改变等。

（一）切口对合情况分析

PKP 术后在 AS-OCT 中可表现为角膜植片与植床的交界处呈角膜全层的中反光或高反光界面（图 2-4-1）。PKP 术后角膜交界处对合不齐时，可能出现交界处植片植床过渡区不平滑，交界面角膜变薄或增厚等情况（图 2-4-2）。由于缝线的牵拉和上皮的快速移行，交界处前表面多表现为光滑界面，而后表面可出现向前房突出的界面连续性中断表现。

植片植床界面的对合不良会影响角膜移植术后患者视觉质量。缝线张力过大或不均匀、宿主 - 移植物错位、缝线进针深度及张力等因素都可以影响植片植床界面的愈合情况，进而引起术后角膜散光等改变，严重影响术后视觉效果和患者生活质量。通过 AS-OCT，手术医师可以清晰地观察植片植床界面的愈合情况，对缝线的松紧、进针深度及植片植床的愈合做出及时的干预，减轻术后角膜散光造成的视觉影响[1]。

除此之外，原发病的角膜厚度或者水肿混浊程度也会影响术后植片植床界面的对合情况，如圆锥角膜患者剩余的角膜植床厚度较薄，有较高的宿主 - 移植物错位率，PKP 术后容易发生交界处角膜变薄[2-3]。某些原发病如化学伤、大泡性角膜病变、移植物排斥和真菌感染等本身可以引起全角膜不均匀水肿增厚、基质瘢痕化增厚，尽管 PKP 替换了角膜光学区的植片，但是残余的角膜厚度与植片之间可能存在显著差异，造成交界面的对合不齐（图 2-4-3、图 2-4-4）。

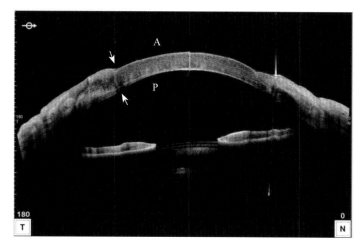

图 2-4-1 穿透性角膜移植术（PKP）后植片与植床对合良好
植片植床交界处（箭头）可见中高反光界面，植片植床对合良好，
角膜前表面（A）及后表面（P）光滑，上皮完整。

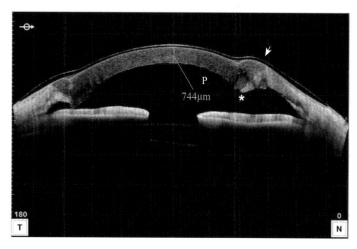

图 2-4-2 PKP 术后植片与植床对合欠佳
植片植床对合处（箭头）稍有错位，角膜后表面（P）交界处连续
性中断，略向前房内突出（星号），角膜上皮完整，绷带镜在位。

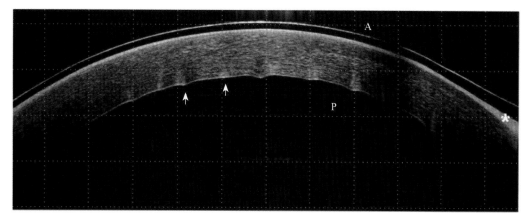

图 2-4-3 PKP 术后角膜后弹力层褶皱
蚕食性角膜溃疡患者 PKP 及羊膜移植术后，角膜前表面（A）高反光羊膜覆盖（星号），绷带镜在
位，角膜后表面（P）不光滑，后弹力层局部褶皱伴高反光（箭头）。

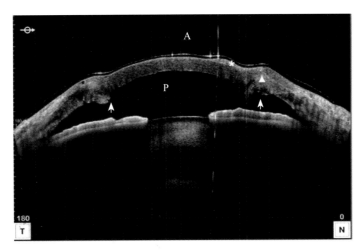

图 2-4-4　PKP 术后交界面对合不良

化学伤患者PKP及角膜缘干细胞移植术后：中央角膜植片水肿，
交界面前表面（A）不光滑，可见薄层高反光羊膜堆积（星号），
后表面（P）光滑，植片植床界面对合不良，交界处向前房内突出
（箭头）；角巩膜缘处可见角膜缘干细胞植片（三角形）紧密贴合。

（二）前房结构的观察与分析

　　PKP 术后继发性青光眼是一种常见的并发症。AS-OCT 通过清晰观察前房和前房角的解剖结构，有
助于分析 PKP 术后眼压升高的病理生理机制并指导后续治疗。由于植片植床交界面对合不齐，尤其是
后表面向前房突出时更容易与向前移位的虹膜发生粘连，早期虹膜与角膜粘连可能不是全周前粘连（图
2-4-5）。AS-OCT 可以更早期地发现虹膜与角膜小锥样突起的点状后粘连，在由点到面的过渡发展期间
发现可以提早进行干预和治疗，避免发生房角的广泛粘连而继发青光眼[4]。随着飞秒激光辅助角膜移植
术的流行，一些特殊的 PKP 切口设置在传统的裂隙灯检查中无法分辨和评估，AS-OCT 可以对大礼帽、
锯齿形和蘑菇形等异形 PKP 切口进行评估和随访[5-6]。

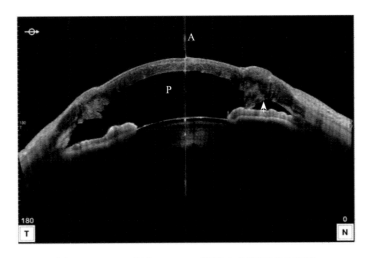

图 2-4-5　PKP 术后 AS-OCT 图像中交界面对合不良

真菌性角膜溃疡患者前房冲洗及 PKP 术后：中央角膜植片轻度水
肿，植片植床界面对合不良，交界面前、后表面不平滑，交界处向
前房内凸起，鼻侧可见凸起处与瞳孔缘虹膜粘连（箭头）。

二、板层角膜移植术

板层角膜移植术（lamellar keratoplasty，LKP）是临床上常见的角膜移植手术之一。深板层角膜移植术（deep anterior lamellar keratoplasty，DALK）是对角膜基质进行进一步深达后弹力层的剖切，选择性置换病变角膜基质的同时，尽量保留后弹力层和内皮细胞的手术方式。由于角膜白斑或角膜溃疡等原发病的遮挡，术前很难在裂隙灯下直接确定病灶深度，术中也很少能在显微镜下确认剖切平面及其与后弹力层的关系；由于手术操作要求高、难度大，术中剖切完全靠术者的经验和判断，对患者的视力预后影响很大。因此，借助 AS-OCT 在术前对病灶进行定位分析，在术后对剖切层面及植片进行随访非常必要。

（一）评估剖切深度

AS-OCT 可作为评价 DALK 植床剖切深度的一种手段。剖切深度达到后弹力层的 DALK 术后的 AS-OCT 图像可与 PKP 图像类似，在 AS-OCT 中几乎看不到植片与植床界面的高反光条带（图 2-4-6）。如果剖切深度未达后弹力层、剖切界面基质残留或者剖切界面不均匀的情况下，可以在 AS-OCT 上观察到植片与植床间的高反光条带以及植片植床间贴合不佳的空隙（图 2-4-7、图 2-4-8）。

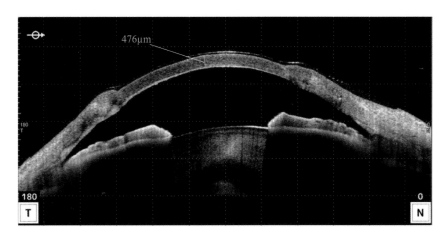

图 2-4-6　剖切达后弹力层的 DALK 术后 AS-OCT 图像
剖切深度达后弹力层，植片植床界面未见高反光条带，与 PKP 术后 AS-OCT 图像难以区分。

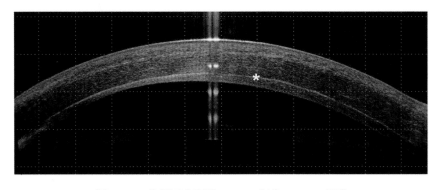

图 2-4-7　伴基质残留的 DALK 术后 AS-OCT 图像
剖切深度未达后弹力层，植片植床间见稍高反光界面（星号）。

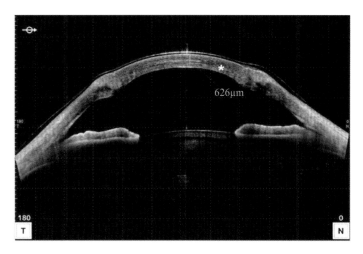

图 2-4-8　伴基质残留的 DALK 术后 AS-OCT 图像

圆锥角膜患者 DALK 术后，植片与植床间存在稍高反光界面（星号），植片植床交界面对合欠佳。

（二）术前辅助判断手术类型及植片形状

除常规板层角膜移植之外，部分板层角膜移植还可用于边缘性角膜病变的治疗，如蚕食性角膜溃疡、边缘性角膜变性、角结膜皮样瘤等疾病，手术医师可以使用 AS-OCT 在术前对病灶的部位及状态进行评估，从而根据角膜病灶的特点、部位及累及范围，灵活制作形态不规则的植床与植片，尽可能切除病灶、减少组织损失（图 2-4-9 ~图 2-4-12）。

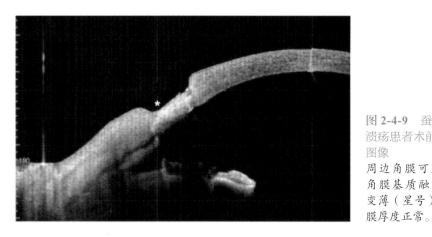

图 2-4-9　蚕食性角膜溃疡患者术前 AS-OCT 图像

周边角膜可见明显的角膜基质融解，厚度变薄（星号），中央角膜厚度正常。

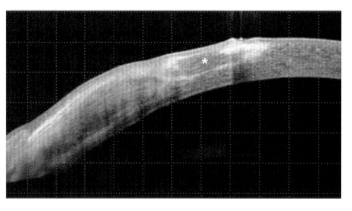

图 2-4-10　蚕食性角膜溃疡患者行部分板层角膜移植术后的 AS-OCT 图像

蚕食性角膜溃疡患者行周边板层角膜移植术后，角膜上皮愈合，与中央上皮延续，角膜植片（星号）周围可见反射增强，角膜植片与植床对合良好。

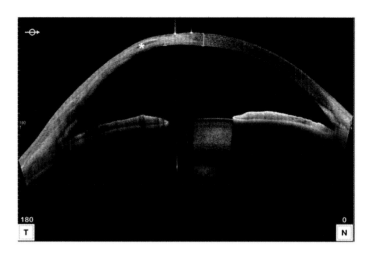

图 2-4-11　蚕食性角膜溃疡患者术前 AS-OCT 图像
颞侧角膜变薄，角膜全层高反光，累及半侧角膜，遮盖部分瞳孔
（星号）。

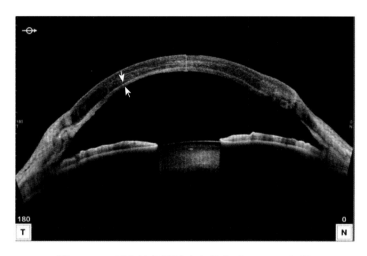

图 2-4-12　蚕食性角膜溃疡患者术后 AS-OCT 图像
蚕食性角膜溃疡患者术前病灶范围广，角膜结膜化累及半侧瞳孔，
行全板层角膜移植术后可见植片与植床间的高反射界面（箭头）。

（三）术中辅助判断手术类型及植片形状

深板层角膜移植术的技术难点在于保持后弹力层完整的情况下，尽可能少地保留基质层。手术医师通常需要在基质、后弹力层间注入空气，以分离基质与后弹力层界面。在板层角膜移植剥除基质时，iOCT 可以直接观察基质的剖切深度及其与后弹力层的距离（图 2-4-13）。在空气注入基质过程中，气泡的形成与注入位置是可见的，角膜周边部分的可视化有助于引导和查看大气泡的形成。在手术结束时，可以在缝合移植物后评估界面，以避免在术后出现双前房。iOCT 提供残余基质厚度、基质中的气泡特点和后弹力层的清晰横截面图像（图 2-4-14），还可引导气泡的注入位置、精确定位板层刀的切削位置，降低后弹力层破裂的发生率[7]。

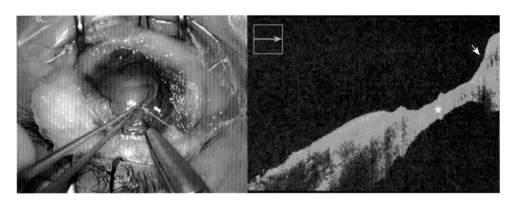

图 2-4-13 iOCT 辅助深板层角膜移植术（DALK）确定基质剖切深度
剥除基质（箭头）时，可以观察基质的剖切深度，残余基质（星号）与后弹力层的距离。

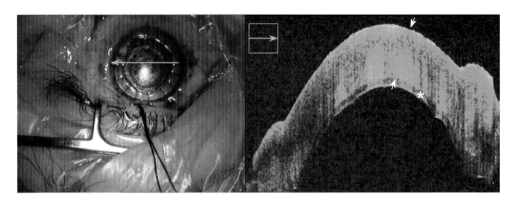

图 2-4-14 iOCT 辅助 DALK 术后评估移植物
DALK 术后可见板层植片（箭头）与植床（星号）间薄层高反光界面，贴附良好，无明显间隙。

三、角膜内皮移植术

后弹力层剥除自动角膜内皮移植术（Descemet stripping automated endothelial keratoplasty，DSAEK）使用微型角膜刀自动剖切角膜板层获得角膜后部移植片，不去除角膜基质，直接将内皮植片植入。在 AS-OCT 中一般表现为角膜后方的清晰高反光条带，同时高反光条带较厚，略向前房内突出（图 2-4-15、图 2-4-16）。

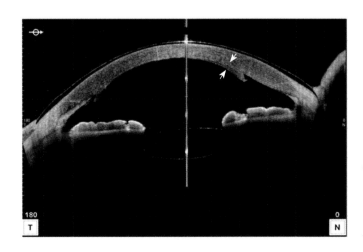

图 2-4-15 DSAEK 术后 AS-OCT 图像
角膜后可见清晰的高反光条带（箭头），与角膜基质贴附，同时高反光条带有一定厚度，并略向前房内突出。

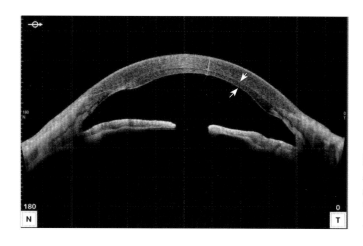

图 2-4-16 DSAEK 术后早期
AS-OCT 图像

植床角膜水肿增厚，角膜后
可见带有一定厚度的条带，
与角膜基质贴附（箭头）。

后弹力层角膜内皮移植术（Descemet's membrane endothelial keratoplasty，DMEK）将后弹力层从前部基质层上撕下，使其与基质层全部分开，单纯移植后弹力层和内皮层至植床上。

由于内皮移植术常规不使用缝线固定，植片贴附情况受患者眼前节结构和术后体位影响较大，术后早期时常发生植片移位和脱位。植片贴附不良时，单独的裂隙灯检查很难在角膜水肿的情况下观察到后弹力层脱离，而 AS-OCT 可以在角膜水肿混浊的情况下早期发现后弹力层脱离，指导临床医师及时干预，促进后弹力层及内皮复位（图 2-4-17 ~ 图 2-4-19）。

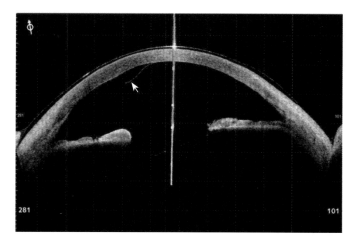

图 2-4-17 DMEK 术后早期
局部植片脱离 AS-OCT 图像
（与 DASEK 不同，DMEK 术
后角膜后反光条带纤细，与
基质贴附良好，不易观察）
术后早期可见角膜后纤细的
反光条带与基质分离（箭
头），伴有细小的植片褶皱。

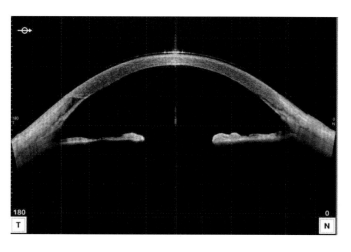

图 2-4-18 DMEK 术后植片
脱离行前房注气术后 AS-OCT
图像

前房注气术后植片与角膜基
质贴附良好，植片植床界面
未见明显反光条带，与正常
角膜结构相似。

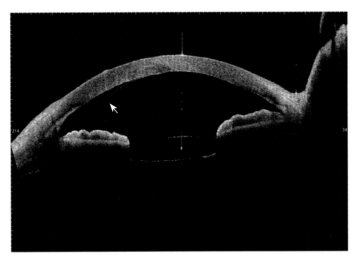

图 2-4-19　DMEK 术后角膜植片与植床间空隙
DMEK 术后植片周边向前房卷曲，与植床间存在明显空隙（箭头）。

使用 AS-OCT 可以定性或定量检测，如角膜水肿、移植物脱离、房角变窄、房角粘连（图 2-4-20）和瞳孔阻滞等引起内皮移植失败的危险因素及并发症[8-9]。

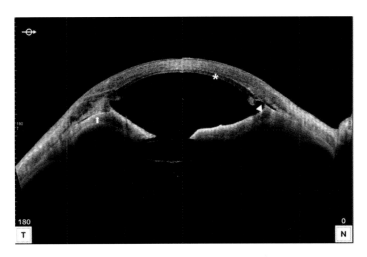

图 2-4-20　DSAEK 术后角膜植片与虹膜粘连
病毒性角膜内皮炎患者术后半年出现周边房角粘连，角膜后可见一定厚度的反光条带（星号），条带末端与虹膜粘连形成锥样突起（三角），部分象限角膜内皮面与虹膜相贴（箭头）。

在 DMEK/DSAEK 术中，iOCT 可以评估移植物方向以避免移植物倒置附着，也可以在角膜水肿混浊的情况下实现受体后弹力层的可视化去除，以便外科医生可以在角膜混浊导致能见度降低的情况下，完全切除后弹力层。iOCT 可以清楚地看到内皮植片在前房中是否正确展开（图 2-4-21），移植物 - 宿主中心定位及其周边部分是否存在折叠，移植物 / 宿主界面处是否存在液体，并可在前房注气术后观察气泡与植片顶压部位的位置关系，从而可以立即进行操作来实现内皮移植物的最佳附着（图 2-4-22、图 2-4-23），提高内皮移植手术成功率[10-11]。

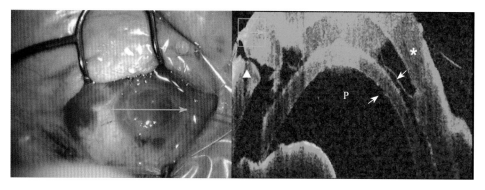

图 2-4-21　iOCT 辅助下 DSAEK 内皮植片植入前房后正确展开

角膜后方（P）可见带有一定厚度的角膜内皮植片（箭头），植片在前房内正确展开，与受体角膜基质（星号）未贴附（三角形示角膜侧切口）。

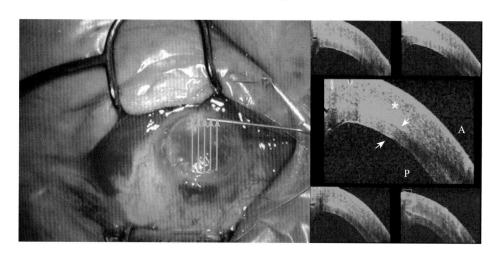

图 2-4-22　iOCT 辅助下 DSAEK 内皮植片贴附良好

（与图 2-4-21 为同一患者）前房注气后，内皮植片（箭头）贴附在受体角膜基质（星号）后方，使用 iOCT 检查植片中央及周边贴附良好。

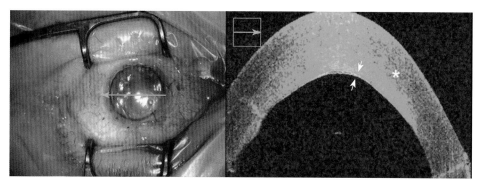

图 2-4-23　iOCT 辅助下 DMEK 内皮植片贴附良好

DMEK 内皮植片（箭头）贴附在受体角膜基质（星号）后方，使用 iOCT 检查植片中央及周边贴附良好。

四、角膜缘干细胞移植术

目前尚未有针对角膜缘干细胞移植术（keratolimbal allograft transplantation，KLAL）AS-OCT 的临床研究。笔者应用 AS-OCT 对 23 例因角膜缘干细胞衰竭行 KLAL 的患者角膜缘区域进行扫描，根据

AS-OCT 结果，我们发现了三种形态特征的供体移植物表现：头端较薄且与受体床紧密附着的楔形移植物（图 2-4-24）、头端较宽的梯形移植物和头端较厚且不规则的不规则移植物。由于角膜边缘增厚，与植片间有厚度落差，植片与植床之间的间隙和组织植入多见于后两种类型。

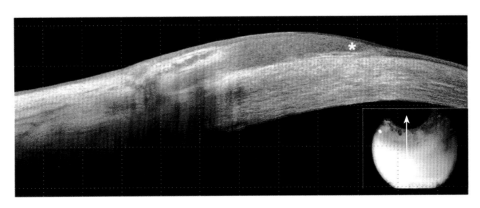

图 2-4-24　角膜缘干细胞移植（KLAL）术后角膜缘区域的 AS-OCT 图像
碱烧伤患者行 KLAL 术后，术后周边角膜上方可见楔形、前端薄的植片（星号），与角膜植床紧密贴附，植片植床间未见明显间隙，植片上方上皮完整，与角膜上皮相延续（白色箭头示 OCT 扫描位置）。

除此之外，AS-OCT 还可直观地描述 KLAL 术后角膜缘局部的结构变化（图 2-4-24）。KLAL 植片搭在角膜缘上，曲率差异自然形成一个不规则的间隙，随着植片植床组织愈合，可见高反光的组织植入植片植床间隙，可能阻碍了植片与植床的紧密附着，影响 KLAL 的预后。

【要点总结】随着眼前节成像技术的发展，细节入微的高分辨率 AS-OCT、范围更广的全景 AS-OCT，以及术中 OCT 在临床逐步应用。这种高分辨率和高重现性的非接触式技术可提供更为全面的定量信息，手术医师通过 AS-OCT 可以在术前对患者的前节状态进行更细致、广泛的评估，这对手术方案的制订与实施、术中及术后并发症的评估及预防、患者的视功能预后都有着重要意义。

（冯　云　吴文雨）

参考文献

1. SUNG MS, YOON KC. Evaluation of graft-host interface after penetrating keratoplasty using anterior segment optical coherence tomography. Jpn J Ophthalmol, 2014, 58(3): 282-289.

2. KAISERMAN I, BAHAR I, ROOTMAN DS. Corneal wound malapposition after penetrating keratoplasty: an optical coherence tomography study. Br J Ophthalmol, 2008, 92(8): 1103-1107.

3. JHANJI V, CONSTANTINOU M, BELTZ J, et al. Evaluation of posterior wound profile after penetrating

keratoplasty using anterior segment optical coherence tomography. Cornea, 2011, 30(3): 277-280.

4．SAYEGH RR, PINEDA R. Practical applications of anterior segment optical coherence tomography imaging following corneal surgery. Semin Ophthalmol, 2012, 27(5-6): 125-132.

5．KOOK D, DERHARTUNIAN V, BUG R, et al. Top-hat shaped corneal trephination for penetrating keratoplasty using the femtosecond laser: A histomorphological study. Cornea, 2009, 28(7): 795-800.

6．KAISERMAN I, BAHAR I, SLOMOVIC AR, et al. Half top hat wound configuration for penetrating keratoplasty: 1-year results. Br J Ophthalmol, 2009, 93(12): 1629-1633.

7．CARLÀ MM, BOSELLI F, GIANNUZZI F, et al. An overview of intraoperative OCT-assisted lamellar corneal transplants: A game changer? Diagnostics(Basel), 2022, 12(3): 727.

8．CHEUNG AY, KALINA A, IM A, et al. Region of interest densitometry analysis of Descemet membrane endothelial keratoplasty dehiscence on anterior segment optical coherence tomography. Transl Vis Sci Technol, 2021, 10(12): 6.

9．WANG SB, CORNISH EE, GRIGG JR, et al. Anterior segment optical coherence tomography and its clinical applications. Clin Exp Optom, 2019, 102(3): 195-207.

10．TITIYAL JS, KAUR M, NAIR S, et al. Intraoperative optical coherence tomography in anterior segment surgery. Surv Ophthalmol, 2021, 66(2): 308-326.

11．LANG SJ, HEINZELMANN S, BÖHRINGER D, et al. Indications for intraoperative anterior segment optical coherence tomography in corneal surgery. Int Ophthalmol, 2020, 40(10): 2617-2625.

第五节

眼前节相干光断层扫描与白内障手术联合房角分离

【要点提示】原发性闭角型青光眼（primary angle closure glaucoma，PACG）是导致不可逆视力损害的主要原因。患眼前房角（anterior chamber angle，ACA）进行性狭窄，视野缺损不断进展的情况下需手术干预，而术前、术中及术后对房角狭窄程度的评估对术式选择及预后效果的评价及监测至关重要。白内障超声乳化手术联合内镜（ophthalmic endoscope，OE）辅助下房角分离术作为一种有效治疗 PACG 的手术方式具有并发症少且房角分离确切的特点。本部分内容利用 AS-OCT 具有高分辨率及可对前房角结构定性及定量评估的特点，讨论其对 PACG 手术方式的选择及预后检测的重要临床意义。

一、房角分离术的背景及意义

1. **原发性闭角型青光眼** PACG 在亚洲国家发生率明显高于其他国家。研究表明，86% 的 PACG 患者在亚洲，约 48.0% 的患者在中国[1]。闭角型青光眼发生机制为：随着年龄的增长和白内障的发生，晶状体膨胀导致前房变浅引起瞳孔阻滞（图 2-5-1），ACA 进行性狭窄，虹膜膨隆、高褶，进而引发周边 ACA 前粘连（peripheral anterior synechiae，PAS）（图 2-5-2）直至关闭，导致房水流出受阻。房角关闭时房角镜辅助下观察前房角结构不可见，呈一条黑线，如图 2-5-3A 所示。正常人前房角开放，可见房角结构，如图 2-5-3B 所示。

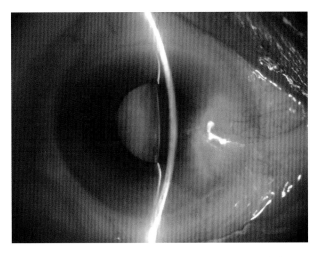

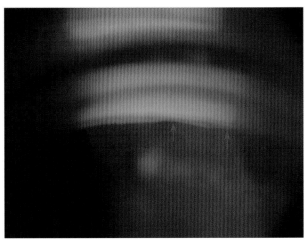

图 2-5-1　患眼随着白内障发展，晶状体增厚，虹膜膨隆，前房变浅

图 2-5-2　ACA 进行性前粘连（红色箭头所示）遮盖部分房角结构

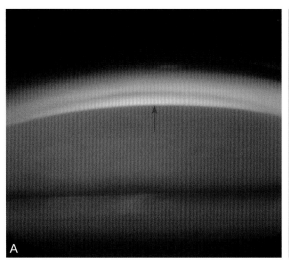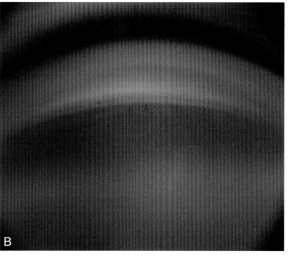

图 2-5-3 房角关闭患眼与正常人眼房角镜下彩照比较

A. 为 ACA 关闭（红色箭头所示），虹膜根部房角结构均不可见；B. 为 ACA 开放，房角结构完全暴露，清晰可见（红色箭头所示）。

激光虹膜切除术或氩激光周边虹膜成形术为 PACG 早期治疗的首选方法。若眼压（intraocular pressure，IOP）仍无法控制，并且 ACA 进行性狭窄至逐渐闭合，伴随视野进行性受损，通常须进行滤过性手术。然而，由于滤过性手术存在术后结膜下瘢痕形成等并发症，这使得滤过性手术的成功率仅为 68%[2]。术中使用抗代谢药虽然可以不同程度地提高手术成功率，但同时也增加了潜在严重并发症的发生率，包括持续的低眼压、浅前房、脉络膜上腔出血、黄斑囊样水肿、白内障进展的加速、滤过泡菲薄及潜在的眼内炎风险。

2. 单纯房角分离术 单纯前房角分离术（goniosynechialysis，GSL）已被证实是治疗 PACG 的一种有效方法，1984 年由 Campbell 首先报道[3]，其目的是解除 PAS，完全暴露小梁网（trabecular meshwork，TM）。PAS 不仅是 PACG 患者房水循环障碍的主要因素，也是小梁切除术及虹膜激光术后并未有效改善前房结构而残留的后遗症（图 2-5-4A）。小梁切除术后眼压虽然可恢复正常，而 PAS 并未解除，小梁网结构并未完全暴露（图 2-5-4B）。粘连的虹膜根部引发慢性炎症将会导致 PAS 进一步发展以及滤过泡的包裹，导致眼压再次升高。运用 GSL 解除 PAS 可以使 ACA 彻底打开，暴露有功能的小梁网组织，真正改善房水循环，减少 ACA 再粘连和滤过泡机化包裹的风险。

传统的 GSL 在前房角镜下进行，需要调整术者目镜位置以及患者头位的配合，很难实现直视 ACA 全周。此外，合并角膜斑翳或急性闭角型青光眼至角膜水肿的情况下因手术视野难以充分暴露，使手术无法在直视下完成。

显微内镜技术的发展使其在眼科显微手术中逐渐受到重视。内镜技术可以为 GSL 手术操作提供清晰、大范围的手术视野（图 2-5-5）。使术者摆脱前房角镜和固定缝线的束缚，手术操作更加便捷和直观，在不考虑屈光介质的情况下可直视 ACA 各个结构（图 2-5-6）。

有研究显示[4]，房角分离术可以使得 87% 无晶状体 PACG 患眼和 42% 有晶状体青光眼患眼术后眼压降至 20mmHg 或以下。另有研究显示房角分离术对于 ACA 广泛粘连的闭角型青光眼患者的治疗依然有效[3,5]。

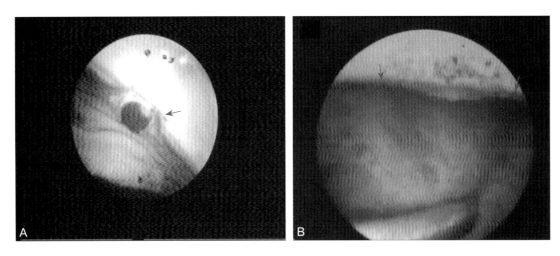

图 2-5-4　内镜下虹膜激光打孔术后患眼前房角结构
A. 激光虹膜切除术后引发的 PAS(红色箭头所示); B. 患者已实施小梁切除术, 该患者行白内障超声乳化 +
GSL 术中剥离房角根部时可见粘连的 ACA（红色箭头所示）。

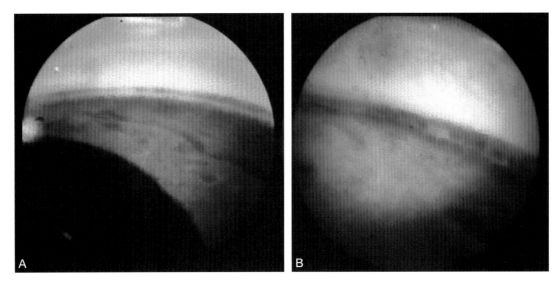

图 2-5-5　内镜下 GSL 术野范围
通过内镜调整焦距既可以在大角度观察 PAS 范围（A）, 也可局部观察 PAS 细节（B）。

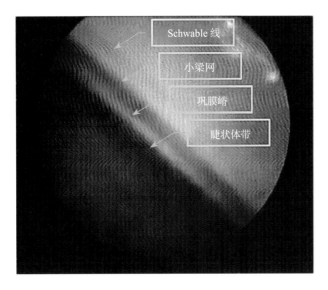

　　Schwable 线

　　小梁网

　　巩膜嵴

　　睫状体带

图 2-5-6　内镜下清晰地显示 ACA 各个结构

二、白内障手术联合房角分离术

一般情况下，对于眼压不可控、ACA 闭合范围大于 180° 的患者，须实施滤过性手术以改善房水循环，降低眼压。然而，不论是单纯的小梁切除术还是联合白内障手术的小梁切除术，均面临潜在且较高的多种并发症的发生。白内障手术是否需要同时进行取决于患者晶状体混浊的状况和晶状体增厚导致 ACA 变窄的程度，而 ACA 的进行性狭窄常常同时伴随着白内障的发生和发展。

单纯白内障手术在治疗白内障的同时可以显著降低眼压，成为治疗早期 PACG 的一种重要选择。有研究显示由于单纯晶状体摘除后使睫状体位置后移从而使虹膜平面变得平坦减少房角粘连的风险[6]；但是若虹膜与小梁网接触且已发生粘连，即使前房再次变深，房角角度增大，已形成的 PAS 仍然难以分离，导致小梁网结构永久阻塞（图 2-5-7），对于虹膜高褶型的患眼尤其如此。因此，部分 PACG 患者在行单纯白内障术后眼压仍未恢复至正常水平。虽然联合滤过性手术可以大幅度降低眼压，但同时会增加手术并发症的发生率。因此术者们在寻求一种可联合白内障手术的，更为安全、有效且可替代小梁切除术的手术方案。

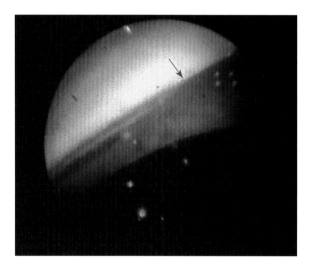

图 2-5-7　常规单纯白内障手术摘除混浊的晶状体后，虹膜形态已平坦，在内镜下可见 ACA 角度扩大，但已经发生粘连的虹膜组织仍旧遮盖小梁网组织并未解除 PAS

GSL 可以通过有效解除 PAS 达到降低 PACG 患者 IOP 的目的，而白内障超声乳化手术联合 GSL（phacoemulsification and goniosynechialysis，PEGS）可以获得更好的降眼压效果，并且相较单纯 GSL 手术，PEGS 术后并发症发生率更低，这是由于膨胀、混浊的晶状体摘除后，前房空间增加，房角结构暴露得更加充分，从而使得 GSL 手术操作变得更加安全便捷。超声生物显微镜（UBM）结果显示，PEGS 术后患眼会出现前房变深，虹膜变平，狭窄或闭合的 ACA 再次打开或变宽，睫状体向后移动等现象。然而，在小梁切除术组中没有观察到同样的结果。另一方面，PEGS 从根本上改善了 PACG 因晶状体膨胀导致的眼前段拥挤的结构，解除了 PAS，消除了 PACG 的重要发病因素。

三、眼前节相干光断层扫描对前房角结构分析的临床意义

（一）AS-OCT 对 ACA 结构的成像优势

PACG 患眼前房角狭窄程度的准确检测对其诊断和临床治疗都非常重要。房角镜检查被认为是检查 ACA 的"金标准"，但其对经验依赖较高且检查结果差异性大。UBM 由于其良好的穿透性，可以提供更详细的眼前节信息，常规用于评估 ACA。然而，UBM 是一项耗时的接触性检查，对于术后早期患者，手术切口尚未完全愈合，会增加感染风险，且分辨率有限，对于 ACA 细节的检查存在缺陷，同时须考

忠患者眼位。AS-OCT 作为一种高效便捷的替代方法，它可以在短时间内，以无创和非接触的方式获取眼前节的高分辨率图像，提高 ACA 筛查的效率。Shi G 等[7] 报道了使用 UBM 和 OCT 进行 ACA 的自动分类检测，发现与 UBM 相比，OCT 图像具有更好的对比度和更高的信噪比。

（二）AS-OCT 对 ACA 结构的定量分析

1. AS-OCT 对房角开放程度的分析　AS-OCT 在显示 ACA 开放程度细节的同时还可以测量部分 ACA 相关的重要数据信息，对青光眼患者预后的评估非常重要。

（1）房角开放距离（angle opening distance，AOD 500/750）：从巩膜突沿角膜平面做切线，于 500/750μm 处做垂线至虹膜平面的长度（图 2-5-8）。

（2）小梁网虹膜间隙面积（trabecular iris space area，TISA 500/750）：从巩膜突沿角膜平面做切线，至 500/750μm 处向虹膜平面做垂线，小梁网与虹膜间的面积（图 2-5-8）。

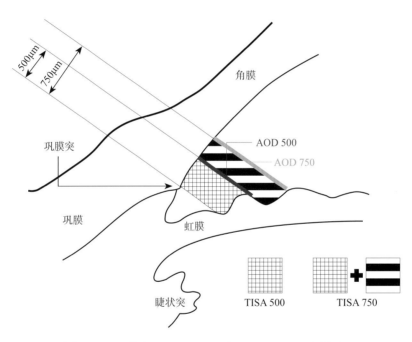

图 2-5-8　正常人 AOD 500/750 及 TISA 500/750 示意图

关于 AOD 与 TISA 的正常值可参考 Chan 等[8] 的研究。该研究通过对比 ANTERION 和 CASIA 2 两种扫频 OCT 分析正常人眼前节成像，分别测量 AOD 500 与 TISA 500，测量方法为每隔 30° 进行一次扫描，同一只眼完成 12 个子午线方向的扫描后取平均值。正常人群 AOD 500 分别为（0.452±0.227）mm（ANTERION）和（0.426±0.220）mm（CASIA 2），而 PACG 患者 AOD 500 分别为（0.109±0.086）mm（ANTERION）和（0.093±0.087）mm（CASIA 2）；正常人群 TISA 500 分别为（0.149±0.072）mm^2（ANTERION）和（0.145±0.070）mm^2（CASIA 2），PACG 患者分别为（0.044±0.025）mm^2（ANTERION）及（0.034±0.030）mm^2（CASIA 2）。

2. AS-OCT 对小梁网与巩膜突的分析　小梁网在房水循环和眼压调控中起到关键作用，而小梁网的解剖学大小对于 PACG 的发生发展有重要意义。在 AS-OCT 成像中，巩膜突位置是识别前房解剖结构的重要参考点，如图 2-5-9 黄色箭头所示。通过 AS-OCT 测量从巩膜突到 Schwalbe 线的距离可以得到小梁网的长度（图 2-5-9）。有研究[9]显示我国 ACA 开放人群小梁网平均长度为（789±100）μm，而ACA 关闭人群小梁网平均长度为（753±86）μm。然而，在亚洲人群中小梁网长度略有差异，与地理位置、种族等遗传因素可能具有相关性。因此，AS-OCT 对于小梁网长度的测量结果具有重要临床意义。

小梁网中的重要结构为施莱姆管（Schlemm's canal，SC），大部分房水流出阻力位于 SC 内部区域，包括 SC 的内壁、SC 的基底膜和其下方的近管结缔组织。巩膜突是影响 SC 管腔大小的重要因素之一，巩膜突位置的后移可以将睫状体的牵拉力传递至 SC，从而使 SC 腔开放。有研究显示[10]，在切断睫状肌与巩膜突之间的附着时，毛果芸香碱引起的睫状肌收缩并不会影响 SC 形态的改变。因此，巩膜突的长度与 SC 的形态关系密切，对于房水循环的影响具有重要意义。较短的巩膜突是无法支撑 SC 管腔的开放的。因此通过前节 OCT 来测量巩膜嵴的长短，可以为开角型青光眼的诊断提供参考。目前已报道有三种测量巩膜突的方法，均须通过 AS-OCT 影像获得。方法1：巩膜突顶点到 SC 腔后界面的距离得到巩膜突长度[11-12]，如图 2-5-10 红色箭头所示。方法2：从巩膜突顶点至形成巩膜突曲线前后点连线的中点的距离[12]，如图 2-5-11 红色线段所示。方法3：巩膜突顶点至 SC 后界的距离[12-13]，如图 2-5-12 红色线段所示。

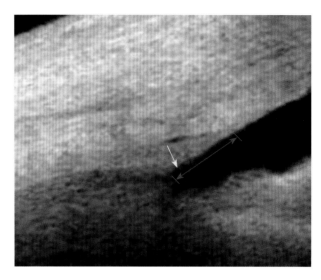

图 2-5-9 正常人前房角 AS-OCT 成像
黄色箭头所示为巩膜突位置，红色箭头所示区域为小梁网长度。

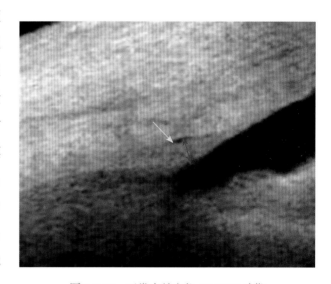

图 2-5-10 正常人前房角 AS-OCT 成像
黄色箭头所示黑色腔隙为 SC，红色箭头所示为巩膜突顶点至 SC 腔隙后界面的距离，即巩膜突长度。

有研究[14]通过比较发现，方法2在三种测量方法中的受试者工作特征曲线下面积（area under receiver operating characteristic curve，AUROC）最大，即方法2真实性较高。因此临床工作中可将方法2测量值作为 AS-OCT 测量巩膜突长度的参考值。

总之，AS-OCT 所提供的量化信息对我们进一步认识 ACA 结构、青光眼的发生发展及其诊断与治疗都具有重要价值。

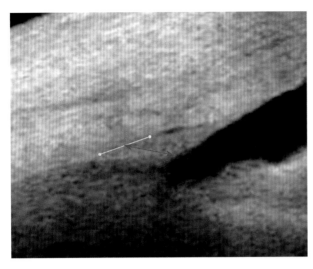
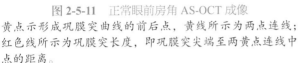
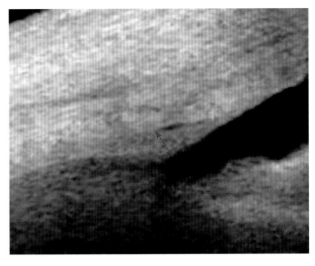

图 2-5-11　正常眼前房角 AS-OCT 成像

黄点示形成巩膜突曲线的前后点，黄线所示为两点连线；红色线所示为巩膜突长度，即巩膜突尖端至两黄点连线中点的距离。

图 2-5-12　正常眼前房角 AS-OCT 成像

红色线段所示为巩膜突顶点至 SC 后界的距离，即方法 3 所测巩膜突长度。

四、白内障超声乳化手术联合前房角分离术治疗相关研究进展

Teekhasaenee 的研究[15]显示，使用 PEGS 治疗 52 只药物无法控制的 PACG 患眼，其中 47 只眼（90.4%）在术后随访的 20.8 个月中 IOP < 20mmHg，且无须药物介入。Kameda[16]的研究中 109 只患眼接受 PEGS，术后随访 40 个月，手术治疗成功率为 85.9%。Zhang[17]的研究中将单纯小梁切除术与 PEGS 进行对照，结果发现小梁切除术组术后前房深度（ACD）较术前加深但无明显统计学意义，而 PEGS 组术后前房深度由（1.55 ± 0.26）mm 增加至（3.38 ± 0.35）mm，具有明显统计学意义。术后 PEGS 组 PAS 范围由（290° ± 25°）下降至（60° ± 35°），与术前相比变化显著，而单纯小梁切除术组术前和术后变化不明显。

PEGS 相对于白内障超声乳化手术联合小梁切除术具有以下优点：①避免小梁切除术引发的并发症；②节省手术时间；③减少随访次数；④重建了正常的房水循环系统。因此 GSL 合并白内障手术可以更加安全有效地降低 IOP。

AS-OCT 对于 PEGS 术前病情的监测、术后手术效果评估及预后随访具有重要临床意义。

五、临床病例分享

（一）病例一

患者为 72 岁老年女性。主诉：发现左眼视物模糊 2 个月。14 天前曾因"突然觉得左眼胀痛不适伴视物模糊加重 1 天"就诊于当地医院，修氏眼压计测量 IOP 为 80mmHg。诊断为"青光眼（左眼）"。急诊给予噻吗洛尔滴眼液、布林佐胺滴眼液降眼压治疗，毛果芸香碱滴眼液缩瞳治疗，泼尼松龙滴眼液抗炎治疗。患者自觉眼痛缓解后自行停药。10 天后于本院复查，左眼眼压 13mmHg。门诊房角镜检查示左眼全周房角关闭。左眼眼前节彩照及术前视野检查如图 2-5-13 所示。

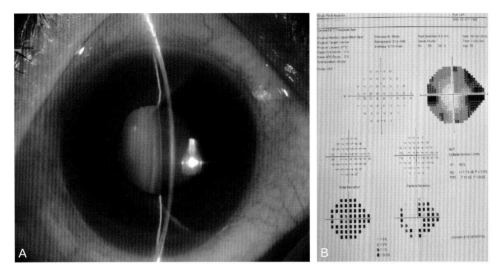

图 2-5-13 病例一患眼前节彩色照片及视野检查

A. 为患者左眼前节彩色照片，可见前房角狭窄明显，虹膜膨隆，晶状体混浊；B. 为患者左眼术前视野检查，示视野呈管状，缺损明显。

患者以"慢性闭角型青光眼（左眼）"收入院治疗，入院后左眼眼压波动于 13～41mmHg，术前眼压为 17mmHg。左眼术前检查示眼轴 22.18mm，前房深度 2.31mm。左眼术前 UBM 与 AS-OCT 如图 2-5-14 所示。

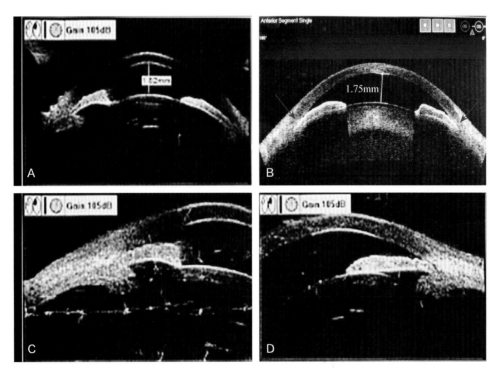

图 2-5-14 病例一患眼术前 UBM 及 AS-OCT 检查

A. 为该患者左眼术前 UBM 水平方向成像，左侧为 3:00 位，右侧为 9:00 位，可见患眼水平方向上晶状体前突、虹膜膨隆，而虹膜根部与角膜内表面具体关系并不确切；B. 为该患者左眼术前 AS-OCT 水平扫描成像，右侧为 3:00 位，左侧为 9:00 位；图中清晰可见水平方向双侧 ACA 关闭确切（红色箭头所示）；C. 为该患者左眼 3:00 位 UBM 前房角细节图像；D. 为该患者左眼 9:00 位 UBM 前房角细节图像。

通过对比发现，UBM 成像分辨率低于 AS-OCT 图像，且在该患眼 3:00 及 9:00 位细节成像中对房角根部的辨识度依然较差，而 AS-OCT 成像中，虹膜前表面的强反射使得前房角根部更加容易识别（如图 2-5-14B 红色箭头所示）。根据患者的具体情况，为该患者实施 PEGS，术中 OE 辅助下操作如图 2-5-15 所示，PEGS 术后患者左眼全周 ACA 完全打开（图 2-5-15C 红色箭头所示），小梁网结构完全暴露。

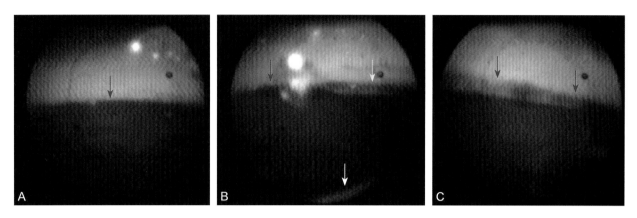

图 2-5-15　病例一患眼前房角传统钝性分离术及内镜引导下分离术的对比

A. 为患者左眼 PEGS 术中，白内障超声乳化术后，黏弹剂钝性分离全周 ACA 后，在内镜下观察，全周 ACA 依旧粘连关闭，并未打开如红色箭头所示；B. 为在内镜引导下，运用黏弹剂针头下压（白色箭头所示）钝性剥离 ACA 根部粘连的虹膜组织，红色箭头所示为未操作区域，黄色箭头所示为被操作区域，小梁网组织暴露；C. 为 GSL 术后，局部 ACA 结构，可见小梁网充分暴露，并可见睫状体带，ACA 完全打开（红色箭头所示）。

由于术后早期感染风险高，无法进行接触性检查，而 AS-OCT 的非接触性为术后早期随访提供便利。患者在术后 3 天行左眼 AS-OCT 检查如图 2-5-16 所示，患者全周 ACA 开放，无药物治疗的情况下术后 3 天内眼压波动于 14 ~ 20mmHg，术后效果确切。

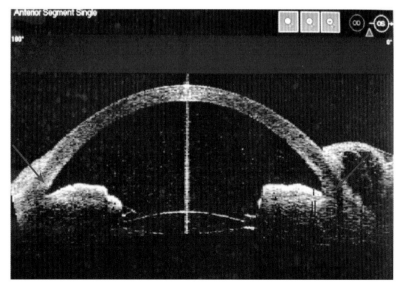

图 2-5-16　患者左眼 PEGS 术后 3 天 AS-OCT 水平扫描
示 ACA 开放明显如红色箭头所示。

术后1个月，患者左眼同时进行了UBM及AS-OCT检查（图2-5-17），UBM图像对于前房角细节的显示分辨率较低（图2-5-17A）。相对而言，AS-OCT分辨率高（图2-5-17B），图像清晰，与配合眼位后放大的UBM前房角细节图像相比（图2-5-17C、D），AS-OCT可以在整体眼前节成像的图形中清晰显示ACA细节。同时与术后3天OCT成像对比分析，患眼并未出现PAS复发，更易于我们观察患眼PEGS术后早期的转归。通过AS-OCT成像的随访，我们发现PEGS术后患者病情较为稳定。

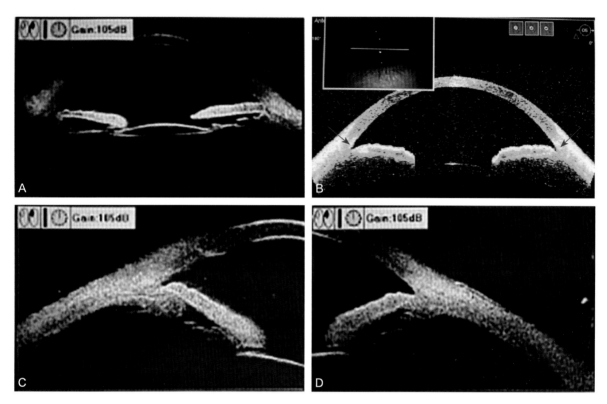

图2-5-17　病例一术后1个月左眼AS-OCT与UBM检查对比

A. 为患者左眼术后1个月水平方向UBM眼前节成像，左侧为3:00位，右侧为9:00位；B. 为患者左眼术后1个月AS-OCT水平方向扫描彩色成像，左侧为9:00位，右侧为3:00位；C. 为眼位配合下患眼3:00位细节成像；D. 为眼位配合下患眼9:00位细节成像。

AS-OCT同时兼有彩色成像模式。在彩色成像中，患眼ACA的结构更加清晰，如图2-5-17B红色箭头所示结构为巩膜突。巩膜突位于睫状肌纤维和小梁网基底部的连接处。前房角量化评估是根据巩膜突的位置来测量的，如果巩膜突被掩盖，房角关闭，前房角的测量无法完成，因此使用AS-OCT来显示巩膜突对于确定前房角是否关闭非常重要。

（二）病例二

患者老年女性，68岁。门诊主诉：右眼视物不见伴眼痛眼胀1天。视力手动/眼前，眼压45mmHg，给予噻吗洛尔滴眼液、溴莫尼定滴眼液及布林佐胺滴眼液点右眼，口服醋甲唑胺片，及20%甘露醇注射液静脉滴注降眼压治疗。患者用药后眼压降至20mmHg。入院后在药物治疗下眼压波动于14~35mmHg。右眼前节彩照如图2-5-18A所示，晶状体全混浊、膨胀，前房极浅；房角镜检查如图

2-5-18B 所示四方位全部关闭；AS-OCT 如图 2-5-19A 所示房角关闭，与前房角镜观察结果一致，ACD 为 1.15mm，巩膜突位置被掩盖。患眼诊断"成熟期白内障（右眼）、急性闭角型青光眼（右眼）"。

对患眼实施 PEGS 术后第 1 天进行 AS-OCT 检查如图 2-5-19B 所示 ACA 全部开放，未用药情况下眼压 15mmHg。ACD 为 3.06mm，AOD 500 鼻侧测量为 0.441mm，颞侧为 0.518mm。TISA 500 鼻侧为 0.143mm^2，颞侧为 0.187mm^2。患眼经 PEGS 术眼前节结构已达到正常人水平。

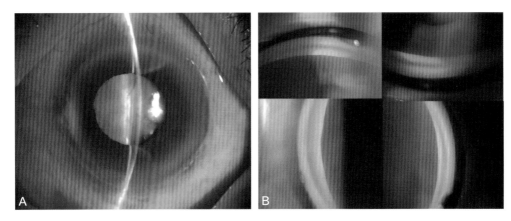

图 2-5-18　病例二右眼前节及前房角彩色照片

A. 患者右眼前节彩照，可见前房浅，虹膜膨隆，前房角狭窄明显，白内障呈全混浊状态；B. 为各方位房角镜检查示全周 ACA 关闭。

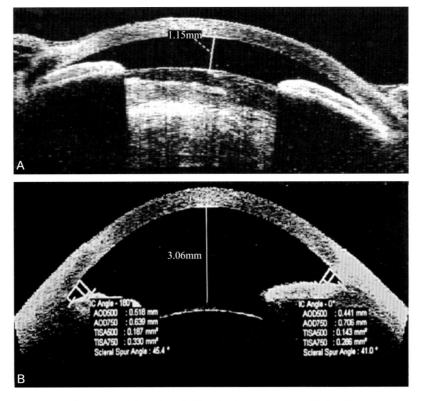

图 2-5-19　病例二右眼术前及术后 1 天 AS-OCT 检查对比

A. 患者右眼 AS-OCT 术前水平方向扫描成像，可见房角关闭；B. 该患者右眼术后第 1 天 AS-OCT 水平方向扫描成像，图中所示数据为患者水平方向两侧 ACA 的量化信息。

【要点总结】AS-OCT 作为一种简便易行、非接触性的客观检查，不仅可以进行高分辨率成像，而且还可提供房角结构的相关量化信息。常规青光眼诊疗过程中运用 AS-OCT 切换不同扫描方向，在呈现 PACG 患眼全周房角狭窄程度的同时可测量小梁网、巩膜突长度，为医师评估青光眼发生风险提供客观依据。OCT 影像学数据结合人工智能可实现高精度房角开放、狭窄及关闭分类量化的自动筛选，在实际临床工作中起到快速高效的辅助诊断作用。近几年出现的 SS-OCT 还可实现 360°PAS 严重程度的识别分析，为临床提供新的数据支撑。总之，OCT 检查可在术前为临床医师制订 PACG 诊治策略、手术干预时机及术式的选择提供重要的参考依据。

（刘　迁）

参考文献

1. CONGDON N, WANG F, TIELSCH JM. Issues in the epidemiology and population-based screening of primary angle-closure glaucoma. Surv Ophthalmol, 1992, 36: 411-423.

2. LAM DS, THAM CC, LAI JS, et al. Current approaches to the management of acute primary angle closure. CurrOpinOphthalmol, 2007, 18: 146-151.

3. CAMPBELL DG, VELA A. Modern goniosynechialysis for the treatment of synechial angle-closure glaucoma. Ophthalmology, 1984, 91: 1052-1060.

4. TANIHARA H, NAGATA M. Argon-laser gonioplasty following goniosynechialysis. Graefes Arch Clin Exp Ophthalmol,1991, 229: 505-507.

5. YOSHIMURA N, IWAKI M. Goniosynechialysis for secondary angle-closure glaucoma after previously failed filtering procedures. Am J Ophthalmol, 1988, 106: 493.

6. NONAKA A, KONDO T, KIKUCHI M, et al. Angle widening and alteration of ciliary process configuration after cataract surgery for primary angle closure. Ophthalmology, 2006, 113: 437-441.

7. SHI G, JIANG Z, DENG G, et al. Automatic classification of anterior chamber angle using ultrasound biomicroscopy and deep learning. Transl Vis Sci Technol, 2019, 8(4): 25.

8. CHAN PP, LAIG, CHIU V, et al. Anterior chamber angle imaging with swept-source optical coherence tomography: Comparison between CASIAII and ANTERION. Sci Rep, 2020, 10(1): 18771.

9. TUN TA, BASKARAN M, ZHENG C, et al. Assessment of trabecular meshwork width using swept source optical coherence tomography. Graefes Arch Clin Exp Ophthalmol, 2013, 251(6): 1587-1592.

10. KAUFMAN PL, BÁRÁNY EH. Loss of acute pilocarpine effect on outflow facility following surgical disinsertion and retrodisplacement of the ciliary muscle from the scleral spur in the cynomolgus monkey. InvestigOphthalmol,1976, 15: 793-807.

11. NESTEROV AP, HASANOVA NH, BATMANOV YE. Schlemm's canal and scleral spur in normal and glaucomatous eyes. ActaOphthalmol, 1974, 52: 634-646.

12. SWAIN DL, HO J, LAI J, et al. Shorter scleral spur in eyes with primary open-angle glaucoma. Invest Ophthalmol Vis Sci, 2015, 56: 1638-1648.

13. MOSES RA, ARNZEN RJ. The trabecular mesh: A mathematical analysis. Invest Ophthalmol Vis Sci, 1980, 19: 1490-1497.

14. LI M, LUO Z, YAN X, et al. Diagnostic power of scleral spur length in primary open-angle glaucoma. Graefe's Archive for Clinical and Experimental Ophthalmology, 2020, 258: 1253-1260.

15. TEEKHASAENEE C, RITCH R. Combined phacoemulsification and goniosynechialysis for uncontrolled chronic angle-closure glaucoma after acute angle-closure glaucoma. Ophthalmology, 1999, 106: 669-674.

16. KAMEDA T, INOUE T, INATANI M, et al. Long-term efficacy of goniosynechialysis combined with phacoemulsification for primary angle closure. Am J Ophthalmol,1988, 106(4): 493.

17. ZHANG H, TANG G, PHIL M, et al. Effects of Phacoemulsification combined with Goniosynechialysis on primary angle-closure glaucoma. J Glaucoma, 2016, 25(5): e499-503.

眼前节相干光断层扫描与青光眼疾病

【要点提示】眼前节相干光断层扫描（AS-OCT）通过非接触快速成像方式提供眼前节组织的详细结构图像。近年来，从时域 OCT 到光谱域和扫频 OCT，AS-OCT 在青光眼的管理方面得以广泛应用。AS-OCT 可客观地检测房角的开放或关闭，便捷地得到房角结构信息，为临床诊断及治疗前后比较提供帮助。对于目前流行的微创青光眼手术，AS-OCT 可以提供术前及术后小梁网和 Schlemm 管的情况评估，为术前准备和术后效果提供影像依据。术中 OCT 的应用为术者提供了更多的眼部信息，为提高手术成功率创造了条件。AS-OCT 也可以评估滤过术后的滤过泡及眼部信息，有利于外引流手术的预后评价。本章节主要介绍 AS-OCT 在青光眼诊断和治疗中的应用。

一、房角的主观及客观评估方法

青光眼的房角评估可有多种用途，如房角关闭的筛查；基本解剖结构评估，包括晶状体位置和角膜特性；评估激光或手术的疗效，如虹膜切开术和虹膜成形术；虹膜和前房结构的动态分析。

1. 主观评估方法 房角镜检查是评价前房角（ACA）的金标准，但此项检查与医师经验有关（图 2-6-1）。标准的检查方法应该是在暗室的条件下进行，尽量减少通过瞳孔的光线，同时检查结果的准确性也取决于患者的配合程度。总之，房角镜检查是一种接触性的、重复性较差的、主观的房角检查方法。

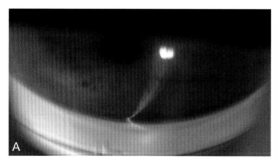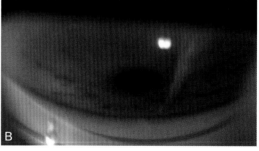

图 2-6-1 房角镜检查

同一青光眼患者不同医生房角镜检查可见房角开放程度不同。A. 房角可见小梁网、巩膜突、睫状体带，为宽角；B. 房角可见部分小梁网，为窄Ⅲ。

2. 客观评估方法 目前超声生物显微镜（ultrasound biomicroscopy，UBM）和 AS-OCT 是两种临床上应用较多的房角影像学检查方法，可以获得特定位置横截面的房角图像，并可以定量测量房角、虹膜和前房参数。

（1）UBM：UBM 是一种接触性检查方式，利用高频超声对眼前节进行成像，不受眼睑遮挡和虹膜色素影响，可清晰呈现房角和虹膜及虹膜后的结构。其缺点包括：①接触性检查可能的压力影响；②无法直观观察房角的色素、血管等情况；③一般为多切面检查，无法 360° 全景展示（图 2-6-2）。

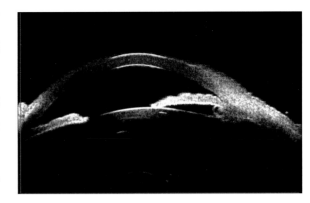

图 2-6-2　UBM 检查提示存在房角狭窄和睫状体囊肿

（2）1 310nm 时域 AS-OCT：AS-OCT 通过反射镜的移动获取不同深度的扫描信息。采用的光源波长为 1 310nm，穿透力较强，因而对深部组织和结构的成像能力好。

1994 年，Izatt JA 首次报道了 AS-OCT 成像技术[1]。虽然 AS-OCT 不能像 UBM 那样清晰获得虹膜组织后面的图像，但它可以在非接触的条件下通过一次扫描很好地获得各种环境下的房角结构信息，同时具有较好的重复性和一致性[2]。上述特点使 AS-OCT 成为 ACA 评价的常用方法[3]。

AS-OCT 采集的图像可以使用不同的软件进一步进行量化分析，如 Image J（Java 的图像处理和分析）、OpenCV、ITK 医学图像处理软件包（Insight Segmentation and Registration Toolkit）和中山房角评价程序（ZAAP）[4-5]。AS-OCT 提供可用于测量与房角和前房状态相关的多个参数，包括：房角开放距离（angle opening distance，AOD，距巩膜突 500μm 和 750μm）、房角隐窝面积（angle recess area，ARA）、小梁网 - 虹膜空间面积（trabecular-iris space area，TISA）、小梁 - 虹膜接触长度 / 面积 / 体积、前房深度（anterior chamber depth，ACD）、晶状体拱高（lens vault，LV）、前房宽度（anterior chamber width，ACW）、前房容积（anterior chamber volume，ACV）、瞳孔直径（pupillary diameter，PD）、括约肌区虹膜厚度（iris thickness of sphincter muscle region，ITSMR）、扩张肌区虹膜厚度（iris thickness of dilator muscle region，ITDMR）、虹膜厚度（iris thickness，IT，距巩膜突 500μm 和 750μm）、虹膜曲率（iris curvature，ICURV）、虹膜面积（iris area，IAREA）/ 体积等[6-10]（图 2-6-3、图 2-6-4，表 2-6-1）。

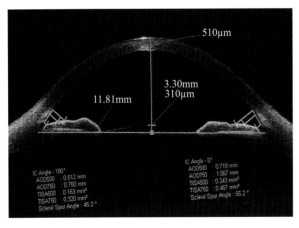

图 2-6-3　AS-OCT 图像
显示角膜厚度，前房深度，晶状体拱高（LV），AOD 500，AOD 750，TISA 500，TISA 750。

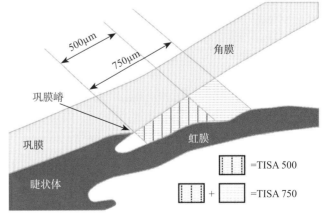

图 2-6-4　示意图显示小梁虹膜空间面积（TISA）

表 2-6-1 AS-OCT 图像常用测量参数

名称	缩写	定义	用途或备注
前房深度	ACD	视轴上角膜上皮至晶状体前表面之间的距离	评估前房深浅
房角开放距离 500 或 750	AOD 500 或 750	从巩膜突向前 500μm 或 750μm 为起点，于角巩膜垂直做一直线与虹膜平面相交于另一点，两点间的直线距离	评估房角开放程度
房角隐窝面积	ARA	由房角隐窝（顶点），AOD 500 或 750（三角形的边），虹膜表面和角巩膜内壁（三角形的边）构成的三角形面积	评估房角开放程度
小梁网 - 虹膜空间面积	TISA	前边为 AOD 500 或 750，后边为巩膜突与巩膜内壁的垂线到对侧虹膜，上边为角巩膜内侧壁，下边为虹膜表面的梯形面积	评估房角开放程度
晶状体拱高	LV	晶状体的前极与两巩膜突水平连线的垂直距离	评估晶状体的位置
前房宽度	ACW	双侧巩膜突间距	评估前房结构
前房容积	ACV	中央前房的水平截面旋转 360° 后得到的体积	评估前房结构

　　AS-OCT 和房角镜检查之间存在中度到良好的一致性[10-12]。AS-OCT 作为非接触性检查，检查时没有对眼球施加任何压力，使其比房角镜的房角关闭检出率更高。也有研究发现，那些在基线时 AS-OCT 显示房角关闭范围更大的人，在 4 年后随访中发现房角镜检查显示房角关闭的风险更高[13]。新的房角摄影系统和自动成像分类深度学习算法的引入，使房角分析更加准确，同时也能帮助医生更快地做出管理决策，而且有可能实现在高危人群中进行筛查[14]。

　　通过 AS-OCT 成像特征对闭角型青光眼（angle-closure glaucoma，ACG）的机制进行分类，可以分为虹膜末卷、晶状体拱高过大、瞳孔阻滞和高褶虹膜[11]。其中虹膜的动态变化可能在瞳孔阻滞引起的房角关闭机制中起着更重要的作用[12]。

　　浅前房是房角狭窄的主要原因，虹膜厚度和虹膜曲率也有很大的影响。此外，在房角关闭患者中发现虹膜曲率与虹膜厚度呈负相关，虹膜前表面曲率变大，而虹膜变薄，说明相对瞳孔阻滞时存在施加在虹膜上的拉伸力[15]。虹膜的隐窝更多、颜色更浅与更宽的房角相关，这提供了另一种基于虹膜表面特征（如隐窝数量、虹膜色泽）来评估房角闭合风险的成像方式[16]。

　　中国人和白种人之间可能存在不同的房角关闭机制，AS-OCT 分析可部分解释中国人具有更高房角关闭风险的机制。第一，晶状体拱高是通过 AS-OCT 筛查白种人房角关闭的一个重要参数。第二，虹膜厚度在白种人中是房角关闭的重要预测因子，但在中国人中则不是。在高褶虹膜构型（plateau iris configuration，PIC）的眼中，白种人比中国人 ARA 更小，虹膜更厚。第三，中国人的 ACA/ACV 较小。中国人的前房比白种人更浅，前房宽度较小，前房更拥挤。第四，与男性相比，中国女性角膜曲率小，虹膜更凸，晶状体位置靠前，更易发生房角关闭。第五，黑暗环境下，中国人虹膜更厚、虹膜面积更大；ARA 和 TISA 更小，但 AOD 和 TISA 由明到暗的变化较大。由明到暗中国人的瞳孔直径（pupil diameter，PD）变化较小，虹膜明显增厚[17-23]。

　　白内障与 ACG 之间的关系也是临床上经常遇到的问题，ACD、ACA、AOD 750 和 LV 是区分成熟期白内障及其对侧眼的有力指标[24]。更大的晶状体拱高、虹膜面积和较小的角膜后弧长（posterior corneal arc length，PCAL）是导致白内障患者散瞳后 ACA 狭窄的显著原因[25]。

（3）840nm 频域 AS-OCT：光谱分光器将探测器阵列上的干涉信号按时间顺序转换为数字信号。采用的光源为 840nm，组织穿透能力有限，因而对巩膜突和房角隐窝的定义能力较弱，但由于其采用傅里叶域技术使获取的图像分辨率高，故对 Schlemm 管与 Schwalbe 线等细微结构定义能力较强。

（4）1 310nm 扫频 AS-OCT：扫频 OCT（swept source OCT，SS-OCT）兼具前两者优点已经可以在三维重建的基础上实现 360° 全周房角分析，这为临床医生提供了更加直观的房角结构辨识。在眼前节结构中巩膜突是一个显著的标识，虹膜与巩膜突前的小梁网之间的任何接触均称为虹膜小梁接触（iris-trabecular contact，ITC）[26-27]；与 AS-OCT 提供的前段横截面图像相比，SS-OCT 可以量化全周 ITC 的数量及周边前粘连（peripheral anterior synechiae，PAS）的数量[28]（图 2-6-5、图 2-6-6）。

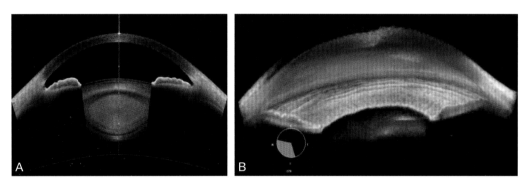

图 2-6-5　扫频 AS-OCT
A. 扫频 AS-OCT 更清晰显示眼前节结构；B. 三维全景显示房角结构。

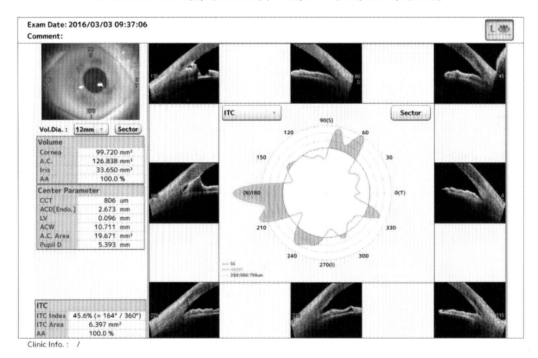

图 2-6-6　扫频 AS-OCT
显示角膜厚度（CCT）、前房深度（ACD）、晶状体拱高（LV）、前房宽度（ACW）以及房角关闭的具体钟点位及范围。

小结：① AS-OCT 可以在非接触的条件下通过一次扫描很好地获得各种环境下的房角结构信息，房角结构可视化良好，容易操作，具有较好的重复性和一致性。② AS-OCT 可提供用于测量房角和前房状态相关的多个参数。③ AS-OCT 成像特征用来分析闭角型青光眼的机制、不同种族之间差异以及白内障与急性闭角型青光眼之间的关系。④扫频 OCT 可以在三维重建的基础上实现 360° 全周房角分析。

二、检测激光治疗及白内障术后房角开放的效果

1. 激光治疗效果评估　激光周边虹膜切开术（laser peripheral iridotomy，LPI）是临床中治疗原发性可疑房角关闭（primary angle closure suspect，PACS）眼的常用方法。AS-OCT 可用来分析 LPI 后房角结构的改变和关闭的机制。

LPI 术后晶状体拱高、虹膜厚度和虹膜面积不变，表明 LPI 主要作用是解除瞳孔阻滞[29]。周边虹膜较薄和基线时 AOD 750 较小与 LPI 后房角更大变化相关[30-31]。PACS 和急性原发性房角关闭（acute primary angle closure，APAC）LPI 术后房角加深的程度与基线房角宽度呈负相关，同时晶状体后移，尤其是在晶状体拱高较大的眼中[32-36]。

虽然 LPI 术后有时出现激光孔通畅，但前房角没有任何改变，而且尽管 LPI 后瞳孔阻滞消失，房角仍趋于变窄[37-38]。LPI 术后 2 周 AS-OCT 图像中前房宽度测量值显著增加，稳定期为 6 个月，18 个月后显著下降。这些发现证实非瞳孔阻滞机制在房角关闭中发挥了相当大的作用，如晶状体混浊、膨胀导致其拱高增加[39]。

LPI 术后效果不理想（LPI 后有 2 个或更多象限闭合或 AOD 750 变化不大）与激光前房角关闭范围大、光照条件下前虹膜弯曲度小和基线时周围虹膜厚[32-34] 相关。对于 LPI 后房角镜下房角仍然关闭的患者，使用氩激光周边虹膜成形术（argon laser peripheral iridoplasty，ALPI）后，用 SS-OCT 测量所有房角参数均增加，可在治疗后 6 周保持房角开放。较大的基线虹膜曲率是治疗干预（特别是 ALPI）后房角增宽的最重要预测因子[40]。

2. 白内障手术干预效果评估　单纯晶状体超声乳化术（phacoemulsification，PE）或者结合黏弹剂房角成形或者分离术（goniosynechialysis，GSL）（PE + GSL）后可使房角变宽，前房加深，眼压（IOP）下降和 PAS 范围减少[41-46]。晶状体摘除组的前房深度显著增加，晶状体拱高显著降低[47]，PE + GSL 手术降低的 ITC（和 PAS 的程度）比单纯的 PE 更大[48]。

三、小梁网和 Schlemm 管的评估

近年来，随着傅里叶结构域 OCT（FD-OCT）的发展，可以对房角横断面结构观察得更为精细[49-50]。最早确定房角结构的研究集中在巩膜突和 Schwalbe 线上[51-54]。高分辨率 FD-OCT 可以快速准确地识别小梁网[51, 55-58]。

1. 小梁网的评估 小梁网在青光眼房水引流的病理生理学中具有重要意义，还是微创青光眼手术的新兴领域和房水引流通道[59]。FD-OCT 研究检测了 1 006 名健康者的小梁网，91.1% 可以可靠地测量小梁网的尺寸。OCT 可以有效地、可重复性地测量小梁网的长度、厚度和面积[60]（图 2-6-7）。

同时研究发现虽然小梁网的高度总体上与种族无关，但与亚裔和白人相比，非裔美国人的小梁网高度更短。小梁网的高度可能在青光眼风险的种族差异中发挥作用，并是原发性开角型青光眼需要考虑的一个新的危险因素[61]。

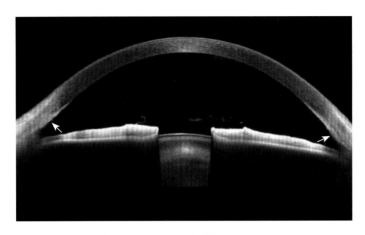

图 2-6-7　AS-OCT 扫描可见小梁网

2. Schlemm 管的评估 FD-OCT 是研究 Schlemm 管的一种新方法（图 2-6-8）。FD-OCT 图像中的 Schlemm 管可以进行定量和无创评估，其位置与解剖组织学评估中相同[57]。在 OCT 上 Schlemm 管是小梁网外的一个曲线透光区域，从巩膜突延伸到角膜后弹力层末端，与角膜基质有明显区别[62]（图 2-6-8）。此外，青光眼患者的 Schlemm 管明显小于健康研究参与者[63]。在一位植入青光眼引流装置的患者中，没有发现 Schlemm 管。推测房水自然流出系统在被替代流出途径取代后结构闭塞，无法分辨[56]。

有研究表明，原发性开角型青光眼（POAG）与正常眼之间可观察到 Schlemm 管的截面百分比相似（78% ~ 86%），但与正常眼相比，POAG 眼的Schlemm 管面积减小。Schlemm 管面积和 IOP 之间也存在相关性。然而，青光眼损伤的程度与 Schlemm 管的面积并不相关[64]。FD-OCT 也可用于研究青光眼患者的 Schlemm 管道变化或青光眼治疗的效果，如目前日益普及的与 Schlemm 管相关的微创手术。

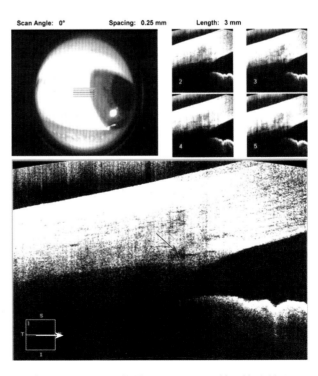

图 2-6-8　AS-OCT 扫描可见 Schlemm 管（箭头所示）

四、术中相干光断层扫描在青光眼手术中的应用

术中 OCT（intraoperative optical coherence tomography，iOCT）目前已有效应用于青光眼的各种手术操作，包括小梁切除术、青光眼引流装置植入、房角分离、黏小管成形、针拨滤过泡等手术[65-66]。iOCT 可提供良好的房角解剖可视化和基于房角的微创青光眼手术（minimally invasive glaucoma surgery，MIGS）手术终点的准确评估所需的分辨率。

iOCT 在小梁切除术中可观察巩膜切口的深度和巩膜瓣的厚度。特别是在巩膜变薄的情况下（如高度近视眼），有助于防止意外的巩膜全层切开。iOCT 有助于培训住院医师进行青光眼手术。通过 iOCT 直接可视房角结构，可机械去除 PAS 或房角分离，避免了术中房角镜的使用[67]。结合 iOCT 和术中房角镜可以观察小梁切除术中小梁切除口和内路小梁切开术中 Schlemm 管腔结构。

iOCT 可辨别滤过泡内的组织学特征并识别粘连和纤维化区域，以及实时显示滤过泡内囊性间隙的形成，使以往盲法的针刺拨泡更有针对性和更安全[68]。

iOCT 引导青光眼引流装置的插管准确放置到前房正确位置，可降低引流管的挤压或暴露的发生率，同时可评估角膜内皮和前房内引流管远端之间的距离[69]。

在微创青光眼手术中，iOCT 有助于确认在黏小管成形术中微导管沿 Schlemm 管的准确和安全通道，防止其完全穿透，它还可以直接显示缝合线收紧 Schlemm 管[70]。可评估小梁消融术后即刻小梁网的移除情况[71]。可确认 XEN45 凝胶支架的最佳放置，特别是在因结膜下出血而可视化较差的情况下[65]。

iOCT 在手术过程中提供了一个额外的视觉维度，并增强了我们对手术动力学和组织 - 器械相互作用的理解。但手术显微镜下图像质量的变化，以及来自眼部结构或手术器械的光学干扰等阻碍了该技术的广泛临床应用。iOCT 兼容仪器、自动跟踪和自动实时分析的技术进步可促进 iOCT 进一步应用[72]。

五、滤过泡和引流管术后的评估

1. 滤过术后的评估　滤过泡的存在是外滤过青光眼手术后降低眼压的主要引流机制[73]。临床实践中评估滤过泡的形态和功能以及区分功能和非功能滤过泡很困难，往往是主观和非标准化的。AS-OCT 能够详细评估滤过泡的内部形态，精确识别小梁切除术后巩膜瓣边缘的过滤开口和非穿透小梁手术巩膜池的状态[74]。

滤过泡形态和 IOP 控制之间有着密切的联系。小梁切除术滤过泡形成过程中泡壁的均匀性可以预测滤过泡的失败[75]。低反射率泡壁和滤过泡的内反射率与小梁切除术后良好的 IOP 控制相关[76-77]。三维 AS-OCT 证实丝裂霉素（MMC）小梁切除术后经结膜渗出与低 IOP、滤过泡血管分布少、滤过泡高度高、更厚的滤过泡壁和低滤过泡壁密度相关[78]。采用 OCT 判定早期过滤开口的宽度可能是长期 IOP 控制的一个预后因素[79]。在治疗的另一个方面，AS-OCT 有助于确定哪些滤过泡适合针刺重建[80]，哪些滤过泡可能对激光断线有反应[81]，还可以为悬垂滤过泡的修复手术提供详细的参考信息[82]。使用 SD-OCT 比较术后早期巩膜瓣和结膜之间 Ologen 植入物与小梁切除术中使用低剂量 MMC 后滤过泡形

态，两组间泡壁外观没有明显差异，表明 Ologen 植入物没有增强或改变泡壁的形态，它的滤过泡壁比 MMC 术的泡壁较厚[83]。

2. 植入物术后的评估　引流阀植入术后 IOP 控制与滤过泡壁纤维化有关[84]，使用 AS-OCT 可以观察到 Ahmed 青光眼引流阀手术后滤过泡反射率与 IOP 控制之间没有显著相关性，与手术失败组相比，手术成功组的最大滤过泡壁更薄[85]。AS-OCT 还可以准确判断青光眼引流管在前房的位置[86]。

六、相关研究进展

目前，人工智能技术（artificial intelligence，AI）作为研究热点推进了 AS-OCT 在青光眼领域的应用。基于机器学习（machine learning，ML）和深度学习（deep learning，DL）各种算法建立 AI 模型，对图像检查结果进行分割、分类及预测，达到辅助诊断及预测青光眼进展的目的[87]。

虽然 AS-OCT 在青光眼的临床中广泛应用，但研究显示目前仍存在一些局限，这些局限也是 OCT 技术不断努力进步的方向。第一，目前使用 OCT 仍无法准确测量小梁网结构数据，也没有观察到小梁网结构与 IOP 之间的相关性[60]。第二，Schlemm 管区域在不同的扫描位置可能有显著差异[56]。目前 Schlemm 管参数都是用定制软件手动测量的，操作人员在测量 Schlemm 管面积时必须设置更多的边界点，从而导致主观偏差的可能[64]。因此，一个单一的测量是否可以代表真正的 Schlemm 管还需要进一步的研究。第三，AS-OCT 在评估滤过泡时不能提供基质胶原沉积和上皮微囊的减少等对于检测失败早期至关重要的信息。此外，也无法检测到提示滤过泡炎症或感染的特征。

未来随着 OCT 技术水平的突飞猛进，或能实现 AS-OCT 对房角结构及各种参数更加精准测量，最终为青光眼的筛查、预防、诊断及治疗提供更多的临床指导意义。

七、临床病例分享

1. 病例一　AS-OCT 对于角膜水肿青光眼患者房角结构的评估：一位急性闭角型青光眼急性发作的老年女性患者，在角膜水肿情况下 AS-OCT 可清晰判断出房角全部关闭状态（图 2-6-9）。

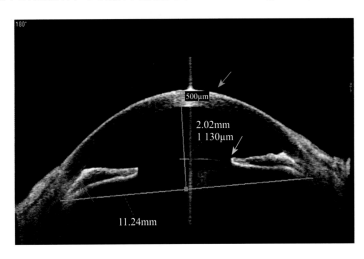

图 2-6-9　62 岁女性，急性闭角型青光眼急性发作

AS-OCT 显示：瞳孔阻滞（黄色箭头所示），房角完全关闭（红色箭头所示），角膜水肿增厚（蓝色箭头所示），前房变浅，瞳孔散大。

2. 病例二　AS-OCT 对于青光眼患者 LPI 后房角结构的评估比较：一位中年女性患者在正常瞳孔、缩瞳下、LPI 后不同状态的房角结构的比较见图 2-6-10。

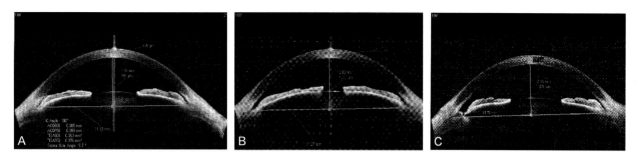

图 2-6-10　58 岁女性，右眼眼压间断性升高

A. AS-OCT 显示正常瞳孔下右眼可疑房角关闭；B. 毛果芸香碱缩小瞳孔后可见房角明显加宽；C. LPI 治疗后，房角加宽，眼压下降且稳定。

3. 病例三　AS-OCT 对于青光眼患者白内障手术前后房角结构的评估比较：一位青年女性患者在手术前后房角结构的比较见图 2-6-11。

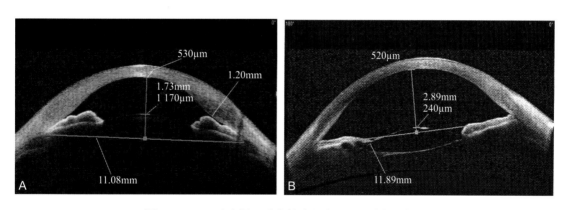

图 2-6-11　18 岁女性，黏多糖贮积症 Ⅰ 型，继发青光眼
A. 房角关闭；B. 青白联合术后，前房加深，房角部分开放，眼压下降。

4. 病例四　AS-OCT 对于小梁网和 Schlemm 管的评估：一位青年女性患者在房角镜辅助下 360° 小梁切开（gonioscopy-assisted transluminal trabeculotomy，GATT）手术前后的小梁网和 Schlemm 管的比较见图 2-6-12。

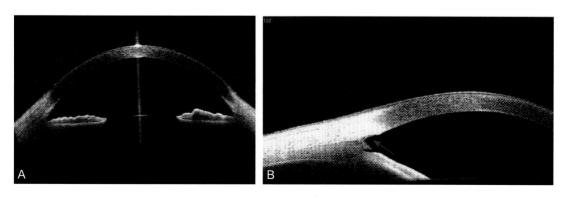

图 2-6-12　26 岁女性，右眼青少年型青光眼（JOAG），GATT 术后 2 个月
A. AS-OCT 显示术前房角开放；B. 术后 Schlemm 管切开明确（箭头所示），眼压控制良好。

5. 病例五　AS-OCT 对于小梁网和 Schlemm 管的评估：一位老年男性患者在穿透性黏小管成形（penetrating canaloplasty，PCP）手术后的 Schlemm 管内缝线的观察见图 2-6-13。

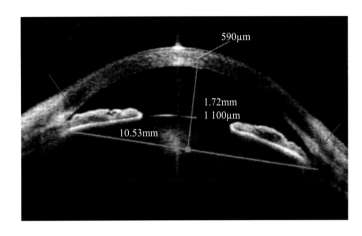

图 **2-6-13**　69 岁男性，慢性闭角型青光眼，穿透性黏小管成形术后 1 个月
箭头所示缝线在 Schlemm 管内，呈现圆点状高反射信号。

6. 病例六　iOCT 可用于在青光眼手术中对房角结构的观察：一位年长女性患者在行白内障手术后即刻对房角的观察比较见图 2-6-14。

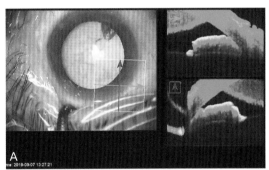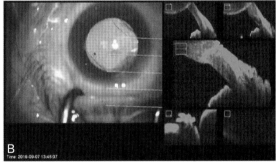

图 **2-6-14**　60 岁女性，急性闭角型青光眼，眼压控制后行白内障超声乳化吸除＋人工晶状体植入术
A. 术前 iOCT 显示房角关闭；B. 手术结束后即刻 iOCT 显示房角开放。

7. 病例七　AS-OCT 可用于滤过术后的评估：如小梁切除术后对于巩膜瓣附近滤过通道的观察见图 2-6-15。

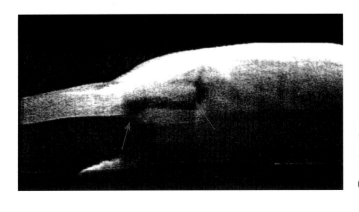

图 **2-6-15**　48 岁男性，慢性闭角型青光眼，左眼小梁切除术后 2 个月
可见巩膜瓣边缘及滤过口（箭头所示）。

8. **病例八** AS-OCT 可用于滤过术后的评估：如 CO_2 激光辅助下深板层巩膜切除（CO_2 laser-assisted sclerectomy surgery，CLASS）术后巩膜池及 Schlemm 管的观察（图 2-6-16）。

9. **病例九** AS-OCT 可用于引流管术后的评估：引流管术后可通过 AS-OCT 观察引流管在前房的相对位置，评估它对周围组织的影响（图 2-6-17）。

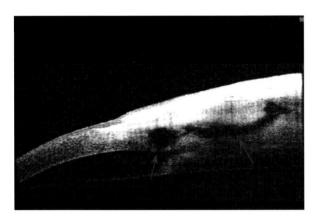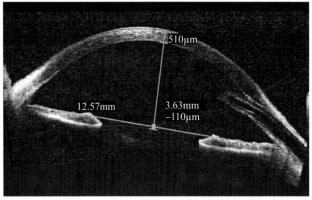

图 2-6-16 34 岁男性双眼原发性开角型青光眼（POAG），右眼 CLASS 术后 2 年

AS-OCT 显示 Schlemm 管外壁完整，巩膜池保持良好（箭头所示），眼压稳定。

图 2-6-17 36 岁男性，双眼原发性开角型青光眼（POAG），左眼 Ahmed 引流阀植入术后 2 个月

AS-OCT 显示引流管从透明角膜穿入前房，部分与角膜内皮相贴（箭头所示），引流管头端与角膜距离过近，引起角膜内皮丢失。

【要点总结】OCT 提供了快速、非接触的房角检测手段，并在检测时不会影响房角的开放和关闭。可以广泛用于 PACG、POAG 及其他类型青光眼的房角评估，也可用于术中及术后随访。一方面，AS-OCT 使获得房角解剖的详细图像成为可能，帮助医生诊断虹膜角膜夹角的改变，最终确定是否需要治疗。另一方面，AS-OCT 扫描可以为激光或手术治疗提供客观证据，并可以对有房角异常的患者进行更准确的随访。虽然，AS-OCT 具有明显的优势，但目前仍然不是金标准。首先，AS-OCT 只提供了房角解剖学的静态评估，而房角镜检查仍然是唯一允许其动态评估的诊断程序。其次，技术限制可能至少部分影响 AS-OCT 目前的临床用途：第一，虹膜色素上皮在大多数情况下不透光，因此无法观察睫状沟和睫状体；第二，大约 25% 的 AS-OCT 图像巩膜突清晰度较差[9]；第三，由于眼睑的影响，大多数设备的图像仅限于横截面（通常是水平的），这种限制可能会阻碍虹膜体积和前房体积测量的准确性。最后，虽然越来越多的 AS-OCT 参数用于理解前房解剖及其与房角关闭的关系，但有一些参数可能没有临床意义，也可能在扫描评估中产生一些混淆，需要临床医生进行甄别。随着未来技术的不断完善，AS-OCT 可能提供更精确、更详细的眼前节解剖信息，这将有望提高检测相关异常的能力[88]。

（王大江 张建新 李 娜）

参考文献

1. IZATT J A, HEE M R, SWANSON E A, et al. Micrometer-scale resolution imaging of the anterior eye in vivo with optical coherence tomography. Arch Ophthalmol, 1994, 112(12): 1584-1589.

2. LI H, LEUNG C K S, CHEUNG C Y L, et al. Repeatability and reproducibility of anterior chamber angle measurement with anterior segment optical coherence tomography. Br J Ophthalmol, 2007, 91(11): 1490-1492.

3. LEUNG C K. Optical coherence tomography imaging for glaucoma - today and tomorrow. Asia-Pacific Journal of Ophthalmology, 2016, 5(1): 11-16.

4. LAVANYA R, FOSTER P J, SAKATA L M, et al. Screening for narrow angles in the Singapore population: Evaluation of new noncontact screening methods. Ophthalmology, 2008, 115(10): 1720-1727.

5. PEKMEZCI M, PORCO T C, LIN S C. Anterior segment optical coherence tomography as a screening tool for the assessment of the anterior segment angle. Ophthalmic Surg Lasers Imaging, 2009, 40(4): 389-398.

6. CONSOLE J W, SAKATA L M, AUNG T, et al. Quantitative analysis of anterior segment optical coherence tomography images: The Zhongshan angle assessment program. Br J Ophthalmol, 2008, 92(12): 1612-1616.

7. SEE J L S, CHEW P T K, SMITH S D, et al. Changes in anterior segment morphology in response to illumination and after laser iridotomy in Asian eyes: an anterior segment OCT study. Br J Ophthalmol, 2007, 91(11): 1485-1489.

8. LEE K S, SUNG K R, KANG S Y, et al. Residual anterior chamber angle closure in narrow angle eyes following laser peripheral iridotomy: Anterior segment optical coherence tomography quantitative study. Jpn J Ophthalmol, 2011, 55(3): 213-219.

9. NARAYANASWAMY A, SAKATA L M, HE M-G, et al. Diagnostic performance of anterior chamber angle measurements for detecting eyes with narrow angles: An anterior segment OCT study. Arch Ophthalmol, 2010, 128(10): 1321-1327.

10. CHEUNG C Y L, LIU S, WEINREB R N, et al. Dynamic analysis of iris configuration with anterior segment optical coherence tomography. Invest Ophthalmol Vis Sci, 2010, 51(8): 4040-4046.

11. NIWAS S I, LIN W, BAI X, et al. Reliable feature selection for automated angle closure glaucoma mechanism detection. J Med Syst, 2015, 39(3): 21.

12. ZHANG Y, LI S Z, LI L, et al. Quantitative analysis of iris changes following mydriasis in subjects with different mechanisms of angle closure. Invest Ophthalmol Vis Sci, 2015, 56(1): 563-570.

13. BASKARAN M, HO S-W, TUN T A, et al. Anterior segment imaging predicts incident gonioscopic angle closure. Ophthalmology, 2015, 122(12): 2380-2384.

14. PORPORATO N, BASKARAN M, HUSAIN R, et al. Recent advances in anterior chamber angle imaging. Eye, 2020, 34(1): 51-59.

15. MATSUKI T, HIROSE F, ITO S, et al. Influence of anterior segment biometric parameters on the anterior chamber angle width in eyes with angle closure. J Glaucoma, 2015, 24(2): 144-148.

16. SIDHARTHA E, NONGPIUR M E, CHEUNG C Y, et al. Relationship between iris surface features and angle width in Asian eyes. Invest Ophthalmol Vis Sci, 2014, 55(12): 8144-8148.

17. WANG Y E, LI Y, WANG D, et al. Comparison of factors associated with occludable angle between American Caucasians and ethnic Chinese. Invest Ophthalmol Vis Sci, 2013, 54(12): 7717-7723.

18. LI Y, WANG Y E, HUANG G, et al. Prevalence and characteristics of plateau iris configuration among American Caucasian, American Chinese and mainland Chinese subjects. Br J Ophthalmol, 2014, 98(4): 474-478.

19. WANG D, HE M, WU L, et al. Dark-light change of iris parameters and related factors among American Caucasians, American Chinese, and Mainland Chinese. Curr Eye Res, 2012, 37(7): 599-605.

20. WANG D, QI M, HE M, et al. Ethnic difference of the anterior chamber area and volume and its association with angle width. Invest Ophthalmol Vis Sci, 2012, 53(6): 3139-3144.

21. WANG D, HUANG G, HE M, et al. Comparison of anterior ocular segment biometry features and related factors among American Caucasians, American Chinese and mainland Chinese. Clin Experiment Ophthalmol, 2012, 40(6): 542-549.

22. WANG D, CHIU C, HE M, et al. Differences in baseline dark and the dark-to-light changes in anterior chamber angle parameters in whites and ethnic Chinese. Invest Ophthalmol Vis Sci, 2011, 52(13): 9404-9410.

23. WANG D, HE M, WU L, et al. Differences in iris structural measurements among American Caucasians, American Chinese and mainland Chinese. Clin Experiment Ophthalmol, 2012, 40(2): 162-169.

24. MANSOURI M, RAMEZANI F, MOGHIMI S, et al. Anterior segment optical coherence tomography parameters in phacomorphic angle closure and mature cataracts. Invest Ophthalmol Vis Sci, 2014, 55(11): 7403-7409.

25. ARIMURA S, TAKAMURA Y, TAKIHARA Y, et al. Determinants of anterior chamber angle narrowing after mydriasis in the patients with cataract. Graefes Arch Clin Exp Ophthalmol, 2015, 253(2): 307-312.

26. PORPORATO N, BASKARAN M, TUN T A, et al. Assessment of circumferential angle closure with swept-source optical coherence tomography: A community based study. Am J Ophthalmol, 2019, 199: 133-139.

27. BASKARAN M, HO S-W, TUN T A, et al. Assessment of circumferential angle-closure by the iris-trabecular contact index with swept-source optical coherence tomography. Ophthalmology, 2013, 120(11): 2226-2231.

28. LAI I, MAK H, LAI G, et al. Anterior chamber angle imaging with swept-source optical coherence tomography: measuring peripheral anterior synechia in glaucoma. Ophthalmology, 2013, 120(6): 1144-1149.

29. ANG B C H, NONGPIUR M E, AUNG T, et al. Changes in Japanese eyes after laser peripheral iridotomy: an anterior segment optical coherence tomography study. Clin Experiment Ophthalmol, 2016, 44(3): 159-165.

30. SUNG K R, LEE K S, HONG J W. Baseline anterior segment parameters associated with the long-term outcome of laser peripheral iridotomy. Curr Eye Res, 2015, 40(11): 1128-1133.

31. LEE R Y, KASUGA T, CUI Q N, et al. Association between baseline iris thickness and prophylactic laser peripheral iridotomy outcomes in primary angle closure suspects. Ophthalmology, 2014, 121(6): 1194-1202.

32. ANG G S, WELLS A P. Factors influencing laser peripheral iridotomy outcomes in white eyes: An anterior segment optical coherence tomography study. J Glaucoma, 2011, 20(9): 577-583.

33. ANG G S, WELLS A P. Changes in Caucasian eyes after laser peripheral iridotomy: an anterior segment optical coherence tomography study. Clin Experiment Ophthalmol, 2010, 38(8): 778-785.

34. HAN S, SUNG K R, LEE K S, et al. Outcomes of laser peripheral iridotomy in angle closure subgroups according to anterior segment optical coherence tomography parameters. Invest Ophthalmol Vis Sci, 2014, 55(10): 6795-6801.

35. SEE J L S, CHEW P T K, SMITH S D, et al. Changes in anterior segment morphology in response to illumination and after laser iridotomy in Asian eyes: an anterior segment OCT study. Br J Ophthalmol, 2007, 91(11): 1485-1489.

36. MOGHIMI S, CHEN R, JOHARI M, et al. Changes in Anterior Segment Morphology After Laser Peripheral Iridotomy in Acute Primary Angle Closure. Am J Ophthalmol, 2016, 166: 133-140.

37. LEE K S, SUNG K R, KANG S Y, et al. Residual anterior chamber angle closure in narrow-angle eyes following laser peripheral iridotomy: Anterior segment optical coherence tomography quantitative study. Jpn J Ophthalmol, 2011, 55(3): 213-219.

38. LEE K S, SUNG K R, SHON K, et al. Longitudinal changes in anterior segment parameters after laser peripheral iridotomy assessed by anterior segment optical coherence tomography. Invest Ophthalmol Vis Sci, 2013, 54(5): 3166-3170.

39. JIANG Y, CHANG D S, ZHU H, et al. Longitudinal changes of angle configuration in primary angle-closure suspects: The Zhongshan angle-closure prevention trial. Ophthalmology, 2014, 121(9): 1699-1705.

40. BOURNE R R A, ZHEKOV I, PARDHAN S. Temporal ocular coherence tomography measured changes in anterior chamber angle and diurnal intraocular pressure after laser iridoplasty: IMPACT study. Br J Ophthalmol, 2017, 101(7): 886-891.

41. SNG C C A, AQUINO M C D, LIAO J, et al. Anterior segment morphology after acute primary angle closure treatment: A randomised study comparing iridoplasty and medical therapy. Br J Ophthalmol, 2016, 100(4): 542- 548.

42. LATIFI G, MOGHIMI S, ESLAMI Y, et al. Effect of phacoemulsification on drainage angle status in angle closure eyes with or without extensive peripheral anterior synechiae. Eur J Ophthalmol, 2013, 23(1): 70-79.

43. NOLAN W P, SEE J L, AUNG T, et al. Changes in angle configuration after phacoemulsification measured by anterior segment optical coherence tomography. J Glaucoma, 2008, 17(6): 455-459.

44. ESLAMI Y, LATIFI G, MOGHIMI S, et al. Effect of adjunctive viscogonioplasty on drainage angle status in cataract surgery: A randomized clinical trial. Clin Experiment Ophthalmol, 2013, 41(4): 368-378.

45. MOGHIMI S, LATIFI G, ZANDVAKIL N, et al. Phacoemulsification versus combined phacoemulsification and viscogonioplasty in primary angle-closure glaucoma: A randomized clinical trial. J Glaucoma, 2015, 24(8): 575-582.

46. SHAO T, HONG J, XU J, et al. Anterior chamber angle assessment by anterior-segment optical coherence tomography after phacoemulsification with or without goniosynechialysis in patients with primary angle closure glaucoma. J Glaucoma, 2015, 24(9): 647-655.

47. YAN C, HAN Y, YU Y, et al. Effects of lens extraction versus laser peripheral iridotomy on anterior segment morphology in primary angle closure suspect. Graefe's Arch Clin Exp Ophthalmol, 2019, 257(7): 1473-1480.

48. TUN T A, BASKARAN M, PERERA S A, et al. Swept-source optical coherence tomography assessment of iris-trabecular contact after phacoemulsification with or without goniosynechialysis in eyes with primary angle closure glaucoma. Br J Ophthalmol, 2015, 99(7): 927-931.

49. WYLEGAŁA E, TEPER S, NOWIŃSKA A K, et al. Anterior segment imaging: Fourier-domain optical coherence tomography versus time-domain optical coherence tomography. J Cataract Refract Surg, 2009, 35(8): 1410-1414.

50. ASRANI S, SARUNIC M, SANTIAGO C, et al. Detailed visualization of the anterior segment using Fourier domain optical coherence tomography. Arch Ophthalmol, 2008, 126(6): 765-771.

51. LEUNG C K, WEINREB R N. Anterior chamber angle imaging with optical coherence tomography. Eye(Lond), 2011, 25(3): 261-267.

52. WONG H T, LIM M C, SAKATA L M. High-definition optical coherence tomography imaging of the iridocorneal angle of the eye. Arch Ophthalmol, 2009, 127(3): 256-260.

53. CHEUNG C Y, ZHENG C, HO C L. Novel anterior-chamber angle measurements by high-definition optical coherence tomography using the Schwalbe line as the landmark. Br J Ophthalmol, 2011, 95(7): 955-959.

54. QIN B, FRANCIS B A, LI Y. Anterior chamber angle measurements using Schwalbe's line with high resolution Fourier domain optical coherence tomography. J Glaucoma, 2013, 22(9): 684-688.

55. BALD M, LI Y, HUANG D. Anterior chamber angle evaluation with Fourierdomain optical coherence tomography. J Ophthalmol, 2012, 2012: 103704.

56. KAGEMANN L, WOLLSTEIN G, ISHIKAWA H. Identification and assessment of Schlemm's canal by spectral

domain optical coherence tomography. Invest Ophthalmol Vis Sci, 2010, 51(8): 4054-4059.

57. USUI T, TOMIDOKORO A, MISHIMA K. Identification of Schlemm's canal and its surrounding tissues by anterior segment Fourier domain OCT. Invest Ophthalmol Vis Sci, 2011, 52(9): 6934-6939.

58. QUEK D T, NARAYANASWAMY A K, TUN T A. Comparison of two spectral domain optical coherence tomography devices for angle-closure assessment. Invest Ophthalmol Vis Sci, 2012, 53(9): 5131-5136.

59. QUIGLEY H A, BROMAN A T. The number of people with glaucoma worldwide in 2010 and 2020. Br J Ophthalmol, 2006, 90(3): 262-267.

60. FERNANDEZ-VIGO JI, GARCIA-FEIJOO J, MARTINEZ-DE-LA-CASA JM, et al. Morphometry of the trabecular meshwork in vivo in a healthy population using Fourier-domain optical coherence tomography. Invest Ophthalmol Vis Sci, 2015, 56(3): 1782-1788.

61. CHEN R I, BARBOSA D T, HSU C H, et al. Ethnic differences in trabecular meshwork height by optical coherence tomography. JAMA Ophthalmol, 2015, 133(4): 437-441.

62. ASRANI S, SARUNIC M, SANTIAGO C, et al. Detailed visualization of the anterior segment using Fourier-domain optical coherence tomography. Arch Ophthalmol, 2008, 126(6): 765-771.

63. KAGEMANN L, WOLLSTEIN G, ISHIKAWA H, et al. Visualization of the conventional outflow pathway in the living human eye. Ophthalmology, 2012, 119(8): 1563-1568.

64. HONG J, XU J, WEI A, et al. Spectral-domain optical coherence tomographic assessment of Schlemm's canal in Chinese subjects with primary open-angle glaucoma. Ophthalmology, 2013, 120(4): 709-715.

65. ANG B C H, LIM S Y, DORAIRAJ S. Intra-operative optical coherence tomography in glaucoma surgery-a systematic review. Eye(Lond), 2020, 34(1): 168-177.

66. HEINDL L M, SIEBELMANN S, DIETLEIN T, et al. Future prospects: Assessment of intraoperative optical coherence tomography in ab interno glaucoma surgery. Curr Eye Res, 2015, 40(12): 1288-1291.

67. KUMAR R S, JARIWALA M U, V S A, et al. A pilot study on feasibility and effectiveness of intraoperative spectral domain optical coherence tomography in glaucoma procedures. Transl Vis Sci Technol, 2015, 4(2): 2.

68. DADA T, ANGMO D, MIDHA N, et al. Intraoperative optical coherence tomography guided bleb needling. J Ophthalmic Vis Res, 2016, 11(4): 452-454.

69. SWAMINATHAN S S, CHANG T C. Use of intraoperative optical coherence tomography for tube positioning in glaucoma surgery. JAMA Ophthalmol, 2017, 135(12): 1438-1439.

70. SIEBELMANN S, CURSIEFEN C, LAPPAS A, et al. Intraoperative optical coherence tomography enables noncontact imaging during canaloplasty. J Glaucoma, 2016, 25(2): 236-238.

71. JUNKER B, JORDAN J F, FRAMME C, et al. Intraoperative optical coherence tomography and ab interno trabecular meshwork surgery with the trabectome. Clin Ophthalmol, 2017, 11: 1755-1760.

72. JEEWAN S. TITIYAL, MANPREET KAUR, et al. Intraoperative optical coherence tomography in anterior segment surgery. Surv Ophthalmol, 2021, 66(2): 308-326.

73. KUDSIEH B, FERNÁNDEZ-VIGO J I, CANUT JORDANA M I, et al. Updates on the utility of anterior segment optical coherence tomography in the assessment of filtration blebs after glaucoma surgery. Acta Ophthalmol, 2022, 100(1): e29-e37.

74. INOUE T, MATSUMURA R, KURODA U, et al. Precise identification of filtration openings on the scleral flap by three-dimensional anterior segment optical coherence tomography. Invest Ophthalmol Vis Sci, 2012, 53(13): 8288-8294.

75. NAKANO N, HANGAI M, NAKANISHI H, et al. Early trabeculectomy bleb walls on anterior-segment optical

coherence tomography. Graefes Arch Clin Exp Ophthalmol, 2010, 248(8): 1173-1182.

76. TOMINAGA A, MIKI A, YAMAZAKI Y, et al. The assessment of the filtering bleb function with anterior segment optical coherence tomography. J Glaucoma, 2010, 19(8): 551-555.

77. PFENNINGER L, SCHNEIDER F, FUNK J. Internal reflectivity of filtering blebs versus intraocular pressure in patients with recent trabeculectomy. Invest Ophthalmol Vis Sci, 2011, 52(5): 2450-2455.

78. NAKASHIMA K, INOUE T, FUKUSHIMA A, et al. Evaluation of filtering blebs exhibiting transconjunctival oozing using anterior segment optical coherence tomography. Graefes Arch Clin Exp Ophthalmol, 2015, 253(3): 439-445.

79. KOJIMA S, INOUE T, NAKASHIMA K, et al. Filtering blebs using 3-dimensional anterior-segment optical coherence tomography: a prospective investigation. JAMA Ophthalmol, 2015, 133(2): 148-156.

80. GUTHOFF R, GUTHOFF T, HENSLER D, et al. Bleb needling in encapsulated filtering blebs: evaluation by optical coherence tomography. Ophthalmologica, 2010, 224(4): 204-208.

81. SNG C C A, SINGH M, CHEW P T K, et al. Quantitative assessment of changes in trabeculectomy blebs after laser suture lysis using anterior segment coherence tomography. J Glaucoma, 2012, 21(5): 313-317.

82. KIM W K, SEONG G J, LEE C S, et al. Anterior segment optical coherence tomography imaging and histopathologic findings of an overhanging filtering bleb. Eye(Lond), 2008, 22(12): 1520-1521.

83. CILLINO S, DI PACE F, CILLINO G, et al. Biodegradable collagen matrix implant vs mitomycin-C as an adjuvant in trabeculectomy: A 24-month, randomized clinical trial. Eye, 2011, 25(12): 1598-1606.

84. JUNG K I, LIM S A, PARK H-YL, et al. Visualization of blebs using anterior segment optical coherence tomography after glaucoma drainage implant surgery. Ophthalmology, 2013, 120(5): 978-983.

85. JUNG K I, PARK H, JUNG Y, et al. Serial changes in the bleb wall after glaucoma drainage implant surgery: Characteristics during the hypertensive phase. Acta Ophthalmol, 2015, 93(4): e248-e253.

86. KAN J T, BETZLER B K, LIM S Y, et al. Anterior segment imaging in minimally invasive glaucoma surgery-A systematic review. Acta Ophthalmol, 2022, 100(3): e617-e634.

87. GARCIA MARIN Y F, ALONSO-CANEIRO D, VINCENT S J, et al. Anterior segment optical coherence tomography(AS-OCT) image analysis methods and applications: A systematic review. Comput Biol Med, 2022, 146: 105471.

88. DAJIANG WANG, SHAN LIN. New developments in anterior segment optical coherence tomography for glaucoma. Current Opinion of Ophthalmology, 2016, 27(2): 111-117.

眼前节相干光断层扫描与虹膜

【要点提示】AS-OCT 利用相干光断层扫描成像技术，能够在非接触状态下对部分眼前节组织结构进行快速、高效、全方位的成像观察。其在虹膜方面也有广泛的应用，包括虹膜的形态、位置、厚度、膨隆度、长度、体积、根部附着点位置及与周边组织的位置关系都能通过 AS-OCT 检查获得，为全面了解虹膜形态和生理学变化提供了另一种可能。本章节就虹膜在 AS-OCT 下的表现及特点进行阐述。

一、虹膜影像学与组织学结构的对应关系

虹膜组织学由前向后可以分为 6 层：内皮细胞层（endothelium）、前界膜层（anterior limiting layer）、基质层（stroma）、肌肉层（muscular layer）、后色素上皮层（posterior pigment epithelium）、内界膜层（inner limiting membrane），其中肌肉层包括瞳孔括约肌层（sphincter muscles）和瞳孔开大肌层（dilator muscles）。瞳孔括约肌近瞳孔缘，沿瞳孔呈环形排列；瞳孔开大肌起始于虹膜根部，呈放射状排列[1]（图 2-7-1）。

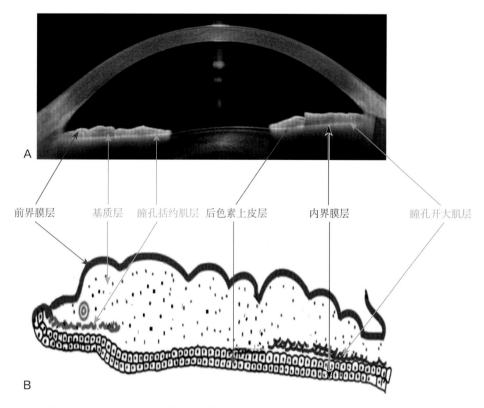

图 2-7-1　AS-OCT 下正常虹膜影像（A）与虹膜组织学（B）对应图
（图片由山西省眼科医院"136 兴医工程"OCT 图像处理中心提供）

二、虹膜的位置与形态

虹膜（iris）为一圆盘状，位于葡萄膜的最前端，介于前后房之间，后方有晶状体支托，虹膜根部与睫状体前端相连，此处薄弱，外伤时易发生离断[2]。虹膜中央有一圆形孔，称为瞳孔（pupil），直径约为 2.5 ~ 4.0mm，可随光线的强弱而改变。虹膜前表面距瞳孔缘约 1.5mm 处有一突起的环形条纹，即虹膜小环，又称虹膜卷缩轮，将虹膜分为瞳孔区和睫状区，其周围还有许多大小不等的凹陷，称为虹膜隐窝（crypts of iris）[3]（图 2-7-2）。

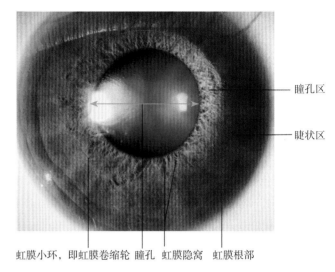

瞳孔区

睫状区

虹膜小环，即虹膜卷缩轮 瞳孔 虹膜隐窝 虹膜根部

图 2-7-2 正常虹膜正面图

三、与虹膜相关的生物学测量

AS-OCT 具备智能化的分析测量工具，能够根据需求对虹膜的各种生物学参数进行定性和定量测量。虹膜的测量参数主要包括：虹膜厚度（iris thickness，IT）、虹膜曲率（iris curvature，ICURV）、虹膜长度（iris length，IL）、虹膜面积（I-Area）、小梁网-虹膜空间面积（trabecular-iris space area，TISA）、小梁虹膜夹角（trabecular iris angle，TIA）。AS-OCT 与 UBM 相比尽管穿透力不及，但具有非接触、广角、快速获得、参数精确等优势（表 2-7-1）。

表 2-7-1 AS-OCT 与 UBM 检查对比

对比	AS-OCT	UBM
优点	1. 非接触，无创检查； 2. 高分辨率； 3. 广角、快速扫描、易获取影像、操作简便； 4. 可定性和定量评估眼前节结构及各项指标； 5. 具备智能软件，可自动测量结构参数； 6. 扫频 OCT 具有三维扫描功能，可全面评估房角形态	1. 可采集到虹膜后表面、睫状体、悬韧带和前部脉络膜的影像技术； 2. 不受屈光间质透明度影响； 3. 可作定量分析
缺点	1. 穿透力差，不能观测到虹膜后部结构信息； 2. 虽然对房角结构有定性和定量评估，但对房角结构只能区分"开放和关闭"状态； 3. 不能对房角进行动态观察	1. 接触式检查； 2. 分辨率较低； 3. 只能获取二维影像信息； 4. 检查时间较长； 5. 学习曲线较长

（一）虹膜厚度

1. 定义　指虹膜前表面至虹膜后表面的垂直长度，即内皮细胞层至内界膜层的垂直长度。受虹膜前表面的影响，虹膜各部位的厚度不均，目前没有统一的测量方法，因此在重复性和一致性上会有较大差异。目前国际上较常应用 Pavlin CJ 方法[4]，通过 UBM 测量三个位点的虹膜厚度。IT1：距离巩膜突

500μm 处的小梁网向虹膜做垂线，该处的虹膜厚度。IT2：距离虹膜根部 2mm 处的虹膜厚度。IT3：瞳孔缘附近的最大虹膜厚度。但测量的重复性和可比性较差[5]（图 2-7-3）。

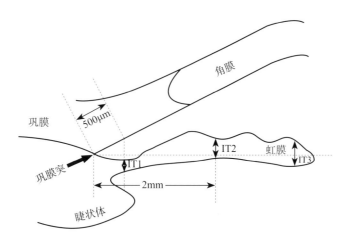

图 2-7-3　Pavlin CJ 虹膜测量方法示意图

2. 周边虹膜肥厚（thick peripheral iris）　目前周边虹膜肥厚的定义尚无统一标准，这里介绍两种方法。

（1）定性方法：以角巩膜缘处的角膜厚度为参考，分别描述整个虹膜的厚度和虹膜基底部（外 1/3）的厚度[6-7]。参照图 2-7-4，用于定义不同的虹膜厚度和虹膜肥厚。

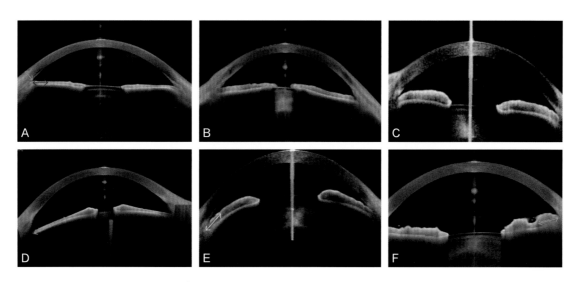

图 2-7-4　定性分析虹膜厚度和周边虹膜肥厚

以角膜缘处角膜厚度为参考（A 图中蓝色双箭头），分别描述虹膜的厚度和周边虹膜（外 1/3）厚度（A 图中红色双箭头）；A. 全虹膜较薄；B. 全虹膜中等厚；C. 全虹膜较厚；D. 虹膜基底部及中周部较薄（D 图中绿色双箭头）；E. 虹膜基底部中等厚（E 图中黄色双箭头）；F. 虹膜基底部较厚（F 图中橙色双箭头）。（图片由山西省眼科医院"136 兴医工程"OCT 图像处理中心提供）

（2）定量方法：用距离巩膜突 500μm 的虹膜厚度与角膜缘处角膜厚度的比值来定义，当比值 ≥ 2/3 为周边虹膜肥厚[8-9]（图 2-7-5）。

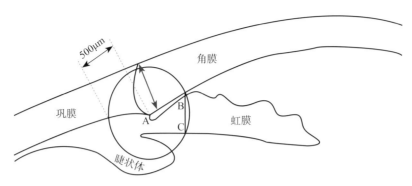

图 2-7-5　定量方法定义周边虹膜肥厚示意图

图中红色双箭头所示为角巩膜处角膜厚度；A 处为巩膜突；以 A 为圆心，
500μm 为半径画圆，与虹膜相交于 B、C 两点，BC 的长度即周边虹膜厚度。

3. **周边虹膜与房角**　周边虹膜的动态变化会直接影响房角开闭的情况。部分患者，在暗室条件下，瞳孔变大，周边虹膜堆积可阻塞房角；在光照条件下，瞳孔变小，虹膜变薄，周边虹膜收缩可使房角开放[10]（图 2-7-6）。

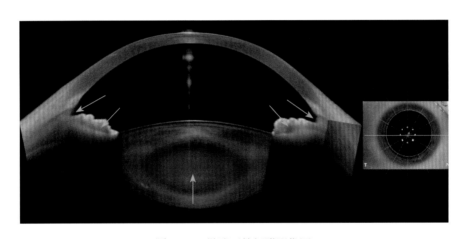

图 2-7-6　散瞳下的虹膜影像图

AS-OCT 检查显示前房加深，虹膜向两侧堆积，厚度增加（橙色箭头），房角呈开放状态（蓝色箭头），晶状体核灰度值偏高（绿色箭头）为核性白内障，前后囊均清晰可见。（图片由山西省眼科医院"136 兴医工程"OCT 图像处理中心提供）

（二）虹膜曲率

虹膜曲率（iris curvature，ICURV）是指虹膜后表面最周边与瞳孔缘两端点连线与虹膜最膨隆处的垂直距离。虹膜曲率即虹膜的膨隆程度，也可用虹膜膨隆曲率半径（iris radius，IR）描述，对研究闭角型青光眼中房角结构的评估有重要意义，此前虹膜膨隆曲率半径多采用 UBM 测量，但受虹膜形态和虹膜前表面的影响，UBM 测量结果重复性和可比性不高，前节 OCT 可以避免这些缺陷。虹膜膨隆曲率半径的测量多以虹膜后表面作为标记线，应用计算机辅助测量系统，用抛物线模型拟合虹膜后表面轮廓曲线，测量拟合后的虹膜后表面曲率半径。对拟合后的每个点的曲率半径进行测量，求出均值，即为虹膜后表面膨隆曲率半径[11-12]。有文献报道，自然光状态下正常人群的虹膜后表面膨隆曲率半径为（9.101 ± 1.408）mm[9]（图 2-7-7）。

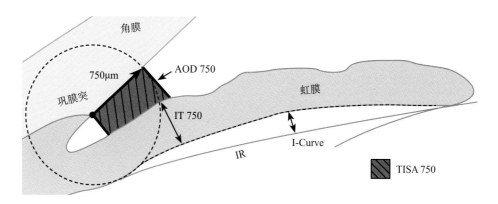

图 2-7-7　虹膜曲率及曲率半径测量

（三）虹膜长度

指虹膜根部附着点到瞳孔缘的直线距离，可随光线的强弱而发生改变（图 2-7-8）。

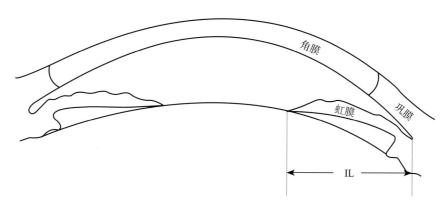

图 2-7-8　虹膜长度测量

（四）虹膜的其他生物学参数

虹膜的其他生物学参数包括：虹膜面积（I-Area）、小梁网 - 虹膜空间面积（trabecular-iris space area，TISA）、小梁虹膜夹角（trabecular iris angle，TIA）等。基于 Visante OCT 研发的 ZAAP 软件[13-14]可以自动描绘虹膜边界，并非常便捷地测量出虹膜的相关参数（图 2-7-9）。

1. TISA 750　分别在巩膜突和距离巩膜突 750μm 处的小梁网做一条垂线，两条垂线和小梁网、虹膜前表面之间区域的面积。

2. TIA　由小梁网、房角隐窝、小梁网垂线与虹膜前表面交点构成的角度。

3. IT 750　距离巩膜突 750μm 处虹膜厚度；IT 2 000，指距离巩膜突 2 000μm 处虹膜厚度。

4. ICURV　虹膜后表面最周边与瞳孔缘两端点连线与虹膜最膨隆处的垂直距离。

5. LV（lens vault）　即晶状体拱高，晶状体前极到巩膜突连线之间的垂直距离。

6. ACW（anterior chamber width）　即前房宽度，两侧巩膜突之间直线距离。

7. AOD 750（angle opening distance 750）　即房角开放距离 750，指在距离巩膜突 750μm 处做一条与小梁网平面垂直并延伸到与其对应的虹膜表面的直线距离。

8. SS（scleral spur） 巩膜突 / 嵴。

9. ACD（anterior chamber depth） 前房深度。

10. ACA（anterior chamber area） 前房面积。

11. AV（ACD + LV） 前房拱高。

12. IAREA 即 I-Area，为虹膜面积。

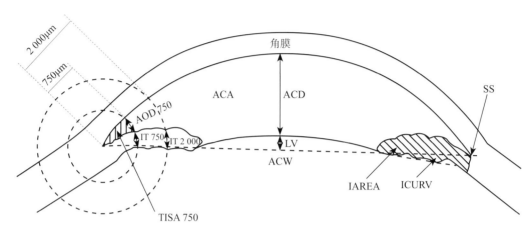

图 2-7-9　ZAAP 软件定量测量前房参数示意图

（五）眼前节 OCT 血管成像

眼前节 OCT 血管成像（anterior segment optical coherence tomography angiography，AS-OCTA）是一种新型非接触的血流成像技术，技术尚处于发展阶段，受虹膜色素组织遮挡和光能量的吸收影响，其成像远没有视网膜和脉络膜血管成像清晰，且各层次血管界定模糊，仅能对虹膜血管形态和分布进行初步评估。我们相信随着眼前节成像技术和算法的日益改进，AS-OCTA 对虹膜疾病的诊断和治疗能提供更有价值的临床信息[15]（图 2-7-10）。

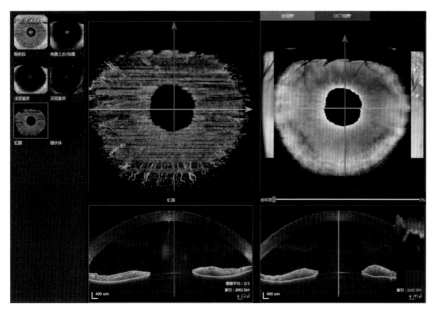

图 2-7-10　AS-OCTA 虹膜 en face 扫描

（图片由山西省眼科医院"136 兴医工程"OCT 图像处理中心提供）

四、临床病例分享

1. **先天性无虹膜（congenital aniridia）**[16]　通常为常染色体异常的遗传性疾病，多双眼发病，由于胚胎时期神经外胚叶和中胚叶层发育障碍所致，常伴有眼部其他异常，如：白内障、青光眼、眼球震颤、黄斑发育不良等。临床表现主要有视力差、畏光等（图 2-7-11）。

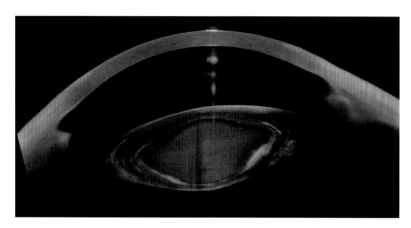

图 2-7-11　先天性无虹膜

AS-OCT 检查显示虹膜缺失，晶状体皮质、核、后囊下均混浊的白内障。（图片由山西省眼科医院"136 兴医工程"OCT 图像处理中心提供）

2. **激光周边虹膜切开术（laser peripheral iridectomy，LPI）**[17]　应用激光切开周边虹膜，促进房水流出，解除瞳孔阻滞，前房深度增加，开放房角，是预防和治疗原发性闭角型青光眼的常见治疗方式之一。通常会选择在上方周边虹膜隐窝处或虹膜基质层较薄处行 LPI（图 2-7-12）。

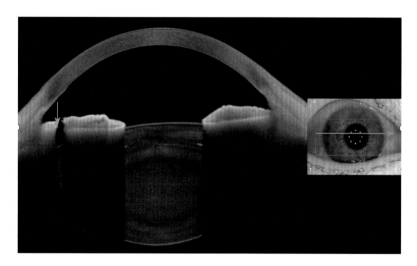

图 2-7-12　周边虹膜激光切开术后

AS-OCT 检查显示一侧虹膜近虹膜根部处见部分虹膜全层缺失（橙色箭头），即周边虹膜激光切开术后所致。（图片由山西省眼科医院"136 兴医工程"OCT 图像处理中心提供）

3. **虹膜根部离断** 常见于眼外伤或机械性损伤后，虹膜根部与睫状体连接处分离，临床上可表现为双瞳症、单眼复视、畏光等，治疗方式的选择应根据离断的范围、视力影响及并发症的情况而决定（图2-7-13）。

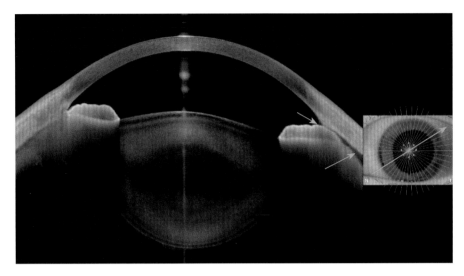

图 2-7-13　虹膜根部离断及脉络膜脱离

AS-OCT 检查显示左眼瞳孔散大，虹膜向根部堆积，厚度增加，颞上方虹膜根部与角巩膜缘内侧见间隙（橙色箭头）即虹膜根部离断，及后方脉络膜脱离（绿色箭头）。（图片由山西省眼科医院"136兴医工程"OCT图像处理中心提供）

4. **虹膜萎缩** 可由虹膜疾病、机械性损伤所致，引起虹膜基质层变薄、虹膜色素部分脱失。原发性进行性虹膜萎缩由 Harm 1903 年首次报道，表现为单眼虹膜萎缩、裂孔形成的青光眼疾病；虹膜萎缩伴角膜营养不良称为 Chandler 综合征[18]；虹膜表面见结节或色素痣称为 Cogan-Reese 综合征；以上三个表现同时存在称为虹膜角膜内皮综合征（iridocorneal endothelial syndrome，ICE 综合征）[19]（图 2-7-14 ~图 2-7-16）。

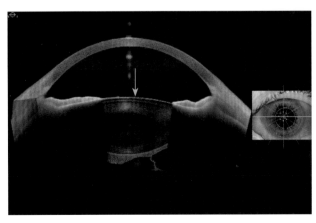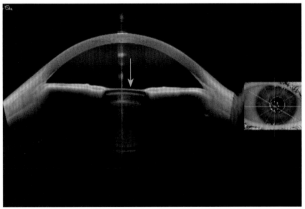

图 2-7-14　虹膜萎缩，瞳孔膜闭

AS-OCT 检查显示虹膜厚度变薄，瞳孔区一高反射膜状物（橙色箭头）连接两侧虹膜。（图片由山西省眼科医院"136兴医工程"OCT图像处理中心提供）

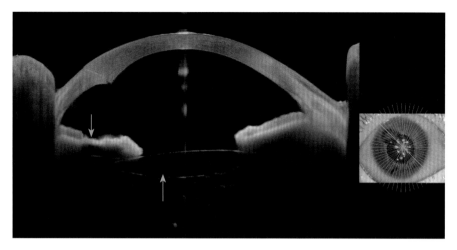

图 2-7-15 白内障术中虹膜损伤，致术后局部虹膜萎缩

AS-OCT 检查显示患者白内障术后前房加深，一侧近瞳孔处虹膜变薄（橙色箭头），后房见人工晶状体（绿色箭头）。（图片由山西省眼科医院"136 兴医工程"OCT 图像处理中心提供）

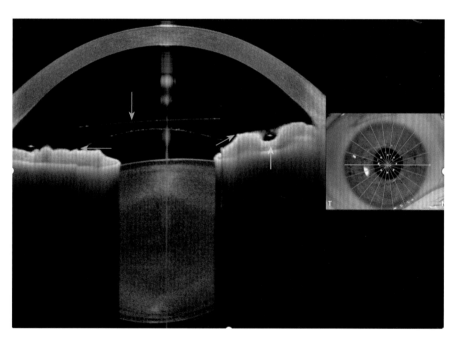

图 2-7-16 前房 IOL 夹持部位导致的虹膜萎缩

AS-OCT 检查显示前房加深，内见一虹膜夹持型前房人工晶状体（橙色箭头），与虹膜前表面相贴（绿色箭头），局部虹膜厚度变薄（黄色箭头）即萎缩。（图片由山西省眼科医院"136 兴医工程"OCT 图像处理中心提供）

5. 虹膜劈裂症 为眼科罕见疾病，1922 年 Shcimit[20] 首次报道，称其为"虹膜分开"。1945 年 Loewenstein[21] 等报道了虹膜劈裂症的病理改变，并命名为"虹膜劈裂症"（iridoschisis）[22]。现临床上又称为"虹膜层裂"或"虹膜层裂症"，多双眼发病，65 岁以上多见，病因不明。临床上多表现为自发的虹膜基质层碎裂、松解，并漂浮于前房，多发于下方虹膜，瞳孔正常（图 2-7-17）。

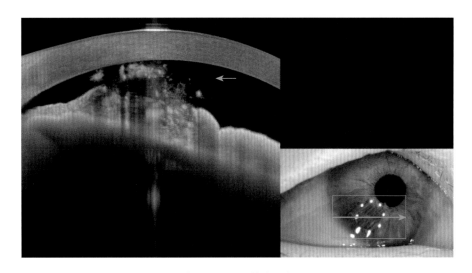

图 2-7-17　虹膜劈裂症

AS-OCT 检查显示虹膜基质层间分离，部分虹膜组织漂浮于前房（橙色箭头）；右侧总览图显示病变部位位于下方虹膜。（图片由山西省眼科医院"136 兴医工程"OCT 图像处理中心提供）

6. 虹膜角膜内皮相贴　可引起房角关闭，阻塞房水流出通道，引起眼压升高，导致继发性青光眼的发生。常见于一种罕见的眼部疾病，即虹膜角膜内皮综合征（iridocorneal endothelial syndrome，ICES），是一组以角膜内皮、前房角和虹膜结构及增生异常为特征的疾病，常见的临床表现有角膜水肿、继发性青光眼、虹膜萎缩和瞳孔异常等。多发于年轻女性，多单眼发病，发病机制尚不明确。当角膜水肿时，运用 AS-OCT 或 UBM 检查前房周边虹膜前粘连和虹膜萎缩，相比裂隙灯显微镜和房角镜检查更可靠[23]（图 2-7-18）。

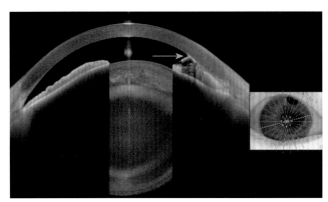
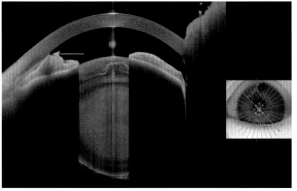

图 2-7-18　虹膜角膜内皮相贴

AS-OCT 检查显示 ICES 患者前房浅，虹膜前表面与角膜内皮相贴（橙色箭头）。（图片由山西省眼科医院"136 兴医工程"OCT 图像处理中心提供）

7. 虹膜前表面增殖膜　常见于前葡萄膜炎，临床上主要有 3 种类型，即虹膜炎、虹膜睫状体炎和前部睫状体炎，好发于青壮年。炎症通常影响房水流出和晶状体的代谢，因此易引起继发性青光眼和并发性白内障的发生（图 2-7-19）。

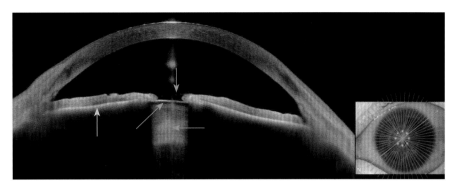

图 **2-7-19** 跨越瞳孔的增殖膜

AS-OCT 检查显示前房深度变浅，瞳孔缩小，瞳孔区和虹膜表面见一断续状中高反射物即增殖膜（橙色箭头）；虹膜后表面反射增强（黄色箭头）与晶状体前囊膜（绿色箭头）间隙变窄（存在贴合的可能）；晶状体内部密度增高（蓝色箭头），即白内障的发生。（图片由山西省眼科医院"136 兴医工程"OCT 图像处理中心提供）

【要点总结】AS-OCT 能对虹膜的结构及相关参数进行测量、分析与评估，为虹膜疾病的诊断及治疗提供了更为全面的信息，且 AS-OCT 具有可重复性高、参数精确等优势，尽管在穿透力方面不及 UBM，但这丝毫也不影响 AS-OCT 在虹膜相关疾病的应用。

（万　娟）

参考文献

1. 李秋明，郑广瑛. 眼科应用解剖学. 郑州：郑州大学出版社，2002.

2. 葛坚. 眼科学. 北京：人民卫生出版社，2010.

3. 赵堪兴，杨培增. 眼科学（附光盘）. 7 版. 北京：人民卫生出版社，2012.

4. PAVLIN C J, FOSTER F S. Ultrasound Biomicroscopy of the Eye. Berlin: Springer-Verlag, 1995.

5. HELMS RW, MINHAZ AT, WILSON DL, et al. Clinical 3D imaging of the anterior segment with ultrasound biomicroscopy. Transl Vis Sci Technol, 2021, 10(3): 11.

6. JIANG Y, HE M, HUANG W, et al. Qualitative assessment of ultrasound biomicroscopic images using standard photographs: The liwan eye study. Investigative ophthalmology & visual science, 2009, 51(4): 2035-2042.

7. STEFAN C, ILIESCU DA, BATRAS M, et al. Plateau iris—diagnosis and treatment. Rom J Ophthalmol, 2015, 59(1): 14-18.

8. YAN Y J, WU L L, WANG X, et al. Appositional angle closure in Chinese with primary angle closure and primary angle closure glaucoma after laser peripheral iridotomy. Investigative Ophthalmology & Visual Science, 2014, 55(12): 8506.

9. 张秀兰. 图解青光眼眼前节影像学检查及诊断. 北京：人民卫生出版社，2020.

10. PORPORATO NATALIA, CHONG RACHEL, XU BENJAMIN Y, et al. Angle closure extent, anterior segment dimensions and intraocular pressure. Br J Ophthalmol, 2022.

11. 王宁利，刘文. 活体超声显微镜眼科学. 北京：科学出版社，2002.

12. OZER MD, KEBAPCI F, BATUR M, et al. In vivo analysis and comparison of anterior segment structures of both eyes in unilateral Fuchs' uveitis syndrome. Graefes Arch Clin Exp Ophthalmol, 2019, 257(7): 1489-1498.

13. CONSOLE J W, SAKATA L M, AUNG T, et al. Quantitative analysis of anterior segment optical coherence tomography images: The Zhongshan angle assessment program. British Journal of Ophthalmology, 2008, 92(12): 1612-1616.

14. ZAREI M, MAHMOUDI T, RIAZI-ESFAHANI H, et al. Automated measurement of iris surface smoothness using anterior segment optical coherence tomography. Sci Rep, 2021, 11(1): 8505.

15. VELEZ FG, DAVILA JP, DIAZ A, et al. Association of change in iris vessel density in optical coherence tomography angiography with anterior segment ischemia after strabismus surgery. JAMA Ophthalmol, 2018, 136(9): 1041-1045.

16. LANDSEND ECS, LAGALI N, UTHEIM TP. Congenital aniridia - A comprehensive review of clinical features and therapeutic approaches. Surv Ophthalmol, 2021, 66(6): 1031-1050.

17. RADHAKRISHNAN S, CHEN PP, JUNK AK, et al. Laser peripheral iridotomy in primary angle closure: A report by the American academy of ophthalmology. Ophthalmology, 2018, 125(7): 1110-1120.

18. SILVA L, NAJAFI A, SUWAN Y, et al. The iridocorneal endothelial syndrome. Surv Ophthalmol, 2018, 63(5): 665-676.

19. AZARI AA, REZAEI KANAVI M, THOMPSON MJ, et al. Iridocorneal endothelial syndrome. JAMA Ophthalmol, 2014, 132(1): 56.

20. SCHMITT A. Detachment of the anterior half of the iris plane. Klin Monatsbl Augenheilkd, 1922, 68: 214-215.

21. LOEWENSTEIN A, FOSTER J. Iridoschisis with multiple rupture of stromal threads. Br J Ophthalmol, 1945, 29(6): 277-282.

22. PEGU J, JAIN K, DUBEY S. Iridoschisis: Spectrum of presentation. Middle East Afr J Ophthalmol, 2021, 27(4): 224-227.

23. MANNINO G, ABDOLRAHIMZADEH B, CALAFIORE S, et al. A review of the role of ultrasound biomicroscopy in glaucoma associated with rare diseases of the anterior segment. Clin Ophthalmol, 2016, 10: 1453-1459.

第八节
眼前节相干光断层扫描与晶状体分级

【要点提示】晶状体混浊程度分级是白内障诊断、治疗及研究的重要内容。目前，裂隙灯下的晶状体混浊分级系统仍在临床被广泛地应用，但由于其主观性影响较大，重复性及准确性受到制约。前节OCT 成像技术的发展，为晶状体混浊评价提供了一种清晰的、直观的、准确的客观检查手段。本章节将围绕晶状体混浊分级系统Ⅲ（lens opacities classification system，LOCS Ⅲ），介绍 AS-OCT 下晶状体结构命名、不同类型白内障 AS-OCT 下的混浊情况，以及 AS-OCT 晶状体密度与晶状体分级的关系和在临床中的应用。

一、概述

正常人眼晶状体是透明组织，主要由水和蛋白质组成。它位于虹膜后，玻璃体前。由于其特定的形状、透光性和组织折射率，使得正常晶状体能够将平行光线聚焦到视网膜上。白内障发生时，晶状体出现不同程度混浊，进而阻断光线向视网膜的正常传输，从而导致视力受损甚至失明。

晶状体可分为三层结构：晶状体核、皮质层和囊膜。囊膜是晶状体的最外层，中央为致密核，被皮质包围。根据晶状体混浊的部位不同，白内障主要有三种类型：核性、皮质性和后囊下型白内障。其中，核性白内障是最常见的类型，其特征是晶状体核的混浊和着色均匀增加，这种退化可以在裂隙灯图像的横截面图中清楚地看到。对于皮质性和后囊下型白内障，通常使用裂隙灯后照法可观察到（图 2-8-1）。

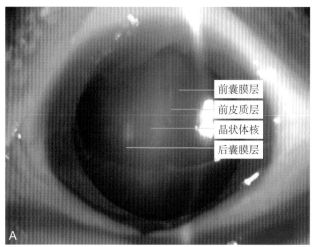
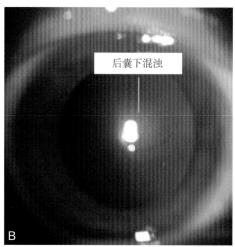

图 2-8-1 裂隙灯下晶状体照片
A. 核性白内障；B. 后囊下型白内障。

目前，晶状体混浊的严重程度主要由眼科医生直接使用裂隙灯显微镜图像与标准分级照片进行参考评估（主要包括：晶状体混浊分级系统 LOCS Ⅲ [1] 和威斯康星白内障分级系统 [2]）。以上评估方法是基于裂隙灯图像主观进行评判，它会受到观察者经验带来的偏差和重复性较低的限制。研究表明，评估者间的可重复性仅有 65%，同一评估者的重复性也仅在 70%~80% 之间 [2]。因此，对白内障的严重程度进行准确、自动的、客观评估将有助于改善该疾病的临床管理，并为流行病学研究提供客观数据。

目前，已有的评估晶状体混浊程度的直接或间接影像学技术主要包括：Scheimpflug 成像系统下的核分级系统（Pentacam nucleus staging，PNS）和间接反映晶状体混浊的光学质量分析系统（optical quality analysis system，OQAS）中的眼散射指数（ocular scattering index，OSI）。一些研究显示了 PNS 与 OSI 之间存在相关性，而且两者与 LOCS Ⅲ 分级、最佳矫正视力（best corrected visual acuity，BCVA）、对比敏感度之间也存在相关性 [3-5]。然而，PNS 或 OSI 的评估方式仍存在一些局限性，主要包括：①由于 Scheimpflug 相机斜向照射及虹膜遮挡，只有在充分散大瞳孔的情况下才能清晰显示中央区的后部晶状体结构；②前部晶状体的混浊产生的遮挡效应可能影响后部晶状体密度检测 [6]，也会导致晶状体后皮质及后囊膜的散射效应 [7]；③ OSI 不能提供晶状体混浊的直接信息，而只能反映受散射影响的程度 [8]；④检查设备使用的可见波长（780nm）会不同程度地被白内障吸收，从而降低密度测量值和传输到更深结构的光能量，另外 OSI 反映的是眼内散射程度，所以也会受到玻璃体混浊的影响。

与上述方法相比，眼前节 OCT 成像技术，光源波长为 1 055~1 310nm，可多方位放射状扫描眼前节结构，在自然瞳孔直径下也可以清晰地获取瞳孔区晶状体的解剖学图像。同时，可手工标记晶状体核区域，并对其平均密度进行量化评估。研究发现 OCT 下的晶状体核密度分级与裂隙灯下用 LOCS Ⅲ 晶状体核混浊评分有一定的相关性 [9-12]。此外，前节 OCT 系统还可以快速获得高分辨率的三维晶状体图像 [13]，进而帮助定位晶状体的轴向和径向平面，确定混浊区域大小，瞳孔被混浊遮挡的面积，进一步显示白内障进展过程中的细微变化。基于扫频 OCT（swept-source OCT，SS-OCT）成像技术的生物测量仪（IOL Master 700）提供的轴向晶状体图像的像素密度变化为机器学习智能化分析提供了有价值的参考信息 [14]。

虽然在前节 OCT 下晶状体成像分级仍处于研究阶段，还没有标准分级方案，但此成像技术的出现为相关研究提供了新的视角。本章节将重点讨论前节 OCT 成像技术在晶状体分级中的应用。

二、不同类型白内障的眼前节相干光断层扫描成像特点

1. 不同 OCT 成像技术　早期时域 OCT（time-domain OCT，TD-OCT）采用 1 310nm 的长波长光源，提供具有较高轴向范围和穿透的图像，但是轴向分辨率较低 [15]。随着 820~880nm 频域 OCT（SD-OCT）技术的引入，其成像速度和轴向分辨率均有很大程度的提高，但其成像深度及范围存在限制。SS-OCT 技术的出现，在保证扫描速度的同时可以实现眼前节全景大范围及更深深度成像，进一步拓宽了 OCT 在眼前节成像方面的应用。而前节 OCT 技术的进步使部分眼表和眼前段组织结构（如泪膜、角膜、结膜、巩膜、眼外肌、前房角、晶状体）的图像采集与量化评估成为可能 [16]。

2. 不同类型白内障的 OCT 成像 由于晶状体内部各层次结构间不连续，在裂隙灯下可以看到晶状体的内部结构呈层次状排列。高分辨率 SS-OCT 扫描的晶状体图像，基于各层结构间对比敏感度的差异，可以更清晰地显示晶状体各层结构。为更好地描述晶状体混浊的位置，大多数已发表的晶状体结构和性质研究都使用 Oxford 或 Vogt 命名法[17]。Vogt 命名法（1919 年）将晶状体结构由内向外命名为：胚胎核、胎儿核、青年核、成年核、皮质区、囊膜（图 2-8-2A）。Oxford 命名法将晶状体内部结构分为 4 个皮质区，分别是 C_1、C_2、C_3、C_4，以及核（nuclear，N）区（图 2-8-2B）。C_1 为前囊及后囊下的外层皮质区，包含了 $C_{1\alpha}$ 和 $C_{1\beta}$ 区，分别为囊膜下透明区（囊膜下 100μm）和分离区（囊膜上 125～350μm）。

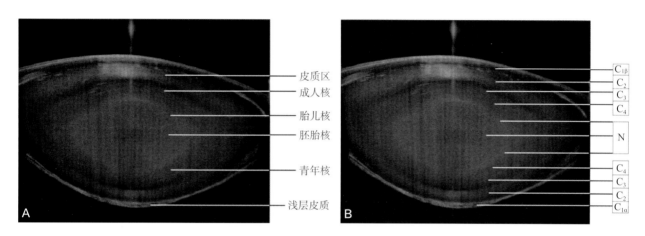

图 2-8-2　一例 72 岁白内障患者的晶状体 OCT 图像可清晰显示晶状体各层结构
A. Vogt 晶状体结构命名法；B. Oxford 晶状体结构命名法。

（1）皮质性白内障：皮质性白内障具有典型的尖刺状或楔形皮质混浊，在周围较厚，尖端常朝向瞳孔区。当临床检查显示皮质性白内障时，在平行于晶状体表面的皮质或后极均可见高反射信号特征，当晶状体前部存在致密的混浊时，其下方可表现为遮挡的暗区（图 2-8-3）。

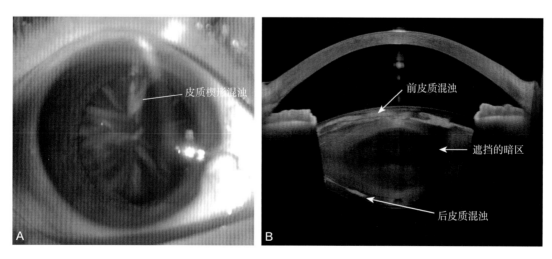

图 2-8-3　皮质性白内障裂隙灯及前节 OCT 检查图像
A. 皮质性白内障裂隙灯照片，可见晶状体皮质呈灰白色楔形混浊；B. 皮质性白内障前节 OCT 图，可见混浊的晶状体皮质形成的片状高密度区。

（2）核性白内障：核性白内障的特征是晶状体核光散射增加，同时核黄色加深，患者伴随近视度数加深。前节 OCT 晶状体成像特征主要表现为核密度增加，OCT 信号增强，同时晶状体厚度也可能增加。与皮质性混浊或囊膜下型白内障的斑片状混浊不同的是，这种晶状体核密度增强往往较为均匀（图 2-8-4）。

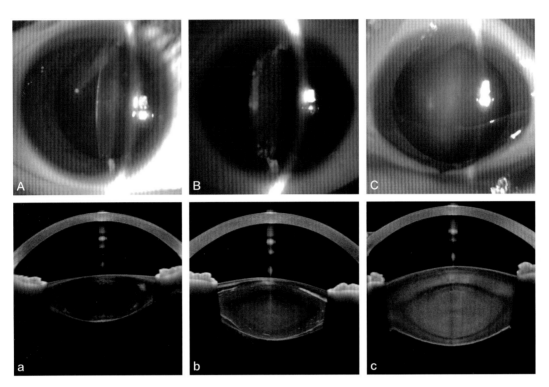

图 2-8-4　不同核硬度下裂隙灯及前节 OCT 图像

A/a. 14 岁患者 NO_1NC_1；B/b. 40 岁患者 NO_2NC_2；C/c. 72 岁患者 NO_4NC_4。

NO：nuclear opalescence，晶状体核混浊；NC：nuclear color，晶状体核颜色。

（3）囊膜下型白内障：囊膜下型白内障的混浊位于晶状体囊膜下方，呈黄色砂锅底样或呈白色纤维斑块状，形状及大小不一，由于其位于中心视轴，靠近眼节点，早期即可显著影响视力。

OCT 图像中囊膜下型白内障表现为贴近晶状体囊膜的高反射信号，位于 Oxford 晶状体结构命名的 $C_{1\alpha}$ 区，常位于视轴附近。对于前后囊膜下的团块状混浊，前节 OCT 图像会显示得比较清楚，而对于后囊下的弥漫状磨砂状混浊，前节 OCT 图像可能不容易分辨，可表现为后囊膜下薄层的弥漫状中高反射（图 2-8-5）。

此外，在一些团块状后囊膜下型白内障的前节 OCT 晶状体扫描图像中，可以看到空泡状或缝隙状信号缺失区，可能与 C_1 区晶状体皮质纤维变性、结构排列紊乱有关，其具体机制欠清。在后极部囊膜下团块性白内障的前节 OCT 晶状体成像中，中轴区靠近晶状体前后极的区域，由于晶状体纤维的环形横向排列，从而形成较强 OCT 信号，呈锥形高密度伪影，推测可能与投射于晶状体后囊下混浊物的光线原路反射回晶状体有关，但具体机制欠清。如果按照这部分区域的信号强度来反映晶状体密度，可能会造成晶状体密度假性增高（图 2-8-6）。

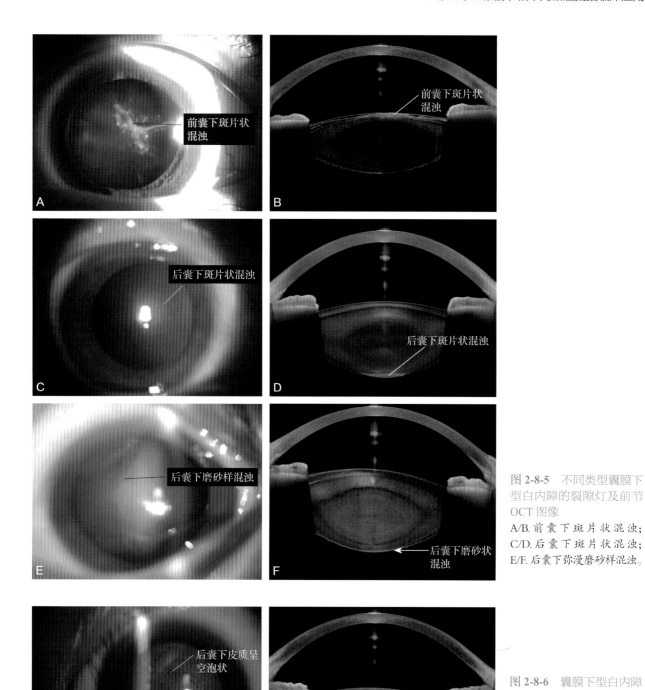

图 2-8-5 不同类型囊膜下型白内障的裂隙灯及前节 OCT 图像
A/B. 前囊下斑片状混浊；C/D. 后囊下斑片状混浊；E/F. 后囊下弥漫磨砂样混浊。

图 2-8-6 囊膜下型白内障裂隙灯及 OCT 图片
A. 后囊膜下斑片状皮质混浊区内空泡状改变；B. 后囊下大片斑片状混浊区内的空泡及推测由于内部反射形成的对称锥形伪影。

三、晶状体分级

1. 晶状体混浊分级系统Ⅲ（LOCS Ⅲ） 使用直接焦点照明法或后照法获得的晶状体裂隙灯图像建立的 LOCS Ⅲ分级系统是一种标准的并且广泛应用的晶状体分级方案。通过将裂隙灯下观察到的图像与标准参考图像进行比较，从四个方面对白内障进行分级：晶状体核混浊（nuclear opalescence，NO）

和晶状体核颜色（nuclear color，NC），皮质改变程度（cortical，C）和后囊膜下改变程度（posterior subcapsular，P）。前两个值 NO 和 NC 评估了核的散射特性，记录为 0.1 ~ 6.9，但 C 和 P 分别是皮质或囊下混浊占瞳孔面积的百分比，记录为 0.1 ~ 5.9。

2. LOCS Ⅲ分级系统相关研究进展　在 2012 年的一项分析白内障类型及分级对视觉功能影响的研究中发现，LOCS Ⅲ晶状体混浊分级系统与患者视功能有很好的相关性[18]。LOCS Ⅲ白内障分级系统还可用于预估术中超声能量大小及灌注液量，为手术规划提供指导。Davison 等对 2 364 例患者使用 LOCS Ⅲ分级系统和术中超声乳化能量及时间研究发现，随着晶状体核混浊程度及颜色级别的增加，术中超声乳化时间增长，超声能量也会更大，术中所需的灌注液量也随之增加[10]。

3. 前节 OCT 测量晶状体核密度与 LOCS Ⅲ晶状体混浊分级相关性研究　以往有一些研究，比较不同的前节 OCT 测量的晶状体核密度与 LOCS Ⅲ晶状体混浊分级的关系。Visante AS-OCT 为最初的时域 OCT，由于扫描深度只有 3mm，因此需要两次扫描，分别获取前部及后部晶状体图像，才能合成完整的晶状体成像[11]。在 You Na Kim 等的一项研究中[9]，使用 Catalys 系统获得完整晶状体的 OCT 扫描图像，比较矢状线方向 OCT 扫描图像与裂隙灯下 LOCS Ⅲ的核混浊化分级的关系。最近的研究[14]也报道了 IOL Master 700 图像上的核密度与 LOCS Ⅲ评分之间存在正相关，但研究中晶状体的可视化分辨率相对较低。专用的 SS-OCT 全景眼前节成像系统存在高分辨率成像的优势结合人工智能算法，可以为图像智能化识别以及临床指标相关性分析方面的深入研究提供更大的帮助。

【要点总结】前节 OCT 可以作为一种客观的、准确的、高效的晶状体混浊程度分级方法，尤其是对于核性白内障，与 LOCS Ⅲ分级存在很好的相关性。SS-OCT 可以提供高质量的前节 OCT 晶状体扫描图像，为各种特殊类型的白内障提供诊断依据。随着图像分析技术及大数据人工智能的发展，通过前节 OCT 数据可能预测白内障对视力的影响，为手术决策提供参考。

（王海涛）

参考文献

1. LT CHYLACK JR, LESKE MC, SPERDUTO R, et al. The lens opacities classification system Ⅲ. Arch Ophthalmology, 1993, 111(6): 831-836.

2. KLEIN B, KLEIN R, LINTON KL, et al. Assessment of cataracts from photographs in the Beaver dam eye study. Ophthalmology, 1990, 97(11): 1428-1433.

3. GREWAL DS, BRAR GS, GREWAL SPS. Correlation of nuclear cataract lens density using Scheimpflug images with lens opacities classification system Ⅲ and visual function. Ophthalmology, 2009, 116(8): 1436-1443.

4. LIM SA, HWANG J, HWANG K-Y, et al. Objective assessment of nuclear cataract: comparison of double-pass and Scheimpflug systems. J Cataract Refract Surg, 2014, 40(5): 716-721.

5.　GUPTA M, RAM J, JAIN A, et al. Correlation of nuclear density using the lens opacity classification system Ⅲ versus Scheimpflug imaging with phacoemulsification parameters. J Cataract Refract Surg, 2013, 39(12): 1818-1823.

6.　M DUBBELMAN, G L VAN DER HEIJDE. The shape of the aging human lens: Curvature, equivalent refractive index and the lens paradox. Vision Research, 2001, 41(14): 1867-1877.

7.　C-Y HU, J-H JIAN, Y-P CHENG, et al. Analysis of crystalline lens position. J Cataract Refract Surg, 2006, 32(4): 599-603.

8.　E STIFTER, S SACU, H WEGHAUPT. Functional vision with cataracts of different morphologies: Comparative study. J Cataract Refract Surg, 2004, 30(9): 1883-1891.

9.　YOU NA KIM, JIN HYOUNG PARK, HUNGWON TCHAH1. Quantitative analysis of lens nuclear density using optical coherence tomography(OCT) with a liquid optics interface: Correlation between OCT images and LOCS Ⅲ grading. Journal of Ophthalmology, 2016, 2016: 3025413.

10.　DAVISON JA, CHYLACK LT. Clinical application of the lens opacities classification system Ⅲ in the performance of phacoemulsification. J Cataract Refract Surg, 2003, 29(1): 138-145.

11.　A L WONG, C K-S LEUNG, R N WEINREB, et al. Quantitative assessment of lens opacities with anterior segment optical coherence tomography. The British Journal of Ophthalmology, 2009, 93(1): 61-65.

12.　WANG W, ZHANG J, GU X, et al. Objective quantification of lens nuclear opacities using swept-source anterior segment optical coherence tomography. Br J Ophthalmol, 2022, 106(6): 790-794.

13.　ALBERTO DE CASTRO, ANTONIO BENITO, SILVESTRE MANZANERA, et al. Three-dimensional cataract crystalline lens imaging with swept-source optical coherence tomography. Invest Ophthalmol & Visual Science, 2018, 59(2): 897-903.

14.　BOURDON H, TRINH L, ROBIN M, et al. Assessing the correlation between swept source optical coherence tomography lens density pattern analysis and best corrected visual acuity in patients with cataracts. BMJ Open Ophthalmology, 2021, 6(1): e000730.

15.　JS ASAM, M POLZER, A TAFRESHI, et al. Anterior segment OCT//JOSEF F BILLE. High resolution imaging in microscopy and ophthalmology: New frontiers in biomedical optics. Berlin: Springer, 2019.

16.　VENKATESWARAN N, GALOR A, WANG J, et al. Optical coherence tomography for ocular surface and corneal diseases: A review. Eye Vis(Lond), 2018, 12(5): 13.

17.　ROBERT C AUGUSTEYN. On the growth and internal structure of the human lens. Experimental Eye Research, 2010, 90(6): 643-654.

18.　CHEW M, CHIANG PPC, ZHENG Y, et al. The impact of cataract, cataract types, and cataract grades on vision-specific functioning using Rasch analysis. Am J Ophthalmol, 2012, 154(1): 29-38.

第九节

眼前节相干光断层扫描与晶状体疾病

【要点提示】随着生物测量技术的高速发展，AS-OCT 在晶状体疾病临床诊疗中的应用日趋广泛，其功能可以多方位涵盖眼前节测量参数，包括形态、密度、结构完整性及位置的量化判断（表 2-9-1）[1-9]，同时其相应的数据分析可以辅助 IOL 的优选、散光 IOL 的植入规划以及术后直接非散瞳条件下散光 IOL 的轴位测量，通过对晶状体厚度及直径的测量进行有效晶状体位置预测，还可以对手术方式及并发症等进行评估[10-24]。本章将针对眼前节 OCT 在晶状体疾病中的应用进行详述。

表 2-9-1　AS-OCT 在晶状体领域的应用研究列举

晶状体的生理功能与病理状态	形态参数：前后表面曲率半径、厚度、直径 密度及其分布：囊膜、前后皮质、不同深度的核区 结构完整性：后囊膜 位置：倾斜、偏心
白内障术前规划与术后检查	角膜：曲率、前后表面地形图、圆锥角膜筛查、整体屈光力、像差 有效晶状体位置（effective lens position，ELP）预测：晶状体厚度、直径 手术方式：囊膜完整性，手术切口愈合情况 并发症：后囊膜混浊及其对人工晶状体位置的影响

一、晶状体疾病的诊断

（一）晶状体的正常解剖结构

晶状体位于虹膜和玻璃体之间，正常的晶状体是透明的双凸形屈光体，直径 9.0～10.0mm，厚度（前后极距离）约为 4.0～5.0mm，前表面曲率半径约 9.0mm，后表面曲率半径约 5.5mm，屈光指数 1.333，屈光力 19.1D。晶状体最外层有一层囊膜包裹，位于前面者即晶状体前囊膜，位于后面者则为晶状体后囊膜。晶状体前囊膜较后囊膜稍厚一些，且前囊膜在近赤道部的前方较中央部更厚一些。晶状体借助于赤道部的悬韧带与睫状突相连，赤道部与睫状突相距约 0.5mm。晶状体本身不含血管及神经，依靠房水及玻璃体提供所需营养，经晶状体囊膜的渗透作用来完成代谢过程，保持晶状体的透明性[24]。

（二）晶状体疾病

1. 白内障　不论全身或局部原因，由于晶状体及其囊膜发生变性而引起的混浊，即"白内障"。

根据病因，白内障可以分为年龄相关性、并发性、代谢性、外伤性、先天性白内障等多种类型；按照混浊的部位，可以分为核性、皮质性及后囊下型。其中最常见的年龄相关性白内障又可进一步按照病程分期为：初发期、膨胀期、成熟期和过熟期。

2. 晶状体位置异常　晶状体位置的异常改变称为"晶状体脱位"。晶状体位置的稳定性主要受到

3 组悬韧带纤维的牵制，分别分布终止于晶状体前囊、后囊及赤道区。借助悬韧带的牵引力量及后方玻璃体的支撑作用，晶状体得以保持位置稳定。若部分或全部悬韧带的张力减小、缺失均可能导致晶状体异位，造成晶状体半脱位或全脱位。

3. **晶状体形态异常**　先天性晶状体形态异常可见于球形晶状体、先天性晶状体缺损等。

球形晶状体的产生与胚胎期晶状体发育异常相关。与正常晶状体相比，球形晶状体前后表面更凸，导致晶状体水平径较小而前后径增大。这类患者常合并高度近视，散瞳后可见晶状体赤道部和悬韧带。有时由于虹膜与晶状体接触面增大会导致瞳孔阻滞，此时缩瞳可进一步增加瞳孔阻滞引起的眼压升高，而散瞳可以将眼压降低。这类患者睫状体小带通常发育不良或被拉长，因此可以伴发晶状体半脱位 / 全脱位。

先天性晶状体缺损可能与胚胎期第三玻璃体及晶状体悬韧带发育不良有关，临床上多表现为晶状体赤道区切迹样缺损，伴有局部悬韧带的缺失。

（三）晶状体疾病的 AS-OCT 表现

为正确诊断上述常见的晶状体疾病，AS-OCT 作为一种非接触式高速完成眼前段检查的重要方式，其成像有助于探查眼前段的结构和变化。与 UBM 等其他接触式检查相比，患者对于 AS-OCT 检查的接受度会更高。除了显示眼前段的角膜、虹膜、房角、晶状体前囊、晶状体形态及密度之外，一些 AS-OCT 设备还可以显示晶状体后囊，以及巩膜突、房角隐窝等前段解剖标志，可以从任意角度和方向来实现测量，对于后续指导手术设计或评估手术效果尤为重要。但是因光学成像原理，虹膜色素会不同程度遮挡后面组织成像，因此对于瞳孔直径大于 4mm 的情况，测量晶状体的前后曲面和赤道部距离，可通过拟合处理来提取晶状体数据信息，但由于并非实际成像，故无法更好地展示细节。

在正常年轻人中，晶状体透明或有轻微的密度增高，可以在 AS-OCT 检查图像中看到，晶状体前囊膜、前囊膜下皮质和后囊膜中央区域均表现为轻度反光增强（图 2-9-1）。

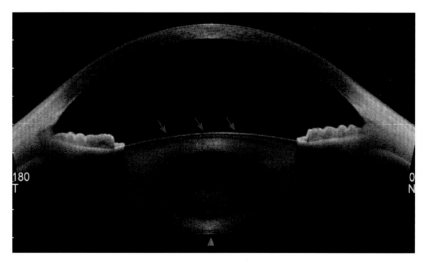

图 2-9-1　正常晶状体的 AS-OCT 表现

红色箭头示前囊膜；红色星号示前囊膜下皮质；红色三角示后囊膜中央区域。

1. **白内障 AS-OCT 表现** 根据晶状体不同部位及不同程度的混浊，白内障患者的眼前节 OCT 主要表现为晶状体混浊相应部位的信号增强（图 2-9-2）。

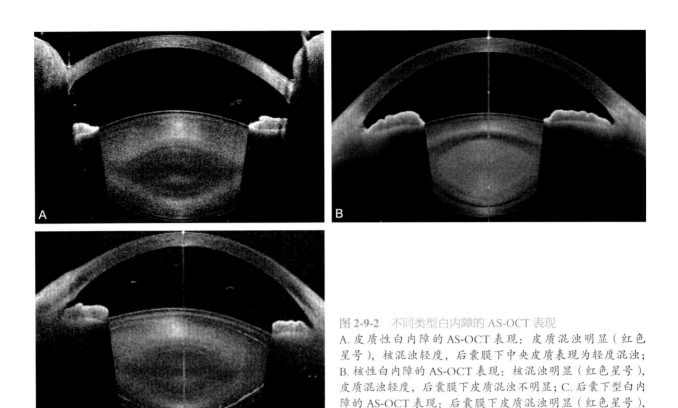

图 2-9-2 不同类型白内障的 AS-OCT 表现
A. 皮质性白内障的 AS-OCT 表现：皮质混浊明显（红色星号），核混浊轻度，后囊膜下中央皮质表现为轻度混浊；B. 核性白内障的 AS-OCT 表现：核混浊明显（红色星号），皮质混浊轻度，后囊膜下皮质混浊不明显；C. 后囊下型白内障的 AS-OCT 表现：后囊膜下皮质混浊明显（红色星号），核和皮质混浊不明显。

2. **晶状体半脱位的 AS-OCT 表现** 晶状体半脱位的 AS-OCT 主要表现为双眼前房不等深，患眼前房深浅不均，局部悬韧带缺失，晶状体赤道部前移，睫状突-晶状体赤道部间距增大（图 2-9-3）。

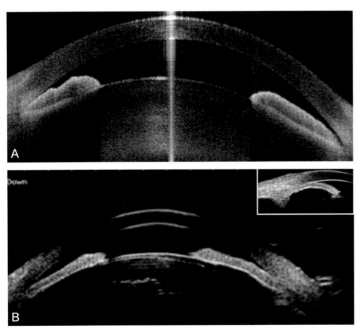

图 2-9-3 晶状体半脱位
A. 晶状体半脱位的眼前节 OCT 表现；B. 晶状体半脱位的 UBM 表现。主要表现为浅前房，晶状体赤道部前移，睫状突-赤道部间距增大，房角关闭，部分可观察到局部悬韧带缺失。（感谢复旦大学附属眼耳鼻喉科医院蒋永祥教授供图）

由于外伤因素导致的晶状体半脱位通常表现为玻璃体前界膜不完整，可伴有玻璃体疝形成，在 AS-OCT 可能观察到前房、瞳孔、后房等处出现凸面向前的细带状分界。此外还可能伴有虹膜根部离断、房角后退、睫状体脱离、玻璃体积血等其他改变[14]。伴有外伤性白内障的晶状体半脱位可在 AS-OCT 上显示晶状体内部的变化。伤后可出现晶状体内的层状分离与晶状体组织液化改变[23]。此外，增加的晶状体厚度可提示囊袋内压力升高，并可以评估角膜与晶状体的粘连范围和后囊膜完整性。由于多合并悬韧带的部分缺损，可能伴有晶状体形态及位置的变化，外伤时间较长后还可出现晶状体组织的局部吸收与机化，部分可伴有房角后退等（图 2-9-4）。这些细节均有助于预先判断手术方案及可能的预后。

先天因素导致的晶状体半脱位通常玻璃体前界膜完整，一般无玻璃体疝形成。

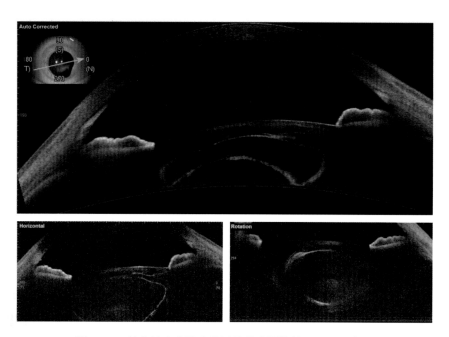

图 2-9-4 外伤性白内障合并晶状体半脱位的 AS-OCT 表现
晶状体形态及位置改变，部分悬韧带稀疏处出现晶状体 - 睫状突距离增宽；外伤时间较长后还可出现晶状体组织的局部吸收与机化、房角后退等。

3. **球形晶状体的 AS-OCT 表现** 球形晶状体在 AS-OCT 上表现为晶状体前、后表面较凸，晶状体厚度较大，但直径较小，赤道部圆钝，自然瞳孔下虹膜与晶状体接触面增大，悬韧带拉长，睫状突 - 晶状体赤道部间距增大。当球形晶状体患者伴有晶状体半脱位时（图 2-9-5），则前房出现不等深，睫状突 - 晶状体赤道部间距不等[14]。对于浅前房的高度近视白内障患者检查时尤须注意是否为球形晶状体。严重时因瞳孔阻滞，可导致闭角型青光眼[22]。对于晶状体形态的观察可采用全景模式，部分具有 3D 模式功能，均有利于显示整个晶状体形态（图 2-9-6）。

4. **晶状体缺损的 AS-OCT 表现** AS-OCT 检查时，从冠状切面上看，晶状体缺损主要表现为晶状体的局部凹陷，伴有局部睫状突缺失；从放射状切面上看，则显示为局部晶状体赤道部圆钝，睫状突 - 晶状体间距增大，伴有悬韧带缺失，须注意与晶状体半脱位的鉴别（图 2-9-7）[14]。

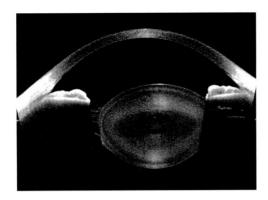

图 2-9-5 伴有半脱位的球形晶状体 AS-OCT 表现

晶状体厚度增大而直径较小，前房深浅不均，赤道部圆钝，悬韧带拉长，睫状突 - 赤道部间距增大，房角关闭。（感谢复旦大学附属眼耳鼻喉科医院蒋永祥教授供图。引自 CHEN ZX, JIA WN, JIANG YX. Lens biometry in congenital lens deformities: A swept-source anterior segment OCT analysis. Front Med (Lausanne), 2021, 8: 774640. ）

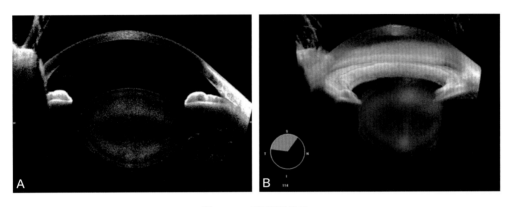

图 2-9-6 球形晶状体

A. AS-OCT 全面观察球形晶状体形态；B. AS-OCT 的 3D 成像功能。（感谢复旦大学附属眼耳鼻喉科医院蒋永祥教授供图。引自 CHEN ZX, JIA WN, JIANG YX. Lens biometry in congenital lens deformities: A swept-source anterior segment OCT analysis. Front Med (Lausanne), 2021, 8: 774640. ）

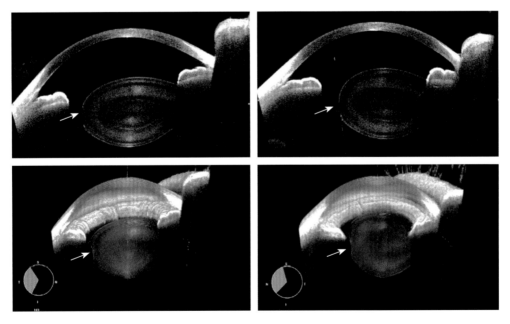

图 2-9-7 晶状体缺损的 AS-OCT 表现

箭头处为晶状体缺损部位，上图示局部晶状体赤道部圆钝，睫状突 - 晶状体间距增大伴悬韧带缺失；下图示双眼眼前节的 3D 重建图。（感谢复旦大学附属眼耳鼻喉科医院蒋永祥教授供图。引自 CHEN ZX, JIA WN, JIANG YX. Lens biometry in congenital lens deformities: A swept-source anterior segment OCT analysis. Front Med (Lausanne), 2021, 8: 774640. ）

二、晶状体混浊程度的分级

晶状体混浊程度对于评估白内障病情进展及制订治疗策略具有重要意义，尤其对于硬核白内障，其手术难度较大，术前更需要对晶状体进行准确的评估。

目前，临床医生对于白内障的诊断，主要依赖于裂隙灯检查晶状体混浊的范围及程度，结合最新的白内障混浊分类系统（lens opacities classification system Ⅲ，LOCS Ⅲ），可以用于不同晶状体混浊类型的区分[21]。

然而，此方法比较依赖医生的主观判断，缺乏量化指标，因此可重复性不强。AS-OCT 为评价晶状体混浊部位和程度提供了一个新思路，是一种便于量化分析的客观检查方式。

国内外有研究应用扫频 OCT（swept-source optical coherence tomography，SS-OCT）获得晶状体的高清图像，并使用图像处理软件 Image J 对图像进行分析，发现 SS-OCT 测得的晶状体密度数据，与 LOCS Ⅲ 的混浊程度评分具有相关性，同时与患眼术前视力及手术参数具有很强的相关性[9]。

随着未来 SS-OCT 设备的普及、数据库的扩充，以及分析软件的更新，这一方法将变得更加准确、高效，为混浊晶状体的评估提供更大的帮助。

三、眼前节相干光断层扫描辅助测算及优选人工晶状体

AS-OCT 可精确测量角膜、晶状体参数并进行 IOL 计算（图 2-9-8 ~图 2-9-12）[15-20]。研究表明，AS-OCT 测得的前表面 Kf、前表面 Ks、前房深度（anterior chamber depth，ACD）及晶状体厚度（lens thickness，LT）这些数值与 IOL Master 700 有很好的一致性，而 CCT、真实 Kf 和真实 Ks 则是在两种仪器中的一致性良好。而且采用了扫频光源的 OCT 生物测量仪，检出率高，对于屈光间质混浊患者的精准测量很有利。

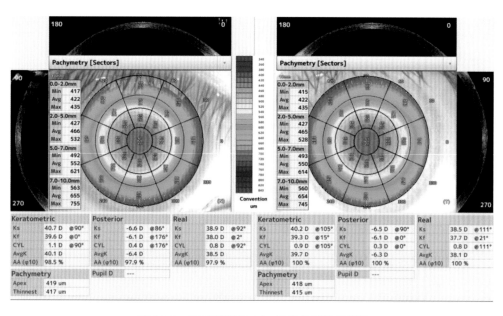

图 2-9-8　使用眼前节 OCT 进行角膜参数测量

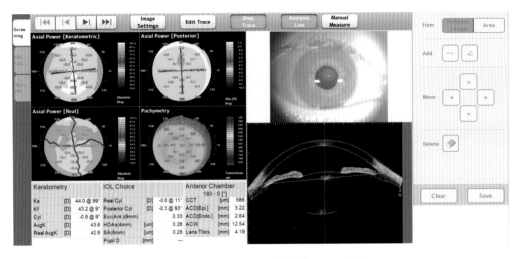

图 2-9-9　AS-OCT 的检查数据显示页面

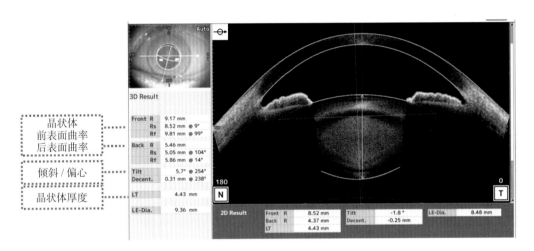

图 2-9-10　自动测量晶状体前后表面曲率、晶状体厚度、倾斜度和偏心距离

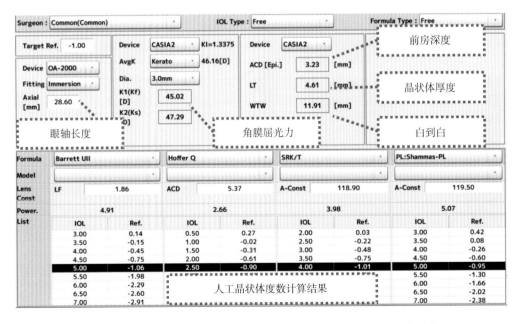

图 2-9-11　使用眼前节 OCT 选择 IOL 计算公式及进行 IOL 屈光力计算

此外，toric IOL 术前规划、定位和设计，综合测量和规划功能，对白内障手术非常重要。AS-OCT 可以模拟散光人工晶状体的植入规划图，标注基准点、手术切口位置，辅助散光人工晶状体目标轴位定位，实现精准治疗（图 2-9-12）。

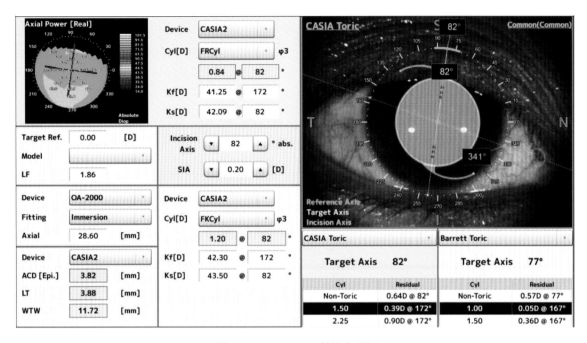

图 2-9-12 toric IOL 的植入规划

【要点总结】近年来 AS-OCT 技术得到了显著发展，实现了更深层次的成像、更短的扫描时间、更便捷的自动量化功能，为晶状体疾病的术前诊断、手术治疗及术后随访带来了诸多便利。希望未来这一技术的成像能力可与人工智能技术相结合，自动、高效、精准地绘制出更为普遍适用的客观参数，并应用于更复杂的眼科疾病领域。

（竺向佳）

参考文献

1. WANG X, CHEN X, TANG Y, et al. Morphologic features of crystalline lens in patients with primary angle closure disease observed by CASIA 2 optical coherence tomography. Invest Ophthalmol Vis Sci, 2020, 61(5): 40.

2. RUAN X, YANG G, XIA Z, et al. Agreement of anterior segment parameter measurements with CASIA 2 and IOL Master 700. Front Med(Lausanne), 2022, 9: 777443.

3. BISWAS S, BISWAS P. Agreement and repeatability of corneal thickness and radius among three different corneal measurement devices. Optom Vis Sci, 2021, 98(10): 1196-1202.

4. ANDO W, KAMIYA K, HAYAKAWA H, et al. Comparison of phakic intraocular lens vault using conventional nomogram and prediction formulas. J Clin Med, 2020, 9(12): 4090.

5. PEGUDA R, KANG P, MASEEDUPALLY V, et al. Accuracy and repeatability of an anterior segment swept-source optical coherence tomographer. Eye Contact Lens, 2018, 44 Suppl 1: S300-S306.

6. LIU Z, RUAN X, WANG W, et al. Comparison of radius of anterior lens surface curvature measurements in vivo using the anterior segment optical coherence tomography and Scheimpflug imaging. Ann Transl Med, 2020, 8(5): 177.

7. TUN TA, SAWICKI A, WILKOS-KUC A, et al. Circumferential assessment of changes in anterior segment characteristics and baseline predictors of angle widening after laser iridotomy in Caucasian eyes. J Glaucoma, 2021, 30(9): 839-845.

8. TAN SS, TUN TA, SULTANA R, et al. Diagnostic accuracy of swept source optical coherence tomography classification algorithms for detection of gonioscopic angle closure. Br J Ophthalmol, 2022, 106(12): 1716-1721.

9. WANG W, ZHANG J, GU X, et al. Objective quantification of lens nuclear opacities using swept-source anterior segment optical coherence tomography. Br J Ophthalmol, 2022, 106(6): 790-794.

10. XU BY, LIANG S, PARDESHI AA, et al. Differences in ocular biometric measurements among subtypes of primary angle closure disease: The Chinese American eye study. Ophthalmol Glaucoma, 2021, 4(2): 224-231.

11. SWARBRICK HA, KANG P, PEGUDA R. Corneal total and epithelial thickness measured by sonogage ultrasound pachometry and high-resolution optical coherence tomography. Optom Vis Sci, 2020, 97(5): 346-350.

12. GHOREYSHI M, KHALILIAN A, PEYMAN M, et al. Comparison of OKULIX ray-tracing software with SRK-T and Hoffer-Q formula in intraocular lens power calculation. J Curr Ophthalmol, 2017, 30(1): 63-67.

13. SONG XF, LANGENBUCHER A, GATZIOUFAS Z, et al. Effect of biometric characteristics on biomechanical properties of the cornea in cataract patient. Int J Ophthalmol, 2016, 9(6): 854-857.

14. CHEN ZX, JIA WN, JIANG YX. Lens biometry in congenital lens deformities: A swept-source anterior segment OCT analysis. Front Med(Lausanne), 2021, 8: 774640.

15. ZHU X, QI J, HE W, et al. Early transient intraocular pressure spike after cataract surgery in highly myopic cataract eyes and associated risk factors. Br J Ophthalmol, 2020, 104(8): 1137-1141.

16. MENG J, WEI L, HE W, et al. Lens thickness and associated ocular biometric factors among cataract patients in Shanghai. Eye Vis(Lond), 2021, 8(1): 22.

17. LU Q, HE W, QIAN D, et al. Measurement of crystalline lens tilt in high myopic eyes before cataract surgery using swept-source optical coherence tomography. Eye Vis(Lond), 2020, 7: 14.

18. CHEN M, HU H, HE W, et al. Observation of anterior chamber volume after cataract surgery with swept-source optical coherence tomography. Int Ophthalmol, 2019, 39(8): 1837-1844.

19. HE W, ZHU X, WOLFF D, et al. Evaluation of anterior chamber volume in cataract patients with swept-source optical coherence tomography. J Ophthalmol, 2016, 2016: 8656301.

20. SAVINI G, HOFFER KJ, RIBEIRO FJ, et al. Intraocular lens power calculation with ray tracing based on AS-OCT and adjusted axial length after myopic excimer laser surgery. J Cataract Refract Surg, 2022, 48(8): 947-953.

21. CHYLACK LT JR, WOLFE JK, SINGER DM, et al. The lens opacities classification system Ⅲ. The longitudinal study of cataract study group. Arch Ophthalmol, 1993, 111(6): 831-836.

22. WANG JK. Anterior segment optical coherence tomography in anterior dislocation of the crystalline lens. Austin J Clin Ophthalmol, 2015, 2(1): 1040.

23. PUJARI A, AGARWAL D, SHARMA N. Clinical role of swept source optical coherence tomography in anterior segment diseases: A review. Semin Ophthalmol, 2021, 36(8): 684-691.

24. KOLB H. Gross anatomy of the eye. //KOLB H, FERNANDEZ E, NELSON R. Web vision: The organization of the retina and visual system. Salt Lake City(UT): University of Utah Health Sciences Center, 2005.

第十节

眼前节相干光断层扫描与真性囊膜剥脱综合征

【要点提示】真性晶状体囊膜剥脱综合征是晶状体前囊膜发生的特有的板层分离，特征性表现为前房可见均匀、透明的膜样物，一端与前囊膜相连，另一端游离于前房中。在白内障超声乳化手术中，前囊膜的异常改变会增加前囊膜撕裂甚至后囊膜破裂的风险，本节从其概况、成像特点、临床意义、鉴别诊断、相关临床研究、临床病例分享等方面展开阐述以供临床参考。

一、真性晶状体囊膜剥脱综合征的基本概况

真性晶状体囊膜剥脱综合征（true exfoliation syndrome，TEX）于 1922 年首次由 Elschnig 报道[1]，是晶状体前囊膜发生的特有的板层分离，特征性表现为前房可见均匀、透明的膜样物，一端与前囊膜相连，另一端游离于前房中（图 2-10-1）。

晶状体囊膜在组织学上分为外层和内层，外层为悬韧带板层，此层囊膜赤道部有悬韧带附着，内层为囊膜固有层，前囊膜各层均可发生板层分离，但多数 TEX 发生在前囊膜外层与内层之间[2]（图 2-10-2）。结合组织病理学推测 TEX 可能始于微泡的出现，微泡聚集合并形成更大的空泡，融合后导致晶状体前表面起皱，随病情进展前房可见一个具有游离端的瓣膜或呈波浪状卷曲的膜[3]。研究表明，无论年龄大小赤道部前的囊膜在悬韧带插入处最为薄弱[4]，组织病理学切片证实板层分离最初总是出现在悬韧带断裂处相邻内侧的前囊膜，然后向中央区进展。由于分层的膜菲薄且透明，患者通常无自觉症状，常规检查时往往难以发现。

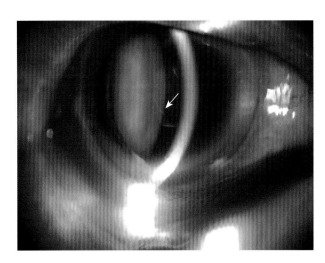

图 2-10-1　TEX 裂隙灯眼前节照片
前房可见均匀、透明的膜样物，一端与前囊膜相连，另一端游离于前房中（白色箭头）。

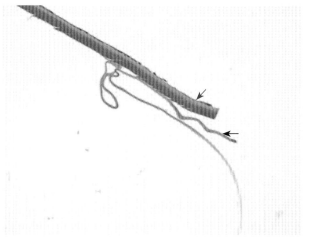

图 2-10-2　TEX 组织病理学切片（HE 染色，400×）
外层为悬韧带板层（黑色箭头），内层为囊膜固有层（红色箭头），外层与内层前囊膜分离，剥脱的外层前囊膜卷曲。

TEX 可发生于各个种族，但多发于亚洲人。研究报道，亚洲人虹膜呈深棕色同时伴有较浅的前房、较小的前房容积，这些因素导致前房散热减少，是 TEX 的危险因素[2]。本病无性别差异，无遗传倾向。单眼和双眼均可发病，单眼受累者部分患者对侧眼最终也发展为 TEX[5]。

二、真性晶状体囊膜剥脱综合征的成像特点

目前，TEX 可运用多种检查方法进行成像，相关研究集中在术前、术中和术后的各个环节。

（一）术前成像

1. 裂隙灯　术前运用裂隙灯检查可获得直观的图像，从早期的前囊膜皱褶到微小分层，进一步发展形成前房内漂浮的透明膜，部分患者游离端卷曲，卷曲的前囊膜下色素沉着（图 2-10-3），对于晶状体混浊程度较轻的患者，后照法成像效果更佳，可呈现囊膜剥脱的边缘，各象限均发生分层后中央形成一个盘状结构，周围有碗状薄膜（图 2-10-4）。但本方法主要依靠医生的主观感觉、缺乏精准性，经验不足的临床医生可能会漏诊。

2. 超声生物显微镜（ultrasound biomicroscopy，UBM）　有报道运用 UBM 成功识别受累的晶状体前囊

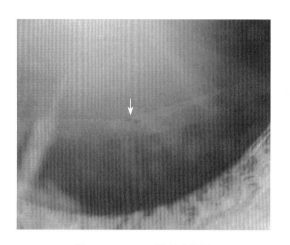

图 2-10-3　TEX 眼前节照片
剥离膜上色素沉着。

膜，观察到剥脱膜向角膜内皮面隆起，并且随着瞳孔的活动膜的形态也发生改变[5]，但这种检查方法为接触式，操作较为烦琐，对患者配合度要求比较高，且易引起患者不适感。

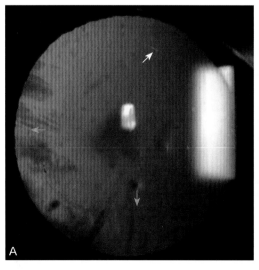
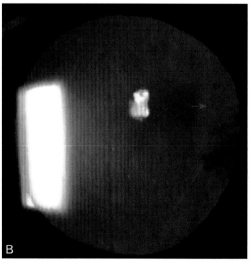

图 2-10-4　TEX 眼前节裂隙灯照片（后照法）
A. 盘状结构下方边缘（蓝色箭头）、颞侧边缘（绿色箭头）及鼻上边缘（白色箭头）；B. 同一眼盘状结构鼻侧边缘（红色箭头）。

3. Pentacam 三维眼前节分析系统　Pentacam 三维眼前节分析系统使用旋转 Scheimpflug 相机获取眼前节图像，一次成像可获取完整的眼前节信息，亦可呈现 TEX 患者特征性表现（图 2-10-5），应用于 TEX 的诊断[6]。与 UBM 相比，该仪器为非接触式，操作相对简单，不容易引起患者不适感。

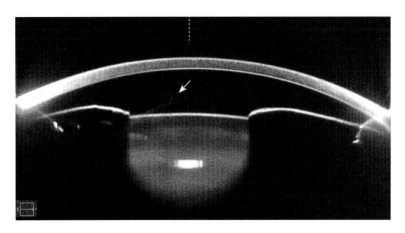

图 2-10-5　TEX 患者 Pentacam 检查结果
前房内可见漂浮膜（白色箭头）。

4. 眼前节 OCT　近年来眼前节 OCT 逐步应用于临床，与传统眼前节成像系统相比，其重复性和准确性高，可以在非接触的条件下提供高分辨率的眼前节成像，为本病的诊断和随访提供重要的影像学诊断依据[7]。运用眼前节 OCT 对剥离的前囊膜从周边到中央进行观察，不仅可以清晰显示前囊膜浅层和深层，有助于明确诊断，还可以了解剥离囊膜的起始位置、走行情况、剥离高度和累及范围，确定不同方位囊膜剥离的严重程度（图 2-10-6），据此预判各象限前囊膜分层情况，为手术设计和预防并发症的发生提供有力的依据。

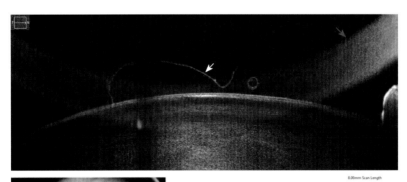

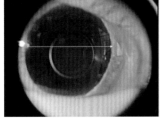

图 2-10-6　TEX 患者眼前节 OCT 检查结果
前房内可见漂浮膜（白色箭头），受限于扫描深度，角膜在镜像中返折（红色箭头）。

（二）术中成像

部分 TEX 患者术前无明显体征，术中行台盼蓝染色后前囊膜可视性增强，手术显微镜下连续环形撕囊（continuous curvilinear capsulorhexis，CCC）起瓣时可见悬韧带松弛（图 2-10-7），撕囊后发现瞳孔区仍残留蓝色的深层囊膜组织，图像清晰可见[8]，以此辅助 TEX 诊断，称为"双环征（double ring sign，DRS）"。此外，近年来术中 OCT 逐步应用到白内障手术当中，这种技术可以在多维度进行扫描，获取术中的实时镜像及囊膜分层信息，辅助正确诊断、病情评估。

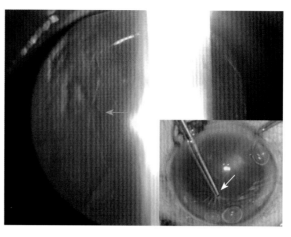

图 2-10-7　TEX 眼前节及术中撕囊照片

前囊膜表面剥离的透明膜（绿色箭头），伴悬韧带松弛，撕囊起瓣时皱褶明显（白色箭头）。

（三）术后成像

术毕可对撕除的前囊膜行组织病理学检查（图 2-10-8）。亦有在离体组织解剖学观察的报道，其将半脱位混浊的晶状体进行囊内摘除、切开并固定，利用光镜和透射电子显微镜对晶状体赤道部及前后囊膜进行观察[5]，丰富了 TEX 相关的研究，为临床医生提供了宝贵的资料。

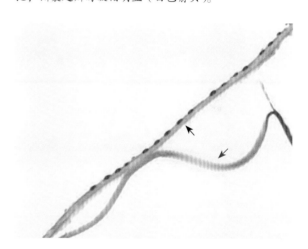

图 2-10-8　TEX 组织病理学切片

外层为悬韧带板层（红色箭头），内层为囊膜固有层（黑色箭头），外层与内层前囊膜分离。

三、真性晶状体囊膜剥脱综合征的临床意义

术前正确诊断 TEX 具有重要的临床意义。众所周知，CCC 是超声乳化手术的关键步骤之一，CCC 能否顺利完成直接影响手术效果。由于 TEX 患者前房中的漂浮膜菲薄而透明，术前如没有发现膜分层，术中行 CCC 时易残留深层前囊膜，后续乳化核块时极易误吸残留的前囊膜瓣，造成放射状撕裂[9-12]，撕囊口有可能进一步延伸到囊袋穹隆部，甚至后囊，导致晶状体核坠入玻璃体腔，故在 TEX 白内障患者中，超声乳化手术风险主要体现在 CCC，而不是超声乳化核。针对这一特点，对于可疑 TEX 患者，临床医生术前有必要使用眼前节 OCT 影像学检查辅助诊断，准确识别分层部位，术中撕囊口边缘绕过分层的边缘，将其包绕，避免发生撕囊相关的并发症。临床工作中尽管很多病例报道了 DRS，但因为术前进行了充分细致的检查，多数病例均成功完成了超声乳化手术[2, 13-14]。

四、鉴别诊断

TEX 主要与假性囊膜剥脱综合征（pseudoexfoliation syndrome，PEX）进行鉴别。两者均表现为晶

状体前囊膜表面的膜样物，但各有特点，主要体现在以下几方面。

1. **裂隙灯下成像**　当瞳孔完全散大时 PEX 呈现经典的"三环征"[15]（图 2-10-9），与 TEX 前房中的漂浮膜表现不同。

2. **组织病理学**　TEX 组织病理学改变包括晶状体上皮细胞数量减少、体积变小、胞质内空泡、线粒体肿胀、囊膜空泡变性和分层[16-18]，PEX 患者 HE 染色示前囊膜表面物质沉积，部位不同形态表现不同，中央区呈短小簇状离散分布，颗粒区呈灌木丛状沉积，且与前囊膜间存在间隙（图 2-10-10）[19]。

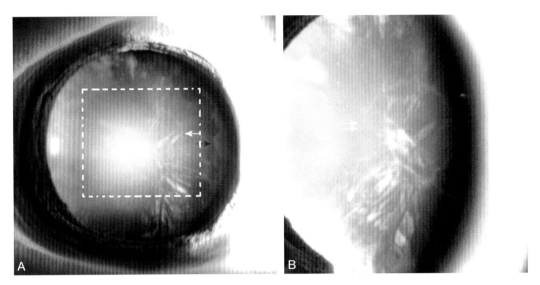

图 2-10-9　PEX 眼前节裂隙灯照片

A. 散瞳后 PEX 眼前节照片，中央盘外缘（白色箭头），颗粒区内缘（红色箭头）；B. A 图虚线区域放大后灰白色的中央盘区（双箭头）。

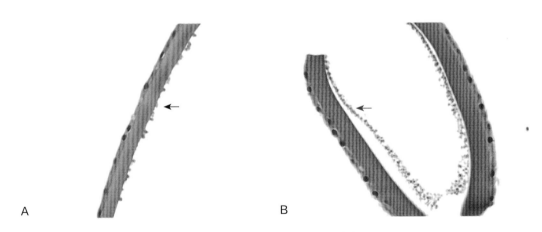

图 2-10-10　PEX 组织病理学切片（HE 染色，400×）

A. PEX 中央区沉积物呈短小簇状离散分布（黑色箭头）；B. PEX 颗粒区沉积物呈灌木丛状分布（红色箭头）。

3. **眼前节 OCT**　散瞳后 PEX 表现为沉积于前囊膜表面局部增厚、反射增强的膜状物，体征显著者膜边缘翘起（图 2-10-11），与 TEX 特征性表现不同（图 2-10-12）。

4. **是否伴发血管因素**　研究表明，PEX 是全身疾病的眼部表现，PEX 与系统性血管病变之间以及 PEX 与眼部血管病变之间存在关联[20-22]。虹膜血管病变和盘周毛细血管灌注减低在 PEX 患者中已被描

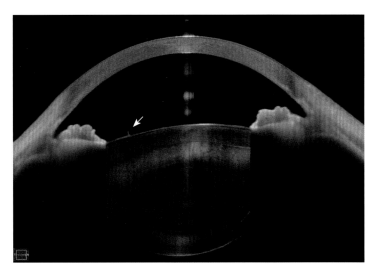

图 **2-10-11**　PEX 眼前节 OCT 检查结果

颞侧瞳孔缘处晶状体前囊膜表面局部增厚、反射增强的膜状物，呈钉状突起于前房内（白色箭头）。

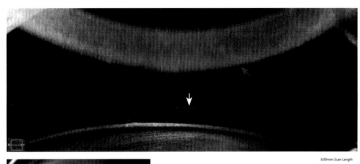

图 **2-10-12**　TEX 患者眼前节 OCT 检查结果

前房内可见漂浮膜（白色箭头），受限于扫描深度，角膜在镜像中返折（红色箭头）。

述[23-24]，而 TEX 患者未见此方面报道，两者鉴别诊断见表 2-10-1。虽然 TEX 和 PEX 是两种独立的疾病，但它们可以同时发生在一只眼睛[25]。

表 **2-10-1**　TEX 和 PEX 鉴别诊断

	TEX	PEX
职业	从事高温作业者，高龄	无
临床表现	薄、均匀、透明的膜，一端游离，另一端与前囊膜相连	三环征
组织病理学	晶状体上皮细胞变性、膜增厚、空泡变性、板层分离	部分呈短小簇状离散分布，部分呈灌木丛状分布于晶状体前表面，沉积物与前囊膜间存在间隙
眼前节 OCT	前囊膜浅层与深层分离，向瞳孔区卷曲，体征显著者中央形成盘状结构，周边碗状薄膜	前囊膜表面沉积薄层膜状物，边缘略卷曲隆起
血管因素	不伴血管危险因素	与全身及眼部血管病变之间存在关联

五、相关研究进展

目前关于 TEX 的研究主要集中于以下三方面：①发病机制的研究，目前关于 TEX 的发病机制尚不明确，文献报道主要与热辐射、炎症、高龄等有关。推测热辐射产生的热量被虹膜吸收，继而损伤前囊膜及下方的上皮细胞，导致囊膜分层[1, 26]；长期葡萄膜炎症削弱前囊膜功能，频繁散瞳使晶状体悬韧带产生的牵拉力量反复作用于前囊膜也可致 TEX 形成[27]；近年来高龄 TEX 患者发病率升高，因此学者推测高龄亦为 TEX 的危险因素[14]，且单纯老年性白内障患者的上皮细胞中也出现类似的病理改变（图 2-10-13）；此外虹膜 - 晶状体通道中的生理性虹膜运动和房水流动也被认为参与膜机械性剥离的过程[5]。②关于 TEX 视网膜血流的研究，利用 OCTA 对 TEX 患者视网膜血流进行观察，发现视盘周围毛细血管血流密度与正常眼无明显差异[24]。③ TEX 相关的病例报道较多，强调了避免放射状撕裂的重要性。其中部分术前已经明确诊断，部分术中行前囊膜染色辅助撕囊时发现，另有报道出现放射状撕裂[9-11]，其中一例后囊膜破裂植入了前房型人工晶状体[12]，另一例后囊膜破裂，进行了手动娩核和经巩膜人工晶状体内固定[11]，多数通过详尽的术前检查，手术得以顺利进行，且部分术后进行了组织病理学检测，进一步证实了 TEX。

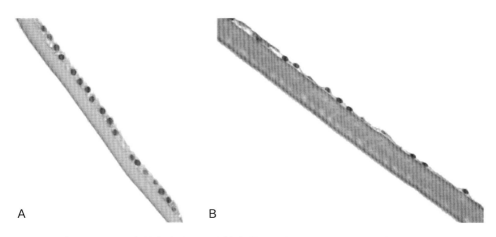

A   B

图 2-10-13　老年性白内障患者的前囊膜组织病理学切片（HE 染色，400×）
A. 50 岁老年性白内障患者，晶状体上皮层细胞排列整齐、核深染；B. 93 岁老年性白内障患者，晶状体上皮层细胞密度降低、细胞核扁平、体积缩小。

六、临床病例分享

随着影像学技术的发展，眼前节 OCT 在 TEX 的诊断方面发挥了重要价值，以下将以临床病例分享的方式介绍其在囊膜相关疾病中的应用，借助眼前节 OCT 的成像结果，术前诊断得以明确，术中 CCC 顺利进行，避免了放射状撕裂，手术均顺利完成。

（一）病例一

患者张某，女，83 岁，主诉"双眼进行性视物模糊 3 年"就诊。否认长期热接触、眼外伤、手术或炎症史。查体：左眼矫正视力 0.25，眼压 10mmHg。左眼眼前节照片如图 2-10-14 所示：前房内透明膜样物。充分散瞳后行眼前节 OCT 检查，分别呈现水平方位和垂直方位的前囊膜剥离情况（图 2-10-15）。初步诊断：老年性白内障（双眼），真性晶状体囊膜剥脱综合征（左眼）。

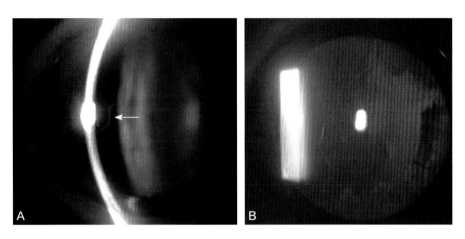

图 2-10-14 病例一眼前节裂隙灯照片
A.侧照法示前房内卷曲的透明膜（白色箭头）；B.后照法示同患者同部位的卷曲膜（红色箭头）。

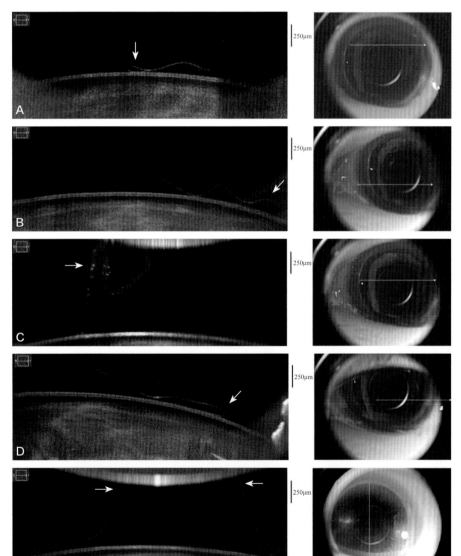

图 2-10-15 病例一的眼前节 OCT 检查结果
A.上方前囊膜自鼻侧剥脱，向颞侧翻转；B.瞳孔区偏下方水平位仍可见颞侧分层的前囊膜漂浮于前房内；C.瞳孔区鼻侧剥离膜显著隆起，剥离高度达 1 000μm，并伴有色素颗粒沉积；D.颞下方前囊膜自颞下起始，向鼻侧翻折；E.6:00 及 12:00 位前囊膜均发生板层分离，向瞳孔区卷曲，剥离高度均达 1 000μm。

治疗：接受了左眼超声乳化吸除联合后房型人工晶状体植入术，术中进行台盼蓝辅助染色，在颞上方及颞侧可见"双环征"，推测因该患者鼻侧、下方、上方分离明显，这些方位进行撕囊时撕囊口距离分层边缘有足够的空间，已经将其包绕，而颞上方和颞侧囊膜分层相对较轻且位于晶状体前囊膜表面中周部，此时撕囊口走行于板层分离处，此方位进行了表层前囊膜环形撕除后，又将深层前囊膜进行了撕除，并将术中撕除的前囊膜进行组织病理学检测（图 2-10-16），结果提示存在分层，证实为真性晶状体囊膜剥脱综合征。

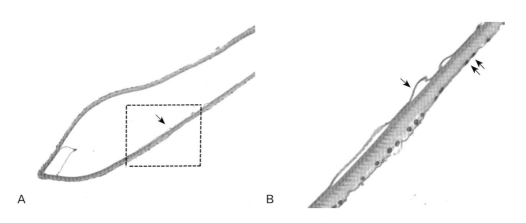

图 2-10-16　病例一的组织病理学切片

A. 前囊膜多处分层，囊膜外层呈薄片状与内层分层（黑色箭头）（HE 染色，40×）；B. 为 A 图黑色虚线区域局部放大图像，示晶状体上皮细胞密度降低，细胞核扁平（双箭头）（HE 染色，400×）。

（二）病例二

患者贺某，男，82 岁，主诉"右眼进行性视物模糊 3 年"就诊。否认全身病、长期热接触、眼外伤和炎症史。既往史：左眼于 1 年前行白内障超声乳化吸除联合人工晶状体植入术。查体：右眼矫正视力 0.3，眼压 11mmHg。眼前节裂隙灯照片及眼前节 OCT 检查见图 2-10-17、图 2-10-18，初步诊断：老年性白内障（双眼），真性晶状体囊膜剥脱综合征（右眼）。治疗：接受了右眼超声乳化吸除联合后房型人工晶状体植入术，并将术中撕除的前囊膜进行组织病理学检测（图 2-10-19）。

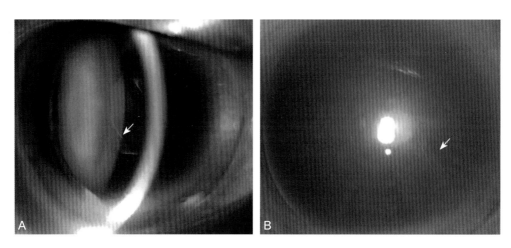

图 2-10-17　病例二眼前节裂隙灯照片

A. 侧照法示前房内卷曲的透明膜（白色箭头）；B. 后照法示同患者前房内的卷曲膜（白色箭头）。

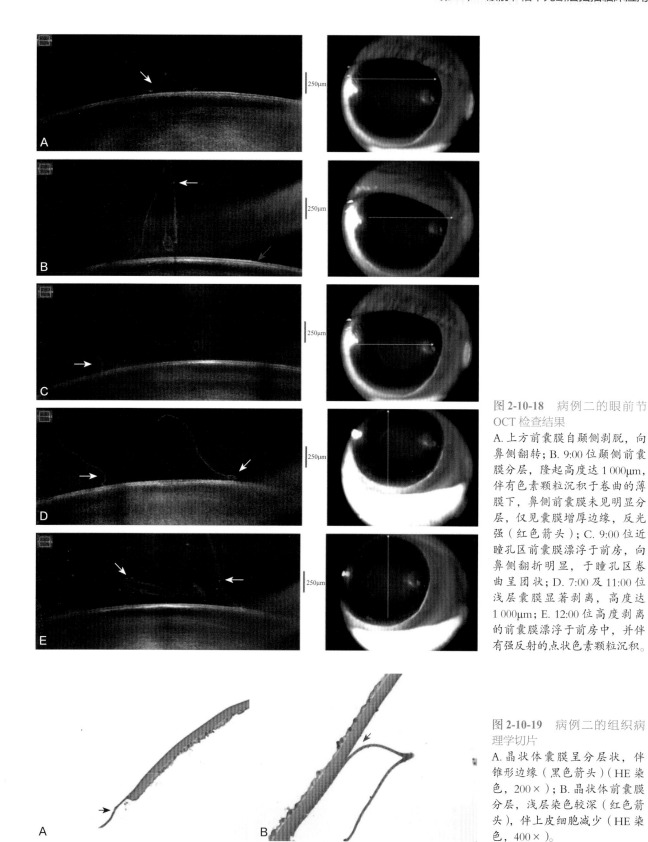

图 2-10-18 病例二的眼前节
OCT 检查结果

A. 上方前囊膜自颞侧剥脱，向
鼻侧翻转；B. 9:00 位颞侧前囊
膜分层，隆起高度达 1 000μm，
伴有色素颗粒沉积于卷曲的薄
膜下，鼻侧前囊膜未见明显分
层，仅见囊膜增厚边缘，反光
强（红色箭头）；C. 9:00 位近
瞳孔区前囊膜漂浮于前房，向
鼻侧翻折明显，于瞳孔区卷
曲呈团状；D. 7:00 及 11:00 位
浅层囊膜显著剥离，高度达
1 000μm；E. 12:00 位高度剥离
的前囊膜漂浮于前房中，并伴
有强反射的点状色素颗粒沉积。

图 2-10-19 病例二的组织病
理学切片

A. 晶状体囊膜呈分层状，伴
锥形边缘（黑色箭头）（HE 染
色，200×）；B. 晶状体前囊膜
分层，浅层染色较深（红色箭
头），伴上皮细胞减少（HE 染
色，400×）。

（三）病例三

患者范某，男，46 岁，主诉"双眼进行性视物模糊 3 年"就诊。否认全身病、长期热接触、眼外伤
和炎症史。查体：最佳矫正视力，右眼 0.25，左眼 0.25，眼压，右眼 12mmHg，左眼 15mmHg。眼前节

裂隙灯照片及眼前节 OCT 检查结果见图 2-10-20、图 2-10-21。本患者眼前节 OCT 检查所示与 TEX 不同，主要表现为前囊膜中央区膜状物，边缘卷曲略隆起于前囊膜表面，初步诊断：后极性白内障（双眼）。

治疗：接受了双眼超声乳化吸除联合后房型人工晶状体植入术，并将术中撕除的前囊膜进行组织病理学检测（图 2-10-22）。

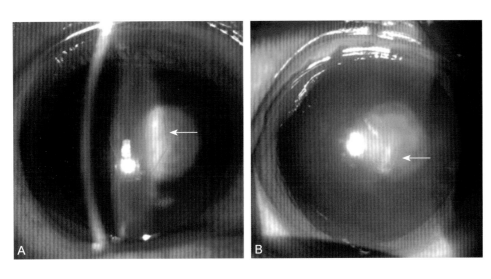

图 2-10-20　病例三眼前节裂隙灯照片
A. 右眼前囊膜中央近六边形透明膜（白色箭头）；B. 左眼前囊膜中央圆形透明膜（白色箭头）。

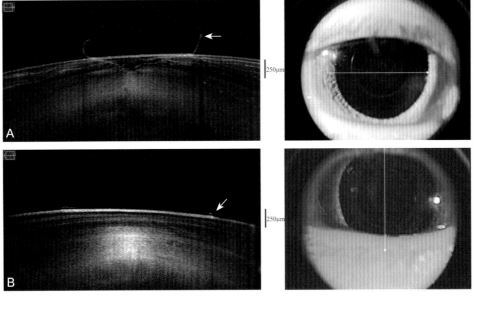

图 2-10-21　病例三的眼前节 OCT 检查结果
A. 右眼前囊膜膜状物边缘卷曲隆起约 300μm（白色箭头）；B. 左眼前囊膜膜状物略隆起于前囊膜（白色箭头）。

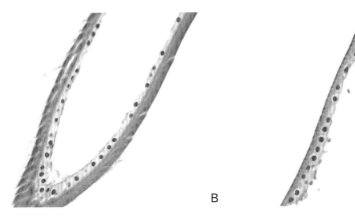

图 2-10-22　病例三的组织病理学切片（HE 染色，400×）
晶状体上皮细胞呈单层立方体，核深染，胞核大小正常，未见前囊膜分层现象（A. 右眼，B. 左眼）。

【要点总结】TEX 比较罕见，临床诊断率偏低，推测一方面因 TEX 发病率不高，另一方面因患者无自觉症状，临床医生缺乏对 TEX 的认识与重视，故极易漏诊。而 PEX 发病率相对较高，瞳孔散大困难，晶状体前囊膜表面灰白色物质沉积，典型病例呈"三环征"，两者在临床表现、发病年龄、是否伴发血管系统病变均有所不同。前节 OCT 则凭借其快捷、无创、重复性好、不易受眼球运动影响等特点，直接观察前囊膜细微结构，为临床医生提供全面、准确、客观、清晰的图像，为及早诊断、定期随访，并制订合理的手术方案、减少手术并发症提供帮助，同时对其他囊膜相关类疾病的诊治提供重要的参考价值，在未来，前节 OCT 有着广阔的应用前景，有望成为该类疾病的影像学诊断标准，帮助临床医生提高对该病的认识和诊断。

（柴飞燕　刘杰为）

参考文献

1.　ELSCHNIG A. Detachment of the zonular lamella in glassblowers. Klin Monatsbl Augenheilkd, 1922, 69: 732-734.

2.　TEEKHASAENEE C. Current concepts in true exfoliation syndrome. J Glaucoma, 2018, 27 Suppl 1: S105-S110.

3.　CHEN HS, HSIAO CH, CHUANG LH, et al. Clinicohistopathology of cataract associated with true exfoliation of the lens capsule. J Cataract Refract Surg, 2011, 37(5): 969-970.

4.　BARRAQUER RI, MICHAEL R, ABREU R, et al. Human lens capsule thickness as a function of age and location along the sagittal lens perimeter. Invest Ophthalmol Vis Sci, 2006, 47(5): 2053-2060.

5.　TEEKHASAENEE C, SUWAN Y, SUPAKONTANASAN W, et al. The clinical spectrum and a new theory of pathogenesis of true exfoliation syndrome. Ophthalmology, 2016, 123(11): 2328-2337.

6.　CHAMNEY SM, HUGHES ME, SINTON JE. The use of Pentacam in the assessment of true exfoliation of the lens capsule. Eur J Ophthalmol, 2015, 25(4): e50-52.

7.　TAN DK, AUNG T, PERERA SA. Novel method of assessing delamination of the anterior lens capsule using spectral-domain optical coherence tomography. Clin Ophthalmol, 2012, 6: 945-948.

8.　KUMARI R, TADROS A. Double complete capsulorrhexis required for cataract extraction: Is it a sign of true exfoliation. Int Ophthalmol, 2013, 33(3): 285-287.

9.　ABE T, HIRATA H, HAYASAKA S. Double-ring and double-layer sign of the anterior lens capsule during cataract surgery. Jpn J Ophthalmol, 2001, 45(6): 657-658.

10.　KIM KH, CHUNG ES, CHUNG TY. Radial extension of capsulorhexis in true exfoliation patient: A potentially hazardous complication. J Cataract Refract Surg, 2009, 35(3): 590-592.

11.　TAYYAB A, DUKTH U, FAROOQ S, et al. Spontaneous idiopathic true exfoliation of the anterior lens capsule during capsulorhexis. J Pak Med Assoc, 2012, 62(3): 282-284.

12.　WONG AL, CHAN TC, FONG AH, et al. Clinical characteristics and surgical outcomes of phacoemulsification in true exfoliation syndrome. J Cataract Refract Surg, 2014, 40(1): 82-86.

13. KULKARNI AR, AL-IBRAHIM J, HAIDER S, et al. Phacoemulsification in true exfoliation of the lens capsule: a case series. Eye(Lond), 2007, 21(6): 835-837.

14. NG AL, MARCET MM, LAI JS, et al. Age-related true exfoliation of the lens capsule: Phacoemulsification surgery results. Case Rep Ophthalmol, 2015, 6(3): 401-407.

15. 陈玲，王宁利. 剥脱综合征研究进展. 中华眼科杂志，2010，46（6）：572-576.

16. COOKE CA, LUM DJ, WHEELDON CE, et al. Surgical approach, histopathology, and pathogenesis in cataract associated with true lens exfoliation. J Cataract Refract Surg, 2007, 33(4): 735-738.

17. SHENTU XC, ZHU YN, GAO YH, et al. Electron microscopic investigation of anterior lens capsule in an individual with true exfoliation. Int J Ophthalmol, 2013, 6(4): 553-556.

18. KARP CL, FAZIO JR, CULBERTSON WW, et al. True exfoliation of the lens capsule. Arch Ophthalmol, 1999, 117(8): 1078-1080.

19. KIVELÄ TT. Histopathology of exfoliation syndrome. J Glau, 2018, 27 Suppl 1: 38-43.

20. AGHSAEI FARD M, SAFIZADEH M, SHAABANI A, et al. Automated evaluation of parapapillary choroidal microvasculature in pseudoexfoliation syndrome and pseudoexfoliation glaucoma. Am J Ophthalmol, 2021, 224: 178-184.

21. RUMELAITIENĖ U, ŽALIŪNIENĖ D, ŠPEČKAUSKAS M, et al. Link of ocular pseudoexfoliation syndrome and vascular system changes: Results from 10-year follow-up study. Int Ophthalmol, 2020, 40(4): 957-966.

22. KATSI V, PAVLIDIS AN, KALLISTRATOS MS, et al. Cardiovascular repercussions of the pseudoexfoliation syndrome. N Am J Med Sci, 2013, 5(8): 454-459.

23. PARODI MB, LIBERALI T, IACONO P, et al. The spectrum of iris angiography abnormalities in pseudoexfoliation syndrome. Eye(Lond), 2008, 22(1): 49-54.

24. TANGTAMMARUK P, PETPIROON P, SUPAKONATANASAN W, et al. Peripapillary perfused capillary density in true versus pseudoexfoliation syndrome: An OCTA study. PLoS One, 2020, 15(12): e0239109.

25. ALODHAYB S, EDWARD DP. Combined true and pseudoexfoliation in a Saudi patient with co-existing cataract and glaucoma. Saudi J Ophthalmol, 2014, 28(4): 335-337.

26. CALLAHAN A, KLIEN BA. Thermal detachment of the anterior lamella of the anterior lens capsule: A clinical and histopathologic study. AMA Arch Ophthalmol, 1958, 59(1): 73-80.

27. YAMAMOTO N, MIYAGAWA A. True exfoliation of the lens capsule following uveitis. Graefes Arch Clin Exp Ophthalmol, 2000, 238(12): 1009-1010.

角膜后表面散光与散光矫正型人工晶状体计算

【要点提示】目前散光矫正型人工晶状体（toric intraocular lenses，toric IOL）已逐渐成为白内障患者矫正角膜散光的主要治疗方法，但仍有多种原因可导致术后残余散光与预期存在较大差异，误差来源包括角膜散光测量不准确、对角膜后表面散光（posterior corneal astigmatism，PCA）认识不足、术源性散光（surgical induced astigmatism，SIA）的估算误差、toric IOL 计算器的计算误差、各种原因导致的术后 IOL 轴位对位不准等，而 PCA 在多方面都可能存在影响。本章节将从 PCA 的特点、对全角膜散光的影响、不同测量仪器之间的一致性，以及对 toric IOL 计算潜在影响等方面进行阐述。

在屈光理念引导下，现代白内障手术患者对术后视觉质量的要求不断提高，而白内障术后的残余散光成为影响术后视觉质量的主要因素。有研究显示，toric IOL 植入术后残余散光误差 27% 来源于角膜散光的测量误差，且角膜散光的测量误差中约 37% 来源于 PCA[1]。

精准的角膜屈光力测量是后续工作的首要步骤，术者需要充分正确评估手术应矫正的角膜散光，尽量减少可能的测量误差。测量角膜散光的传统方法，例如角膜曲率计和 Placido 角膜地形图仪，均使用模拟角膜散光（keratometric astigmatism，KA）。KA 是指在无法测量角膜后表面形态的情况下，将角膜视为单折射面，根据高斯公式 KA=$(n-1)$/Rf，Rf 为前表面曲率半径，当 n=1.337 5 时，前提条件须满足：后表面曲率半径 / 前表面曲率半径比 B/F=0.82，角膜厚度为 500μm，前后表面散光轴位一致（图 2-11-1）。当一部分患者与假设条件存在偏差时，用 KA 来推算总角膜散光（total corneal astigmatism，TCA）就会存在估算误差。已有多项研究报道显示：基于模拟角膜散光计算的 toric IOL 型号会导致顺规散光（with-the-rule，WTR）过矫 0.5 ~ 0.6D，而逆规散光（against-the-rule，ATR）欠矫 0.2 ~ 0.3D[2-3]。

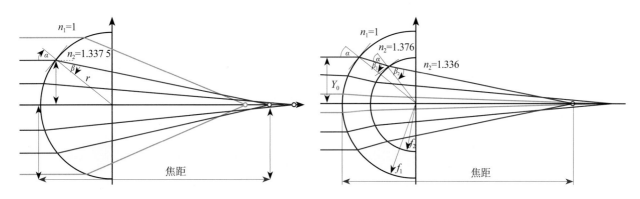

图 2-11-1 KA 测量原理与 TCA 测量原理

近年来，随着 Scheimpflug 成像技术、扫频 OCT 等新技术的出现，已经可实现基于角膜前后表面散光真实值计算出真实 TCA。PCA 及 TCA 的研究对于需要矫正角膜散光的白内障患者有着重要的作用。

一、角膜后表面散光的测量

1. 测量角膜后表面散光及全角膜散光仪器间的可重复性及一致性

（1）裂隙光扫描原理：Orbscan Ⅱ 是最早可以获得 PCA 的仪器之一。其运用光学裂隙扫描原理（测量约 9 000 个角膜前表面数据点）并结合 Placido 盘，同时测量角膜前后表面三维空间信息，一次性获得角膜前后表面高度图、角膜前后表面屈光力图和角膜厚度图，从而得出中央角膜 1～8mm 范围内散光数据。但有研究报告其 PCA 测量值不及前表面值精确[4]，且与 Scheimpflug 成像技术相比，可重复性较差[5-6]。

（2）Scheimpflug 成像技术：代表仪器 Pentacam HR 采用 360° 旋转测量探头行眼前节扫描拍摄 25 或 50 张裂隙图像，最终最高可获得 138 000 个高度点，根据测量所得数据计算分析模拟出眼前节的三维图像。结合角膜前后表面数据、角膜厚度，通过光路追踪法测量全角膜屈光力（图 2-11-2、图 2-11-3）。

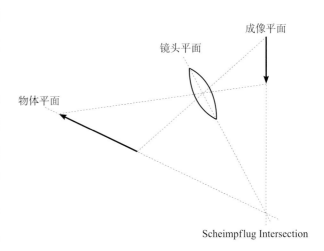

图 2-11-2　Scheimpflug 成像原理

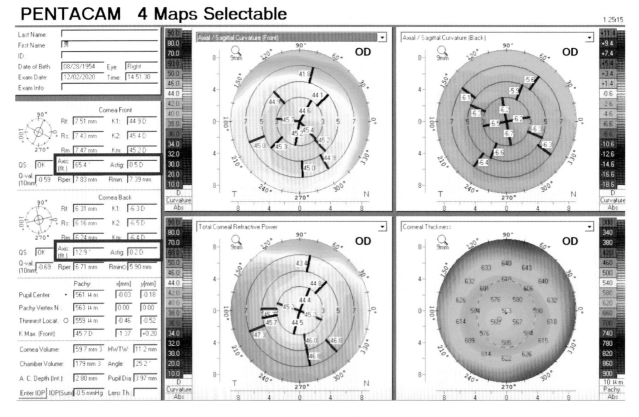

图 2-11-3　Pentacam HR 可测量角膜前、后表面散光值

研究发现[7]，基于 Scheimpflug 成像技术的仪器在 PCA 及 TCA 测量方面虽然具有良好的可重复性和一致性，但仪器间的 TCA 值仍有显著差异，不可互换使用，考虑原因是不同设备在 TCA 计算方面采用了不同的平面和参数。

（3）扫频 OCT（swept-source OCT，SS-OCT）：包括 Casia SS-1000/2、IOL Master 700、ANTERION 等设备。IOL Master 700 通过结合远心光学技术和扫频 OCT 技术，同时考虑角膜前后表面曲率和角膜厚度等因素，以计算总角膜曲率（total keratometry，TK），无论是对于正常眼球状态还是特殊眼球状态（圆锥角膜、角膜屈光术后等）均可获得真实 TK（图 2-11-4）。

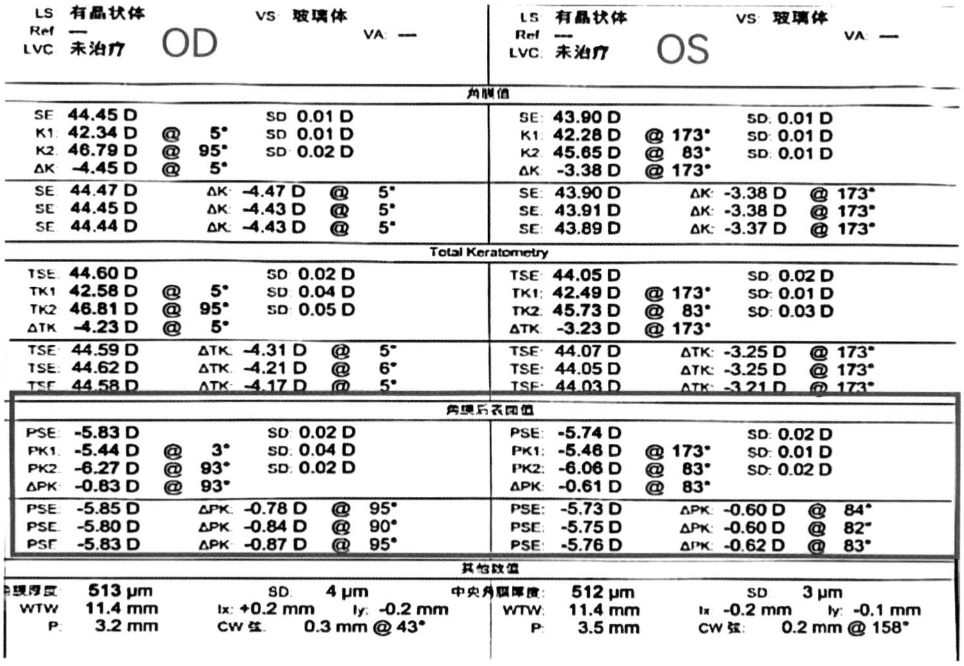

LS 有晶状体	VS 玻璃体		LS 有晶状体	VS 玻璃体	
Ref —	VA: —		Ref —	VA: —	
LVC 未治疗 OD			LVC 未治疗 OS		

角膜值					
SE: 44.45 D		SD: 0.01 D	SE: 43.90 D		SD: 0.01 D
K1: 42.34 D @ 5°		SD: 0.01 D	K1: 42.28 D @ 173°		SD: 0.01 D
K2: 46.79 D @ 95°		SD: 0.02 D	K2: 45.65 D @ 83°		SD: 0.01 D
ΔK: -4.45 D @ 5°			ΔK: -3.38 D @ 173°		
SE: 44.47 D	ΔK: -4.47 D @ 5°		SE: 43.90 D	ΔK: -3.38 D @ 173°	
SE: 44.45 D	ΔK: -4.43 D @ 5°		SE: 43.91 D	ΔK: -3.38 D @ 173°	
SE: 44.44 D	ΔK: -4.43 D @ 5°		SE: 43.89 D	ΔK: -3.37 D @ 173°	

Total Keratometry					
TSE: 44.60 D		SD: 0.02 D	TSE: 44.05 D		SD: 0.02 D
TK1: 42.58 D @ 5°		SD: 0.04 D	TK1: 42.49 D @ 173°		SD: 0.01 D
TK2: 46.81 D @ 95°		SD: 0.05 D	TK2: 45.73 D @ 83°		SD: 0.03 D
ΔTK: -4.23 D @ 5°			ΔTK: -3.23 D @ 173°		
TSE: 44.59 D	ΔTK: -4.31 D @ 5°		TSE: 44.07 D	ΔTK: -3.25 D @ 173°	
TSE: 44.62 D	ΔTK: -4.21 D @ 6°		TSE: 44.05 D	ΔTK: -3.23 D @ 173°	
TSE: 44.58 D	ΔTK: -4.17 D @ 5°		TSE: 44.03 D	ΔTK: -3.21 D @ 173°	

角膜后表面值					
PSE: -5.83 D		SD: 0.02 D	PSE: -5.74 D		SD: 0.02 D
PK1: -5.44 D @ 3°		SD: 0.04 D	PK1: -5.46 D @ 173°		SD: 0.01 D
PK2: -6.27 D @ 93°		SD: 0.02 D	PK2: -6.06 D @ 83°		SD: 0.02 D
ΔPK: -0.83 D @ 93°			ΔPK: -0.61 D @ 83°		
PSE: -5.85 D	ΔPK: -0.78 D @ 95°		PSE: -5.73 D	ΔPK: -0.60 D @ 84°	
PSE: -5.80 D	ΔPK: -0.84 D @ 90°		PSE: -5.75 D	ΔPK: -0.60 D @ 82°	
PSE: -5.83 D	ΔPK: -0.87 D @ 95°		PSE: -5.76 D	ΔPK: -0.62 D @ 83°	

其他数值					
角膜厚度 513 μm	SD 4 μm		中央角膜厚度 512 μm	SD 3 μm	
WTW 11.4 mm	Ix: +0.2 mm Iy: -0.2 mm		WTW 11.4 mm	Ix: -0.2 mm Iy: -0.1 mm	
P: 3.2 mm	CW 红 0.3 mm @ 43°		P: 3.5 mm	CW 红 0.2 mm @ 158°	

图 2-11-4 IOL Master 700 检查报告
可见双眼角膜后表面散光值分别为 -0.83D@93° 和 -0.61D@83°（红色框内）。

ANTERION 使用多模态 OCT 成像平台利用 1 300nm 光源获得 65 张角膜径向 B-Scan，提供角膜前表面、后表面和全角膜屈光力和高度数据（图 2-11-5）。

Hoffmann 等[8] 通过术后验光比较不同成像设备之间的角膜散光值差异，发现自动角膜曲率计、Placido 角膜地形图由于无法测量 PCA 影响了角膜散光计算的精准性，而 Scheimpflug 成像由于采集时间较长而产生的运动伪影影响了测量的准确性。SS-OCT 所测数值具有最小的测量误差，因此对于 toric IOL 计算具有最佳预测能力。

2. 角膜后表面散光的特点及其对总角膜散光的影响 在早期研究中已发现 PCA 对 TCA 存在影响。近年来，随着测量仪器的发展，使 PCA 的深入研究成为可能。

（1）PCA 的分类标准：由于角膜后表面屈光力为负值，所以其轴位定义与既往对于前表面散光的分类标准相反，须引起临床医生注意。因此角膜后表面最大屈光力子午线 180°±30° 定义为顺规散光，90°±30° 定义为逆规散光，45°±15° 或 135°±15° 定义为斜轴散光。

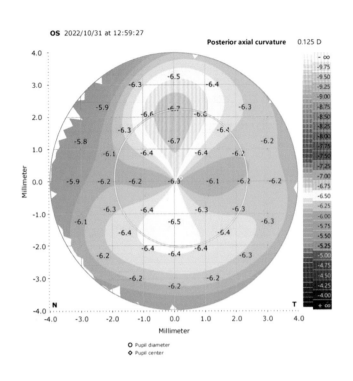

图 2-11-5　ANTERION 测量角膜后表面散光为 −0.48D@89°（红色框内）

（2）PCA 大小及散光类型：笔者统计了 1 029 例白内障术前角膜散光 > 1.0D 的患者，结果显示 PCA 的算术平均值为（0.33 ± 0.22）D，矢量平均值为（0.24 ± 0.31）D@91°，其中 79.11% 为逆规散光，14.3% 患者 PCA > 0.5D。虽然随着年龄的增长，角膜前表面陡峭子午线由顺规散光变为逆规散光，但 PCA 轴向不变，且对于顺规散光，前后表面散光呈正相关，即随着前表面散光的增加，后表面散光值逐渐增加，最大可达 1.0D，可抵消部分前表面散光值。而对于逆规散光，两者之间无相关性，PCA 大小基本恒定，与 Koch 等[9] 研究结果接近。多位学者用不同仪器测量了 PCA 的大小及分布，具体如表 2-11-1 所示。

表 2-11-1　目前关于角膜后表面散光的主要研究结果

研究	发表年限	国家	年龄 / 岁	仪器	平均值 /D	范围 /D
Koch[10]（ n=715 ）	2012	美国	55 ± 20	Galilei	0.30 ± 0.15	0.01 ~ 1.1
Ho[11]（ n=493 ）	2009	美国	41.1 ± 21.9	Pentacam	0.33 ± 0.16	0 ~ 0.94
Miyaka[12]（ n=608 ）	2015	日本	55.3 ± 20.2	Pentacam	0.37 ± 0.19	0 ~ 1.2
Naser（ n=951 ）	—	美国	54 ± 19	Pentacam	0.33 ± 0.17	0 ~ 1.5
Zheng[13]（ n=374 ）	2016	中国	66 ± 9.4	Pentacam	0.25 ± 0.14	0 ~ 1.07
Ueno[14]（ n=419 ）	2014	日本	49.5 ± 23.1	OCT	0.32 ± 0.14	—
Tonn[15]（ n=3 818 ）	2005	德国	47.5 ± 15.0	Pentacam	0.33 ± 0.18	0 ~ 1.35
Rivero[16]（ n=74 ）	2021	西班牙	42.0 ± 11.8	ANTERION	0.32 ± 0.13	—
Benjamin[17]（ n=1 098 ）	2018	澳大利亚	73.4 ± 10.7	IOL Master700	0.24 ± 0.15	0 ~ 1.21

（3）顺规角膜后表面散光的分布特点：目前部分 toric IOL 计算器对角膜后表面的估算基于 2012 年 Koch 研究结果 [10]，即为 0.3D@90°，但实际有少数患者角膜后表面散光为顺规散光，笔者研究发现，顺规角膜后表面散光占比 8.65%（89/1 029 眼），若均假设 PCA 为逆规散光，会加大计算误差。笔者研究了 36 例顺规 PCA 患者 toric IOL 植入术后公式准确性，发现基于个性化 PCA 值的 Barrett Measured PCA 公式准确性高于 Barrett Predicted PCA 公式。因此，笔者建议对于顺规角膜后表面散光的患者，在临床实际工作中应按照实际个体化测得的后表面散光数据进行计算。

（4）PCA 对 TCA 的影响：一方面，由于 80% 左右的患者 PCA 为逆规散光，因此对于这部分患者，当其前表面散光为顺规散光时，KA 会高估 TCA，当其前表面散光为逆规散光时，KA 则会低估 TCA。另一方面，前后表面角膜散光轴位存在偏差，而以上提及大小和轴位的综合偏差数据将会直接影响散光矫正型人工晶状体的度数计算与选择。

二、角膜后表面散光对不同散光矫正型人工晶状体计算公式的影响

不同 toric IOL 计算器 / 公式特点介绍　自从 PCA 对于全角膜散光的重要性被逐渐认识，近年来 toric IOL 计算器 / 公式在此基础上也得到了修正和完善（表 2-11-2）。

表 2-11-2　toric IOL 计算器 / 公式参考信息及其特点

在线计算器 / 公式	网址	特点介绍
Alcon Acrysoftoric	http://www.acrysoftoriccalculator.com/	采用了 Barrett toric 计算器的核心算法，考虑到了 PCA 和有效人工晶状体位置（effective lens position，ELP）的影响。另外，该计算器还提供 Holladay 总 SIA 公式计算
Z CALC	http://zcalc.meditec.zeiss.com/	嵌入了 Z CALC Nomogram，术者可自行选择是否考虑使用 PCA 进行选择优化，其优化依据 Koch 的 PCA 模型，同时还增加了 TK 模式，该模式可对 IOL Master 700 TK 值进行直接计算
Tecnis toric	http://tecnistoriccalc.com/zh/calculator/	核心是 Holladay Ⅱ 计算公式，同样嵌入了是否纳入 PCA 选项，依据同是结合 Koch 课题组 2012 年发表文献和临床数据回顾性分析确定的算法
Barrett toric	https://www.apacrs.org/disclaimer.asp?info=3	详见下文
Holladay Ⅱ toric	http://www.hicsoap.com	基于 Holladay Ⅱ 公式，加入总的 SIA 校正，考虑了造成术前角膜散光和术后屈光散光之间差异的多种因素（包括手术切口造成的角膜散光、PCA、IOL 生理性倾斜、术前测量的角膜散光与实际角膜屈光散光之间的系统误差等）。对 > 24mm 眼轴进行 Wang/Koch 公式校正
Kane toric	https://www.iolformula.com	应用 Kane 公式计算 ELP，使用一种结合回归、理论光学和人工智能的高级算法来进一步计算总角膜散光
Evo 2.0 toric	https://www.evoiolcalculator. Com/toric.aspx	使用 Evo 2.0 公式计算 ELP 结合理论性角膜后表面散光值计算全角膜散光，其理论依据尚未公布
Baylor toric IOL 型号推荐表（表 2-11-3）		考虑了角膜后表面散光的影响，以预留 0.4D 的顺规散光为目标屈光度 [2]，但同时也忽略了不同切口位置和术源性散光、ELP 的影响
Abulafia-Koch 修正公式 [9]		依据 KA 值预测 TCA 值，须对术前 KA 值应用矢量分析法分解为 X 轴及 Y 轴，预测 $TCA_{X轴}=-0.508+0\,926\times KA$，$TCA_{Y轴}=-0.009+0.932\times KA$，分别计算后再应用矢量分析法计算合成

表 2-11-3　Baylor toric IOL 型号推荐表 [2]　　　　　　　　　　　　　　　　　　　　　　单位：D

IOL 平面柱镜度数	WTR	ATR
0.00	≤ 1.69（PCRI if ＞ 1.00）	≤ 0.39
1.00	1.70 ~ 2.19	0.40 ~ 0.79
1.50	2.20 ~ 2.69	0.80 ~ 1.29
2.00	2.70 ~ 3.19	1.30 ~ 1.79
2.50	3.20 ~ 3.79	1.80 ~ 2.29
3.00	3.80 ~ 4.39	2.30 ~ 2.79
3.50	4.40 ~ 4.99	2.80 ~ 3.29
4.00	5.00 ~	3.30 ~ 3.79

注：ATR=against the rule（逆规散光）；IOL=intraocular lens（人工晶状体）；PCRI=peripheral corneal relaxing incision（周边角膜松解切口）；WTR=with the rule（顺规散光）。

在这里重点介绍一下常用的 Barrett toric 在线计算器：基于 Barrett Universal Ⅱ 人工晶状体计算公式，考虑了 PCA 对 TCA 的影响和 ELP 对角膜 - 晶状体平面柱镜度数转换的影响，根据角膜后表面散光为预测值还是真实值分为 Predicted PCA 模式及 Measured PCA 模式。Predicted PCA 模式以人群测量值为数学模型估算（图 2-11-6），Measured PCA 模式为不同测量仪器下真实角膜后表面散光值（图 2-11-7）。目前有几项研究 [18-20] 对比了两模式之间的准确性，大部分研究结果认为两者之间差异无统计学意义，而对于高 PCA 值的病例则 Measured PCA 模式术后预测准确性较高。

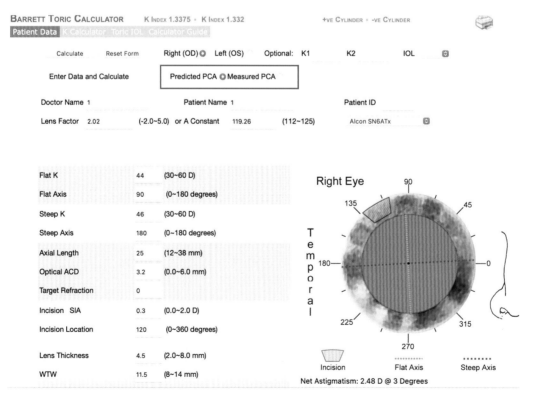

图 2-11-6　Barrett toric 在线计算器选用 Predicted PCA 模式

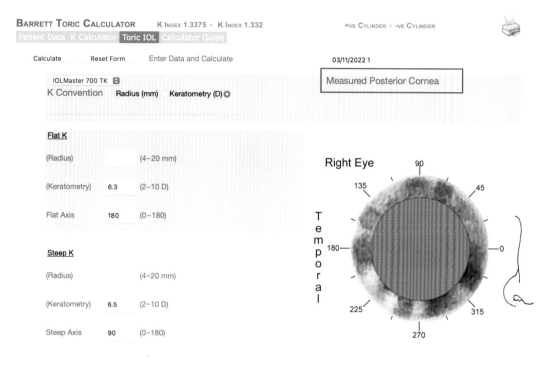

图 2-11-7 Barrett toric 在线计算器 Measured PCA 模式下需要选择性输入不同测量设备获得的真实 PCA

目前多项研究显示[21-29] 近年来不同新型 toric IOL 计算器由于考虑到了角膜后表面散光的影响均提高了术后准确度，但距离真正个性化、精准化的 toric IOL 术前测量和计算还需要很长的探索过程。

三、临床病例分享

1. 病例一 顺规散光合并高角膜后表面散光病例。

（1）基本资料：50 岁女性患者，既往双眼高度近视（约 −6.00DS）。裸眼视力：右眼 0.02，晶状体混浊程度分级 $C_2N_3P_3$，双眼并发性白内障。术前 Pentacam HR 检查结果（图 2-11-8）及 IOL Master 700 检查结果（图 2-11-9）如下。

（2）术前检查报告分析：图 2-11-8 显示患眼为规则散光，模拟角膜散光值为 4.4D@94.9°，角膜后表面散光大小为 −0.7D@96.8°（略高于平均值），总角膜散光为 3.9D@94.6°。符合既往研究结果，即角膜后表面散光陡峭子午线为垂直方向，且对于顺规散光，前表面散光越大，后表面散光随之增大，可抵消部分前表面散光，使总角膜散光小于模拟角膜散光。

IOL Master 700 结果（图 2-11-9）可见模拟角膜散光（4.45D@95°）、总角膜散光（4.23D@95°）、角膜后表面散光（−0.83D@93°）与 Pentacam HR 值一致性较好（表 2-11-4）。

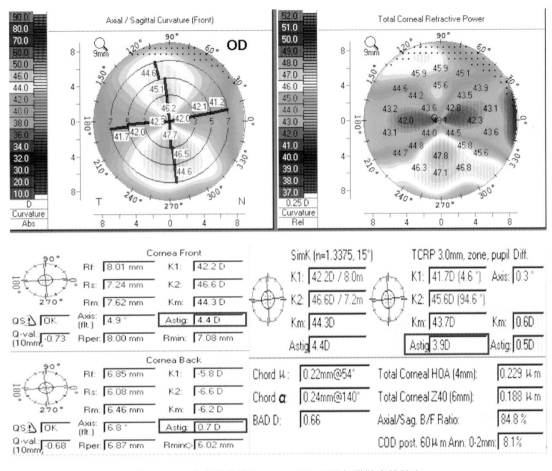

图 2-11-8　白内障术前 Pentacam HR 可见角膜散光的特点

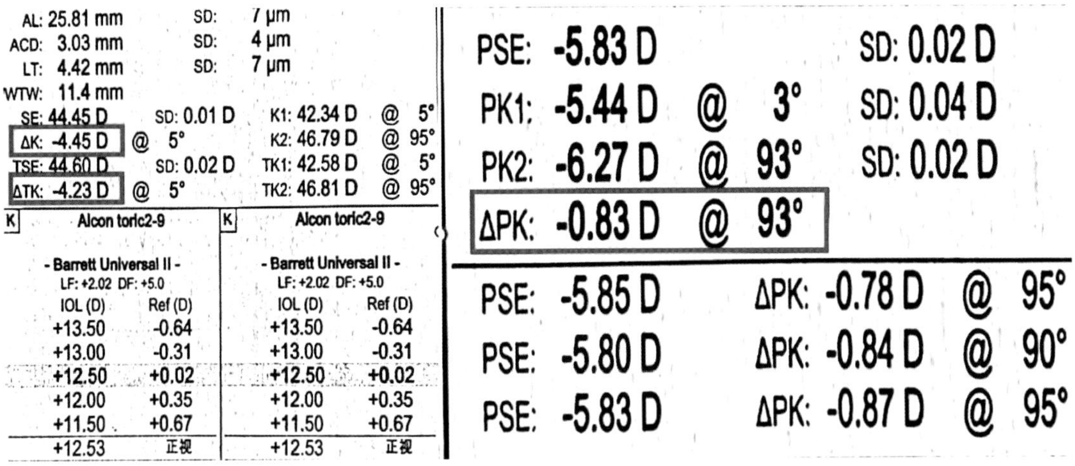

图 2-11-9　白内障术前 IOL Master 700 检查结果

表 2-11-4　IOL Master 700 结果与 Pentacam HR 结果对比

设备类型	模拟角膜散光	角膜后表面散光	总角膜散光
Pentacam	4.4D@94.9°	−0.7D@96.8°	3.9D@94.6°
IOL Master 700	4.45D@95°	−0.83D@93°	4.23D@95°

（3）结果分析及制订：将 IOL Master 700 模拟散光值代入计算器进行计算，结果见图 2-11-10 ~图 2-11-13。图 2-11-10 早期 Alcon 计算器推荐 toric T9，预期残余散光为 0.04D@95°。图 2-11-11 新版 Alcon 计算器推荐 toric T7，预期残余散光为 0.17@96°，与 Barrett Predicted PCA toric 计算器（图 2-11-12）结果相近。由于 PCA 值较大（0.83D），将 PCA 值代入 Barrett Measured PCA toric 计算器（图 2-11-13），仍推荐 toric T7，但预期残余散光降为 0.01D@97°，与较大的 PCA 值抵消部分前表面散光值相关。最终植入 toric T7。术后 1 个月复查：裸眼视力 1.0，矫正视力 1.0（-0.25DS）。

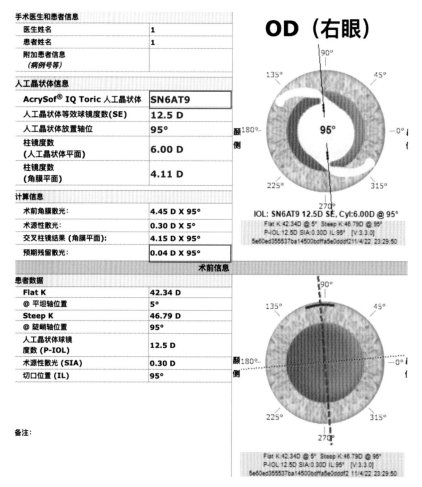

图 2-11-10 早期 Alcon Acrysoftoric 计算器结果

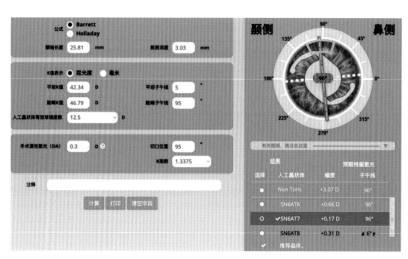

图 2-11-11 新版 Alcon Acrysoftoric 计算器结果

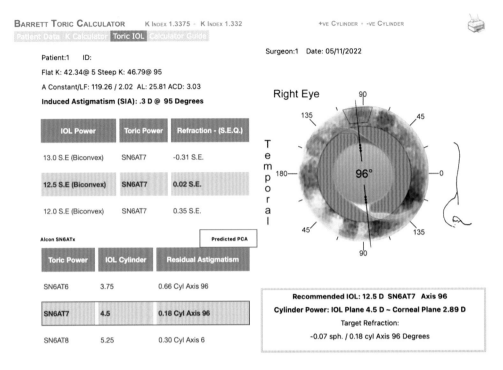

图 2-11-12　Barrett Predicted PCA toric 在线计算器

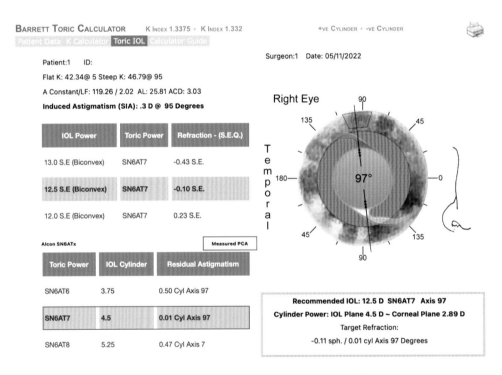

图 2-11-13　Barrett Measured PCA toric 在线计算器

本病例带来的思考与提示：

当患者前表面散光为顺规散光，后表面散光为逆规散光时，KA 值＞ TCA 值。若在选择 toric IOL 度数时未考虑 PCA 的影响，会导致患者顺规散光过矫；而对于 PCA 值＞ 0.8D 患者，Barrett Measured PCA 公式的准确性更高。

2. 病例二 逆规散光病例。

（1）基本资料及术前检查: 63 岁男性患者，右眼裸眼视力 0.3，晶状体混浊程度分级 $C_4N_3P_2$。诊断：右眼年龄相关性白内障。

（2）术前检查报告分析：图 2-11-14 显示术眼为规则散光, KA 值为 2.3D@5.7°, PCA 值为 −0.1D@133.4°, TCA 值为 2.7D@7.4°，符合既往研究规律，即对于逆规散光患者 KA 值小于 TCA 值。

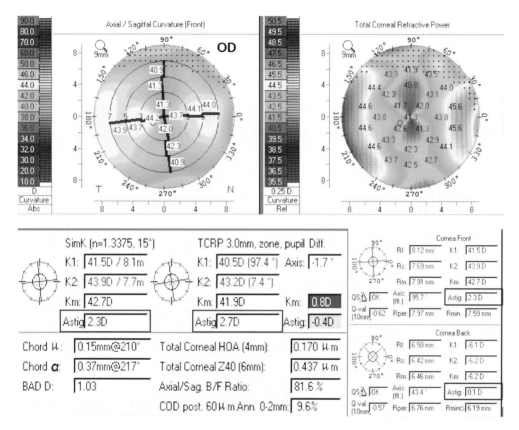

图 **2-11-14** 白内障术前 Pentacam HR 检查结果

IOL Master 700（图 2-11-15）可见 KA 值为 2.86D@5°, PCA 值为 −0.18D@154°, TCA 值为 3.17D@7°，与 Pentacam 结果散光度数相差 0.47D（表 2-11-5），基于目前研究认为 SS-OCT 测得散光值准确度高于 Pentacam，采用 IOL Master 值进行代入计算。

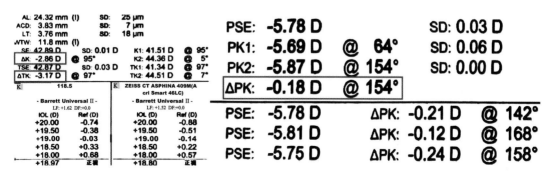

图 **2-11-15** 白内障术前 IOL Master 700 检查结果

表 2-11-5　IOL Master 700 结果与 Pentacam HR 结果对比

设备类型	模拟角膜散光	角膜后表面散光	总角膜散光
Pentacam	2.3D@5.7°	−0.1D@133.4°	2.7D@7.4°
IOL Master 700	2.86D@5°	−0.18D@154°	3.17D@7°

（3）结果分析及制定：将 IOL Master 700 模拟散光值代入 Z CALC with Nomogram 计算器、Z CALC 计算器进行计算，将 IOL Master 700 TK 值代入 Z CALC with TK 计算器，计算结果见图 2-11-16 ~ 图 2-11-18。Z CALC with Nomogram 计算器推荐 17D/4.5D，预期结果为 −0.05DS/−0.02DC × 95（图 2-11-16），与 Z CALC with TK 计算器（图 2-11-17）推荐一致（17D/4.5D），预期结果相似：−0.03DS/−0.09DC × 97。而 Z CALC 计算器由于未考虑角膜后表面散光的影响，推荐 17D/4D，预期结果为 + 0.19DS/−0.15DC × 95（图 2-11-18），如植入 17D/4D，术后存在逆规散光欠矫可能性大。最终选择 17D/4.5D。术后 1 个月：裸眼视力 1.0，矫正视力 1.2（plano）。

本病例带来的思考与提示：

当患者前表面散光为逆规散光时，KA 值＜ TCA 值。若在选择 toric IOL 度数时未考虑 PCA 的影响，会导致患者逆规散光欠矫。

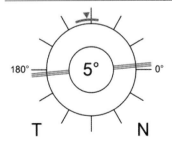

图 2-11-16　Z CALC with Nomogram 在线计算器

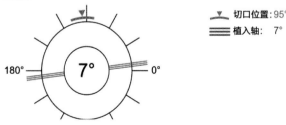

图 2-11-17　Z CALC with TK 在线计算器

眼轴	24.32 mm		
ACD	3.83 mm	由	角膜上皮
晶体厚度	---		
WTW	---	n	1.3375
K1	41.51 D @ 95°	柱镜	--- @ ---
K2	44.36 D @ 5°	等效球镜	---
TK1	--- @ ---	柱镜TK	--- @ ---
TK2	--- @ ---	TSE	---

ZEISS AT TORBI® 709 | M
Z CALC 利用角膜曲率

| 人工晶状体 | | | | 预测的结果 | | | |
等效球镜 [D]	球镜 [D]	柱镜 [D]	轴向 [°]	等效球镜 [D]	球镜 [D]	柱镜 [D]	轴向 [°]
+20.00	+18.00	+4.00	5	-0.60	-0.53	-0.14	95
+19.50	+17.50	+4.00	5	-0.24	-0.17	-0.14	95
+19.00	+17.00	+4.00	5	+0.12	+0.19	-0.15	95
+18.50	+16.50	+4.00	5	+0.47	+0.55	-0.15	95
+18.00	+16.00	+4.00	5	+0.83	+0.91	-0.17	95

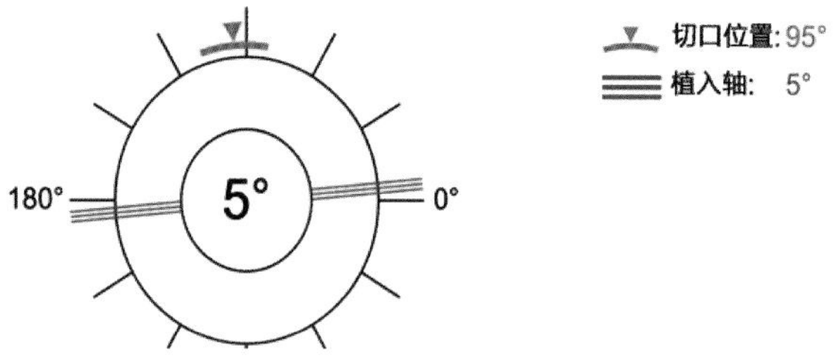

切口位置：95°
植入轴：5°

图 2-11-18 Z CALC 在线计算器

【要点总结】角膜后表面散光平均值为 0.3D，约 80% 患者陡峭子午线为垂直径线，忽略角膜后表面散光会导致约 70% 患者 toric IOL 植入术后顺规散光过矫、逆规散光欠矫。目前考虑角膜后表面散光的 toric IOL 计算器提高了术后准确性，但距离真正个性化、精准化的 toric IOL 术前测量和计算还需要很长的探索过程。临床上应同时关注个性化角膜后表面散光的大小和方向，避免因其特殊性而导致屈光意外。随着 SS-OCT 的发展应用、对角膜后表面散光更精准地测量和理解，真正个性化的术前规划将提高白内障患者的术后视觉质量和患者满意度。

（刘文洁 杨李春）

参考文献

1. HIRNSCHALL N, FINDL O, BAYER N, et al. Sources of error in toric intraocular lens power calculation. J Refract Surg, 2020, 36(10): 646-652.

2. KOCH DD, JENKINS RB, WEIKERT MP, et al. Correcting astigmatism with toric intraocular lenses: Effect of posterior corneal astigmatism. J Cataract Refract Surg, 2013, 39(12): 1803-1809.

3. GOGGIN M, ZAMORA-ALEJO K, ESTERMAN A, et al. Adjustment of anterior corneal astigmatism values to incorporate the likely effect of posterior corneal curvature for toric intraocular lens calculation. J Refract Surg, 2015, 31(2): 98-102.

4. KAWANA K, MIYATA K, TOKUNAGA T, et al. Central corneal thickness measurements using Orbscan Ⅱ scanning slit topography, noncontact specular microscopy, and ultrasonic pachymetry in eyes with keratoconus. Cornea, 2005, 24(8): 967-971.

5. MEYER JJ, GOKUL A, VELLARA HR, et al. Repeatability and agreement of Orbscan Ⅱ, Pentacam HR, and Galilei tomography systems in corneas with keratoconus. American Journal of Ophthalmology, 2017, 175: 122-128.

6. JONG TD, SHEEHAN MT, KOOPMANS SA, et al. Posterior corneal shape: Comparison of height data from 3 corneal topographers. Journal of Cataract and Refractive Surgery, 2017, 43(4): 518-524.

7. ARAMBERRI J, ARAIZ L, GARCIA A, et al. Dual versus single Scheimpflug camera for anterior segment analysis: Precision and agreement. Journal of Cataract and Refractive Surgery, 2012, 38(11): 1934-1949.

8. HOFFMANN PC, ABRAHAM M, HIRNSCHALL N, et al. Prediction of residual astigmatism after cataract surgery using swept source fourier domain optical coherence tomography. Current Eye Research, 2014, 39(12): 1178-1186.

9. ABULAFIA A, KOCH DD, WANG L, et al. New regression formula for toric intraocular lens calculations. Journal of Cataract and Refractive Surgery, 2016, 42(5): 663-671.

10. KOCH DD, ALI SF, WEIKERT MP, et al. Contribution of posterior corneal astigmatism to total corneal astigmatism. J Cataract Refract Surg, 2012, 38(12): 2080-2087.

11. HO JD, CY TSAI, SW LIOU. Accuracy of corneal astigmatism estimation by neglecting the posterior corneal surface measurement. Am J Ophthalmol, 2009, 147(5): 788-795.

12. MIYAKE T, K SHIMIZU, K KAMIYA. Distribution of posterior corneal astigmatism according to axis orientation of anterior corneal astigmatism. PLoS One, 2015, 10(1): e0117194.

13. ZHENG T, Z CHEN, Y LU. Influence factors of estimation errors for total corneal astigmatism using keratometric astigmatism in patients before cataract surgery. J Cataract Refract Surg, 2016, 42(1): 84-94.

14. UENO Y, HIRAOKA T, BEHEREGARAY S, et al. Age-related changes in anterior, posterior, and total corneal astigmatism. J Refract Surg, 2014, 30(3): 192-197.

15. LACKNER B, SCHMIDINGER G, PIEH S, et al. Repeatability and reproducibility of central corneal thickness measurement with Pentacam, Orbscan, and ultrasound. Optom Vis Sci, 2005, 82(10): 892-899.

16. TANA-RIVERO P, AGUILAR-CÓRCOLES S, TELLO-ELORDI C, et al. Agreement between 2 swept-source OCT biometers and a Scheimpflug partial coherence interferometer. J Cataract Refract Surg, 2021, 47(4): 488-495.

17. LAHOOD BR, M GOGGIN. Measurement of posterior corneal astigmatism by the IOL Master 700. J Refract Surg, 2018, 34(5): 331-336.

18. CANOVAS C, ALARCON A, ROSÉN R, et al. New algorithm for toric intraocular lens power calculation considering the posterior corneal astigmatism. Journal of Cataract and Refractive Surgery, 2018, 44(2): 168-174.

19. KERN C, KORTÜM K, MÜLLER M, et al. Comparison of two toric IOL calculation methods. Journal of Ophthalmology, 2018, 2018: 2840246.

20. FERREIRA TB, RIBEIROP, RIBRIRO FJ, et al. Comparison of methodologies using estimated or measured values of total corneal astigmatism for toric intraocular lens power calculation. Journal of Refractive Surgery, 2017, 33(12): 794-800.

21. SAVINI G, K NÆSER. An analysis of the factors influencing the residual refractive astigmatism after cataract

surgery with toric intraocular lenses. Investigative Ophthalmology & Visual Science, 2015, 56(2): 827-835.

22. ZHANG B, JING-XUE M, DAN-YAN L, et al. Effects of posterior corneal astigmatism on the accuracy of AcrySof toric intraocular lens astigmatism correction. International Journal of Ophthalmology, 2016, 9(9): 1276-1282.

23. LEVRON A, CHEHAB HE, AGARD E, et al. Impact of measured total keratometry versus anterior keratometry on the refractive outcomes of the AT TORBI 709-MP toric intraocular lens. Graefes Arch Clin Exp Ophthalmol, 2021, 259(5): 1199-1207.

24. FABIAN E, W WEHNER. Prediction accuracy of total keratometry compared to standard keratometry using different intraocular lens power formulas. Journal of Refractive Surgery, 2019, 35(6): 362-368.

25. SKRZYPECKI J, MS PATEL, LH SUH. Performance of the Barrett toric calculator with and without measurements of posterior corneal curvature. Eye (London, England), 2019, 33(11): 1762-1767.

26. YANG S, YONG-SOO B, KIM HS, et al. Comparative accuracy of Barrett toric calculator with and without posterior corneal astigmatism measurements and the Kane toric formula. American Journal of Ophthalmology, 2021, 231: 48-57.

27. REITBLAT O, LEVY A, BARNIR EM, et al. Toric IOL calculation in eyes with high posterior corneal astigmatism. Journal of Refractive Surgery, 2020, 36(12): 820-825.

28. KANE JX, B CONNELL. A Comparison of the accuracy of 6 modern toric intraocular lens formulas. Ophthalmology, 2020, 127(11): 1472-1486.

29. CHOI A, H KWON, S JEON. Accuracy of total corneal power calculation for multifocal toric intraocular lens implantation: Swept-source OCT-based biometer vs Scheimpflug tomographer. J Refract Surg, 2021, 37(10): 686-692.

第十二节
扫频相干光断层扫描与生物测量及人工晶状体屈光力计算

【要点提示】眼球生物测量最早可追溯至 1880 年。随着计算机技术的进步、软件算法的优化，以及人工智能的发展，各种光学生物测量仪逐渐进入临床。SS-OCT 是一种新型的 OCT 技术，在扫描深度及测量的精确性方面较先前的技术有明显进步，具有独特的轴向参数测量优势。目前 SS-OCT 已经广泛应用于眼前节疾病、屈光手术和人工晶状体（intraocular lens，IOL）屈光力计算公式的选择等方面，为眼科的临床和科研提供了新的技术支持。本章节主要阐述基于 SS-OCT 技术在眼轴长度（axial length，AL）、眼前节参数测量，以及 IOL 屈光力计算的临床应用和进展。

一、扫频相干光断层扫描技术

SS-OCT 技术采用非接触的测量方式，避免了角膜损伤及感染的风险；其光源的工作波段可达 1 000 ~ 1 600nm，组织散射比传统波长在 800 ~ 870nm 的 OCT 更小，组织穿透力更强，因此在扫描深度上具有明显优势，尤其适用于屈光介质混浊的患者。目前常见的 SS-OCT 设备如表 2-12-1 所示。

表 2-12-1 七种 SS-OCT 设备的比较

设备型号	CASIA 2	IOL Master 700	OA-2000	ANTERION	ARGOS	VG200D	TowardPi
光源波长 /nm	1 310	1 055	1 060	1 300	1 060	1 050	1 060
扫描宽度 /mm	16	6	—	16.5	15	18	14
扫描深度 /mm	13	44	40	32	30	45	12
扫描速度 /（A·s⁻¹）	50 000	2 000	1 500	50 000	3 000	200 000	400 000

二、眼轴长度

1. 概念 眼轴长度（AL）是由泪膜/角膜中央至视网膜黄斑中心凹之间的一条假想线（图 2-12-1）。目前，临床上 AL 的定义在超声和光学方式上存在差异：超声测量中，AL 是指角膜中央前表面至视网膜内界膜的距离；光学上，AL 则指泪膜至视网膜色素上皮层间的距离。AL 在成年之前随着生长发育不断变化，并逐渐趋于稳定，与性别、年龄和种族等密切相关。AL 的测量

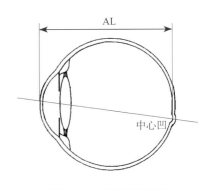

图 2-12-1 眼轴示意图
定义为泪膜/角膜中央到视网膜黄斑中心凹之间的一条假想线。

在儿童近视防控、屈光手术的术前检查、IOL 屈光力的计算中至关重要，其细微的误差就可能导致治疗效果的变化。

2. 眼轴长度的测量 传统的眼轴长度（AL）测量，主要依靠声学技术完成。利用 A 超轴向分辨力好的特点，根据不同组织声阻抗差的不同，A 超表现出不同的波形，对预探测组织进行测量，具有紧凑、高效的特点。此后又陆续出现了基于部分相干干涉（partial coherence interferometry，PCI）、光学低相干反射（optical low coherence reflectometry，OLCR）和 SS-OCT 技术的光学 AL 测量设备。

Wang 等人的团队使用 SS-OCT、PCI 和光学低相干干涉（optical low-coherence interferometry，OLCI）技术测量了 210 位白内障患者共 377 只眼，证实对于重度白内障患者（LOCS Ⅲ 分级：皮质混浊分级、晶状体核分级分数 > 5.5，以及后囊膜混浊分级分数 > 5.2），SS-OCT 的检出率明显优于另外两种技术；随着白内障混浊的程度增加，PCI、OLCI 技术的 AL 检出率明显下降，但 SS-OCT 仍可检出[1]。SS-OCT 测量白内障患者 AL 的准确性和精确性优异，作为眼轴测量新的"金标准"，在 IOL 屈光力的计算领域具有良好的应用价值[2-3]（图 2-12-2）。

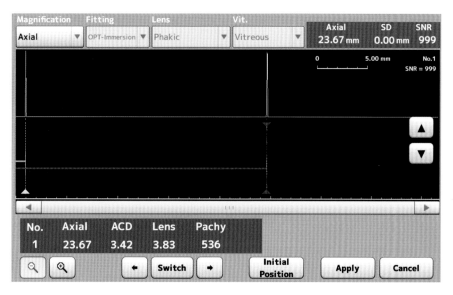

图 2-12-2 OA-2000 测量轴向数据
图中 Axial 为眼轴，ACD 为前房深度，Lens 为晶状体厚度，Pachy 为角膜厚度。

在部分眼后段疾病的患者中，由于玻璃体积血的存在，超声检查的传播速度改变，因此对 AL 的测量稳定性降低。同玻璃体积血类似，硅油也会影响超声测量的准确性与可靠性。对于行玻璃体腔注油术的患者，医生对患者取油的同时往往会联合白内障手术。对于以上类型的患者，具有高穿透性的 SS-OCT 可成为更可靠的选择，将显著提高 AL 测量的准确率与检出率[4]。

3. 在 IOL 屈光力计算中的意义 对于角膜保持原始状态的白内障患者而言，影响 IOL 计算公式选择的最主要因素就是 AL。Hoffer 等人将 AL 分为：短 AL，< 22mm；中等 AL，22 ~ 24.49mm；中长 AL，24.5 ~ 26mm；超长 AL，> 26mm。

对于中等 AL 者，使用 Holladay Ⅰ、Hoffer Q、SRK/T 和 Haigis 等常用的第三代公式可获得准确的计算结果[5]；对于长 AL 人群，Holladay Ⅰ、SRK/T 公式经过眼轴长度校正之后可获得良好的结果；而对于短 AL 的患者，通过 Hoffer Q、Holladay Ⅱ及 Haigis 公式计算得到的结果具有较高的准确性[6]。除了传统的第三代、第四代公式，新的第五代公式如 Barrett Universal Ⅱ、Hill-RBF 等适用于大多数的白内障患者，且比三代、四代公式的精确性更好[7-8]。

AL 不仅影响 IOL 公式的选择，其结果还直接影响其 IOL 屈光力计算的准确性，由 AL 测量偏差造成的白内障手术屈光结果误差占 50% 以上[9]。对于极重度的白内障患者，由于屈光介质严重混浊，光线难以穿透，临床上 SS-OCT 的测量结果需要经超声多次复核后使用。

三、角膜屈光力

1. 概念　光线在经过屈光界面时会发生偏折，其偏折的程度定义为屈光力，大小取决于两介质的折射率和界面的曲率半径。对于正常人眼来说，平行光线经过眼屈光系统后才能使其汇聚于视网膜上形成清晰的像。角膜屈光力的计算公式为：

$$K = \frac{n_1 - n_2}{r}$$

式中 K 代表屈光力，单位为 D，n_1 代表曲面前介质的折射率，n_2 代表曲面后介质的折射率，r 为曲面的曲率半径，单位 m。

角膜拥有前后两个表面，分别产生角膜前表面屈光力和角膜后表面屈光力。在计算整个角膜的屈光力时两者均需要考虑，其算法有薄透镜公式和厚透镜公式，而角膜作为厚透镜采用厚透镜公式来计算角膜总屈光力更具优势。角膜屈光力的厚透镜公式：

$$K_t = K_a + K_p - \frac{f}{n} \times (K_a \times K_p)$$

式中 K_t 为角膜总屈光力，K_a 为角膜前表面屈光力，K_p 为角膜后表面屈光力，n 为角膜折射率，f 为中央角膜厚度。

2. 角膜屈光力的测量　临床上测量角膜屈光力的设备主要有角膜曲率计、基于 Placido 盘的成像技术、裂隙扫描技术、基于 Scheimpflug 成像技术、基于彩色发光二极管（light emitting diode，LED）反射的原理以及基于相干光断层扫描成像原理的设备等。由于角膜和房水之间的折射率差异较小，早期的研究仅测量前表面屈光力，通过固定的前、后表面曲率半径之比推测后表面的屈光力大小，并最终得出散光和总角膜屈光力。然而，Koch 等人研究表明，忽略角膜后表面散光数据会导致角膜总屈光力大小的错误估算，其研究中 5% 的患者误差 > 0.5D[10]。

目前，白内障手术进入了一个新时代，即屈光性白内障时代，其中角膜屈光力与 AL 共同组成了影响 IOL 屈光力计算结果的两个主要因素。要获得精确的总角膜屈光力数值，临床上医生需要同时考虑前、后表面的角膜屈光力。

SS-OCT 技术测量角膜屈光力 / 曲率的原理（图 2-12-3）：IOL Master 700 将 950nm 光源投射到

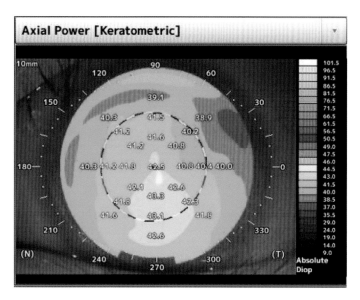

图 2-12-3 AS-OCT（CASIA 2）测量角膜轴向屈光力图
中央区角膜屈光力为 42.5D，中央偏下方角膜屈光力最大（43.3D）。

角膜 3 个区域（中央角膜半径 1.5mm、2.5mm 和 3.2mm）测量角膜曲率；OA-2000 使用含有 9 个环的 Placido 盘测量角膜曲率，每个环有 256 个点，投影在角膜上直径约 5.5mm 区域，得到直径为 2.0mm、2.5mm 和 3mm 范围内的角膜屈光力，结合 OCT 图像获得最终结果；Argos 使用一个由 16 个 LED 组成的直径约 2.2mm 的环与 OCT 图像共同获取角膜屈光力的数值；ANTERION 则通过在折射率分别为 1.337 5 和 1.376 的情况下，经 65 次径向扫描在 8mm 范围内测量角膜前表面曲率和后表面曲率。目前研究表明，相较于传统测量技术，SS-OCT 技术在测量角膜曲率方面具有良好的重复性及准确性 [2]；IOL Master 700、OA-2000、Argos 和 ANTERION 间的角膜曲率测量结果均有良好的重复性、再现性 [11]。

3. 在 IOL 屈光力计算中的意义 由于角膜屈光力并非总是随着 AL 的延长而减少，其测量值可能影响 IOL 屈光力的计算。Olga 等人研究了不同 IOL 屈光力计算公式在角膜曲率较陡和较平患者中的计算误差，对于平均角膜屈光力大于 46.00D 的眼睛，用 SRK/T 和 Hill-RBF 公式计算 IOL 屈光力会产生近视漂移，而用 Haigis 和 Olsen-C 公式计算则可能产生远视漂移；而对于平均角膜屈光力小于 42.00D 的患者，在使用 SRK/T 公式时可能产生一定量偏远视的误差。研究者表明在使用 SKR/T 公式时需要对角膜屈光力进行一定的校正，以提高其在较陡和较平角膜中的测量精度 [12]。

四、前房深度

1. 概念 前房是指从角膜内皮面至虹膜平面及晶状体前表面之间房水填充的空间。现代眼科学中自然晶状体眼的前房深度（ACD）是指从角膜顶点到晶状体前表面顶点之间的距离（图 2-12-4），而从角膜内皮面开始到晶状体前表面顶点之间的距离被称为解剖前房深度（anatomic anterior chamber depth，aACD）或者房水深度（anterior aqueous depth，AQD）。在 IOL 眼中，ACD 通常指角膜顶点到 IOL 前表

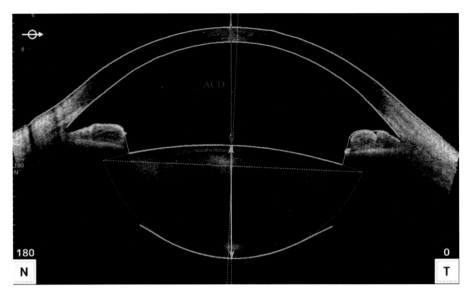

图 2-12-4 AS-OCT（CASIA 2）测量 ACD 图像
角膜前表面顶点至晶状体前表面顶点之间的距离。

面顶点之间的距离，这个距离也被称为有效 IOL 位置（effective lens position，ELP）[13]。

2. 前房深度（ACD）测量 目前测量 ACD 的方式主要有裂隙灯人工测量法、超声测量仪和光学生物测量仪等[14]。使用超声生物显微镜（ultrasound biomicroscopy，UBM）进行 ACD 测量在青光眼诊疗中更加常用。新型 SS-OCT 技术可以在纵向轴位上形成眼部结构的 OCT 图像，通过图像波形测定不同部位的尺寸。已有的研究显示，SS-OCT 测量 ACD 值时均具有良好的重复性和再现性[15]。与传统的 OLCR 技术、超声相比，SS-OCT 技术测量 ACD 时展现出更好的重复性和再现性[16]。

3. 在 IOL 屈光力计算中的意义 ACD 与白内障术后有效 IOL 位置密切相关[17]，ACD 每变化 0.10mm 将会导致约 0.15D 屈光度改变[2]。因此，术前对 ACD 的精准测量是获得术后良好视觉质量的要素之一。另一方面，在 IOL 屈光力计算中，ACD 有着非常重要的意义：第一代公式中，ACD 是一个固定数值；在第二代公式中，ACD 的值需要依靠 AL 来修正；第三代公式之后，ACD 的概念逐渐被 ELP 所取代，而术前 ACD 是精准计算 ELP 和 IOL 屈光力的重要参数。研究发现当 ACD < 3.0mm 时，Barrett Universal Ⅱ 比 Haigis、Hoffer Q、Olsen 公式预测性更佳；当 ACD > 3.5mm 时，Barrett Universal Ⅱ 预测准确性与 Hoffer Q 之间差异具有统计学意义；当 ACD 在 3.01 ~ 3.49mm 之间时，各个公式无明显差异[18]。

五、晶状体厚度

1. 概念 晶状体为一富有弹性的双凸面透明体，借助悬韧带悬挂在虹膜和玻璃体之间。晶状体可分前后两面，两面交接的边缘处称为赤道部。晶状体前后表面曲率不同，其前表面曲率半径约为 9 ~ 10mm，后表面的曲率半径约为 5.5 ~ 6mm。晶状体的大小，特别是晶状体厚度（lens thickness，LT）随年龄缓慢增加，在静止状态下，成年人晶状体直径约 9 ~ 10mm，厚度约 4 ~ 5mm。当发生病理性改变时，其大小也发生变化。对于高度近视和年龄相关性白内障患者而言，晶状体随年龄、AL 的增加逐渐增厚。

2. 晶状体的测量和评估　传统的白内障分级方法 LOCS Ⅲ 系统为一种主观评估方式，依赖操作者的判断。Chen 等人基于 SS-OCT 图像对患者的晶状体核密度进行评估[19]：经过 Image J 软件分析得到基于 SS-OCT 图像信息的晶状体密度。该方法重复性结果优异，且依据仪器成像分析，因而较 LOCS Ⅲ 更能客观定量地评估晶状体混浊度。

SS-OCT 基于长波长扫频光源，穿透力强，对于白内障患者的检出率明显提升。SS-OCT 技术相较于 Scheimpflug 成像技术，其测量 LT 的可靠性更高，且 Scheimpflug 成像技术设备需要对患者进行散瞳后测量，SS-OCT 技术则更加简便；与超声和 PCI 技术相比，SS-OCT 技术测量 LT 结果更加精确，且测量的失败率低于传统测量技术[20]（图 2-12-5）。

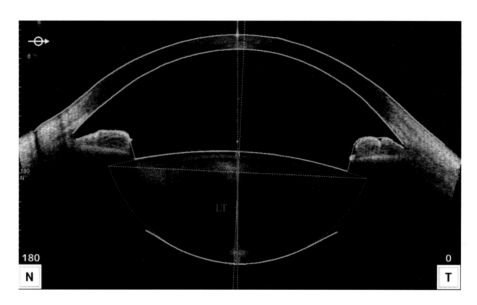

图 2-12-5　SS-OCT（CASIA 2）测量 LT 图像
晶状体前表面顶点至晶状体后表面顶点之间的距离。

3. 在 IOL 屈光力计算中的意义　诸多 IOL 计算公式如 Olsen、Kane、Holladay Ⅱ等使用 LT 作为变量，因而 LT 的精准测量至关重要[21]。在第四代 IOL 计算公式中，首先引入了 LT 作为 ELP 计算的参数之一。比如 Holladay Ⅱ公式中首次提出前节长度（anterior segment length，ASL）的概念用于计算 ESF（estimated scaling factor）[22]。Holladay 提出 ASL = ACD + LT 并将 ESF 取代 ELP 作为 IOL 屈光力计算的元素之一。Olsen 认为在高度近视或远视时，房水、晶状体及玻璃体的各自占比发生了明显不同的变化，因此不能用传统超声测量结果来计算 IOL 屈光力，而是分析以往的研究得出 LT=6.44-0.082×AL，由此得出 AL 的修正值建立 ELP 的预测公式，并在近几年不断完善，对 LT 的影响做了更多的研究和考虑[23]。

第五代 IOL 屈光力计算公式中，其代表公式 Barrett Universal Ⅱ公式也纳入了 LT 对计算结果的影响。传统的 Universal 公式中的 ELP 计算仅包含 ACD 与晶状体因素（lens factor，LF），而新型

Universal Ⅱ公式将 ELP 的计算增加为 AL、角膜屈光力、ACD、LT、水平角膜白到白距离（white-to-white，WTW）等 5 个因素，更可见 LT 的重要性。

六、角膜厚度

1. 概念　角膜是眼球屈光成分的组成部分，其厚度是重要的眼球结构参数，可以影响多种眼科疾病的诊断及治疗。既往研究表明角膜厚度每增加 1μm 可以引起 Goldmann 眼压计和非接触式眼压计测量结果增大 0.039mmHg 及 0.064mmHg，同时角膜厚度的异常，提示可能存在角膜内皮细胞功能的异常[24]。自 20 世纪 90 年代初期不断涌现出更精确、简便的角膜厚度测量方法和仪器，并且除角膜厚度外，还可进行角膜地形及前房的测量，可更精确地辅助屈光手术（图 2-12-6）。

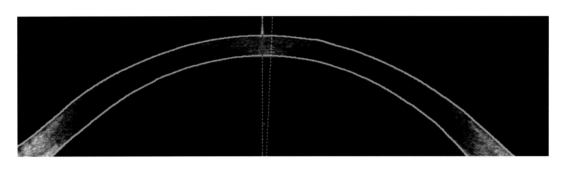

图 2-12-6　SS-OCT（CASIA 2）测量角膜厚度（CT）图像
角膜前表面顶点至角膜后表面顶点之间的距离。

2. 角膜厚度的测量　常用的角膜厚度指标分别为中央角膜厚度（central corneal thickness，CCT）和最薄点角膜厚度（thinnest corneal thickness，TCT）。中央角膜厚度约为 0.5~0.55mm，周边部约 1mm，其最薄点常位于角膜颞下方，并随测量者的年龄、性别变化，有较明显的个体差异。

光学原理测量角膜厚度主要利用光线聚焦于角膜的前后表面，应用光线的散射明确角膜的前后表面并测量两者之间的距离；超声测厚是利用声速，通过超声的声波脉冲，依其遇到的声界面密度差异出现回声量的不同来测量角膜厚度。OCT 测量具有直接、无创和非接触的特性，并且可提供活体的高分辨率角膜影像，辅助医生直观地观察角膜病变区域并提供精准数值。

研究表明，CASIA 2 测量 CCT 与 Pentacam 具有高度的一致性[25]；基于 Scheimpflug 成像原理、基于 OLCR 技术及基于 SS-OCT 技术的测量设备对于角膜厚度的测量均有良好的再现性和重复性，且 SS-OCT 的重复性及准确性更高[26]。以上结果均证实 SS-OCT 在测量角膜厚度时具有良好的可行性和可靠性（图 2-12-7）。

3. 在 IOL 屈光力计算中的意义　在目前所使用的 IOL 屈光力计算公式中，尚未有使用角膜厚度作为参数的公式。然而，许多疾病如圆锥角膜、糖尿病等对患者的角膜厚度有影响，术前角膜厚度的精准测量，可以明确手术禁忌证，筛选患者，以保障 IOL 植入术后的视觉质量[27-28]。

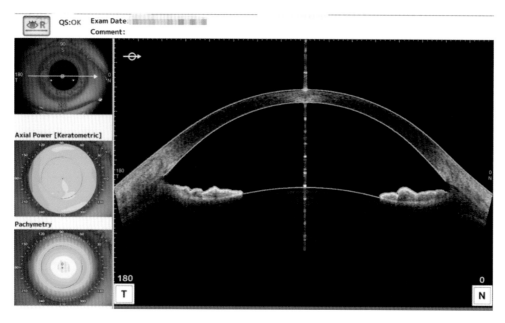

图 2-12-7 SS-OCT（CASIA 2）测量角膜厚度界面图

可以获得清晰的角膜形态图像，同时测量角膜屈光力图和角膜厚度图。

七、角膜直径与睫状沟距离

1. **概念** 角膜直径（corneal diameter，CD）又称 WTW，即角膜上下或左右角膜缘间的距离（图 2-12-8）。由于角膜上下缘受到巩膜和结膜的伸展被覆较多，因此其水平与垂直直径有所不同。成年男性水平直径约为 11～12mm，垂直直径约为 10～11mm，女性则较男性较短。角膜水平直径＞13mm 时称为大角膜，反之＜10mm 时称小角膜。

2. **角膜直径的测量** 目前，角膜直径测量方法有多种：手工测量包括量尺、卡钳式测径器、Holladay-Godwin 量规、眼前节断层扫描仪等；客观自动测量包括 Orbscan Ⅱ、IOL Master、眼前节分析仪 Sirius、Pentacam、基于 SS-OCT 原理的设备等。

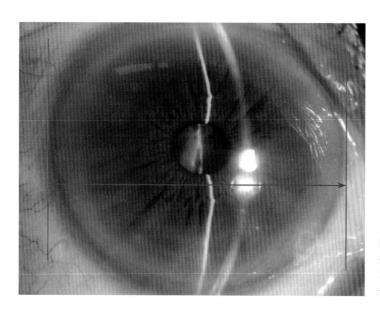

图 2-12-8 水平角膜直径示意图

图中两直线间距离为水平 WTW。

189

　　客观自动测量法通过计算机软件识别角膜缘的位置获得角膜水平直径，其准确性依赖于获取的眼前节图像质量以及角膜中心对合的精确度。SS-OCT 技术如 IOL Master 700，通过对角膜缘的自动检测，聚焦虹膜后，从前段的红外数字灰度照片上测量 WTW。在白内障患者中，由于老年环的存在，WTW 的测量受到严重影响。Alexander 等人对比了 Orbscan Ⅱ、IOL Master 700、Galilei 三种测量设备在测量 WTW 时的结果，发现 IOL Master 700 具有更高的重复性[29]。

　　3. 在 IOL 屈光力计算中的意义　在白内障患者中，自第四代 IOL 屈光力计算公式以来，WTW 便被视为重要的考虑因素。在 Holladay Ⅱ 公式中，WTW 作为计算 ESF 的参数之一被引入。在第五代公式 Hoffer H-5、Barrett Universal Ⅱ 中，WTW 也被认为是计算 ELP 的重要参数。

　　4. 在 ICL 选择中的意义　近年来，有晶状体眼人工晶状体（phakic IOL，PIOL）植入术是近视尤其是高度近视主要的矫正手术方法，当前以可植入式接触镜（implantable contact lens，ICL）的应用最为普遍。目前主要通过结合 WTW 与 ACD 数据，来决定 ICL 型号大小的选择，而 ICL 大小是否合适，与手术安全性和稳定性直接相关。

　　ICL 是植入在后房的屈光性人工晶状体，位于虹膜与透明晶状体前囊之间的狭小空间，但不接触晶状体，其襻接触睫状沟并起到固定作用。虽然睫状沟间距（STS）测量可以应用 UBM 直接得到，但因其耗时长且具有侵入性等特点，临床上应用较少（图 2-12-9）；且难以在眼表直接准确定位角膜的末端和巩膜的起始位置从而获得 STS。临床上往往通过准确测量 WTW，估算 STS，有助于 ICL 的有效固定（图 2-12-10）。

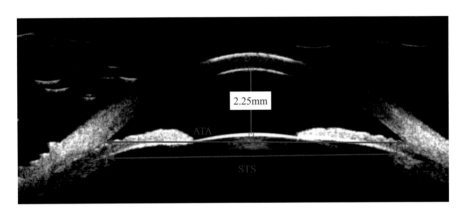

图 2-12-9　超声生物显微镜（UBM）测量 ATA、STS
ATA：两侧房角间的距离；STS：两侧睫状沟之间的距离。

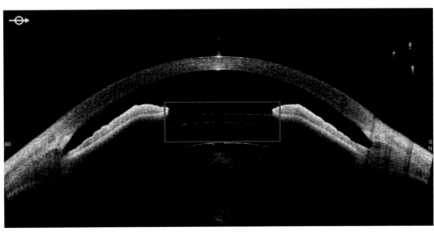

图 2-12-10　ICL 植入术后的 SS-OCT（CASIA 2）
红框中为 ICL，位于角膜和自然晶状体之间。

【要点总结】常用眼部结构参数的精准测量，如角膜屈光力、CT、AL、ACD 和 LT 等是诊断眼前节疾病和选择 IOL 屈光力计算公式的重要基础。光学生物测量新技术 SS-OCT 具有光源波长长、穿透力强、测量范围广，以及精确性优异等特点，目前已成为新的眼部生物测量技术"金标准"。随着白内障手术逐渐由复明手术发展成为追求术后高视觉质量的屈光手术，提高患者术后视觉质量成了目前白内障手术的新挑战。基于 SS-OCT 评估晶状体混浊度以及 IOL 屈光力的计算也显示了其准确性和良好的临床应用前景。然而，对于 IOL 屈光力计算的公式选择和优化仍需要进一步通过临床经验积累。

（黄锦海　林暄乔　朱梦梅）

参考文献

1. MCALINDEN C, WANG Q, GAO R, et al. Axial length measurement failure rates with biometers using swept-source optical coherence tomography compared to partial-coherence interferometry and optical low-coherence interferometry. Am J Ophthalmol, 2017, 173: 64-69.

2. WANG Q, CHEN M, NING R, et al. The precision of a new anterior segment optical coherence tomographer and its comparison with a swept-source OCT-based optical biometer in patients with cataract. J Refract Surg, 2021, 37(9): 616-622.

3. DOMÍNGUEZ-VICENT A, PÉREZ-VIVES C, FERRER-BLASCO T, et al. Device interchangeability on anterior chamber depth and white-to-white measurements: A thorough literature review. Int J Ophthalmol, 2016, 9(7): 1057-1065.

4. WANG Q, HUANG Y, GAO R, et al. Axial length measurement and detection rates using a swept-source optical coherence tomography-based biometer in the presence of a dense vitreous hemorrhage. J Cataract Refract Surg, 2020, 46(3): 360-364.

5. DONG J, ZHANG Y, ZHANG H, et al. Comparison of axial length, anterior chamber depth and intraocular lens power between IOL Master and ultrasound in normal, long and short eyes. PLoS One, 2018, 13(3): e0194273.

6. MOSCHOS MM, CHATZIRALLI IP, KOUTSANDREA C. Intraocular lens power calculation in eyes with short axial length. Indian J Ophthalmol, 2014, 62(6): 692-694.

7. SHRIVASTAVA AK, BEHERA P, KUMAR B, et al. Precision of intraocular lens power prediction in eyes shorter than 22mm: An analysis of 6 formulas. J Cataract Refract Surg, 2018, 44(11): 1317-1320.

8. RONG X, HE W, ZHU Q, et al. Intraocular lens power calculation in eyes with extreme myopia: Comparison of Barrett Universal II, Haigis, and Olsen formulas. J Cataract Refract Surg, 2019, 45(6): 732-737.

9. HIRNSCHALL N, FINDL O, BAYER N, et al. Sources of error in toric intraocular lens power calculation. J Refract Surg, 2020, 36(10): 646-652.

10. KOCH DD, ALI SF, WEIKERT MP, et al. Contribution of posterior corneal astigmatism to total corneal astigmatism. J Cataract Refract Surg, 2012, 38(12): 2080-2087.

11. MONTÉS-MICÓ R, PASTOR-PASCUAL F, RUIZ-MESA R, et al. Ocular biometry with swept-source optical coherence tomography. J Cataract Refract Surg, 2021, 47(6): 802-814.

12. REITBLAT O, LEVY A, KLEINMANN G, et al. Intraocular lens power calculation for eyes with high and low average keratometry readings: Comparison between various formulas. J Cataract Refract Surg, 2017, 43(9): 1149-1156.

13. FINDL O, DREXLER W, MENAPACE R, et al. High precision biometry of pseudophakic eyes using partial coherence interferometry. J Cataract Refract Surg, 1998, 24(8): 1087-1093.

14. DOUTHWAITE WA, SPENCE D. Slit-lamp measurement of the anterior chamber depth. Br J Ophthalmol, 1986, 70(3): 205-208.

15. TU R, YU J, SAVINI G, et al. Agreement between two optical biometers based on large coherence length SS-OCT and Scheimpflug imaging/partial coherence interferometry. J Refract Surg, 2020, 36(7): 459-465.

16. FIŞUŞ AD, HIRNSCHALL ND, RUISS M, et al. Repeatability of 2 swept-source OCT biometers and 1 optical low-coherence reflectometry biometer. J Cataract Refract Surg, 2021, 47(10): 1302-1307.

17. OLSEN T. Calculation of intraocular lens power: A review. Acta Ophthalmol Scand, 2007, 85(5): 472-485.

18. ROBERTS TV, HODGE C, SUTTON G, et al. Comparison of Hill-radial basis function, Barrett universal and current third generation formulas for the calculation of intraocular lens power during cataract surgery. Clin Exp Ophthalmol, 2018, 46(3): 240-246.

19. CHEN D, LI Z, HUANG J, et al. Lens nuclear opacity quantitation with long-range swept-source optical coherence tomography: correlation to LOCS III and a Scheimpflug imaging-based grading system. Br J Ophthalmol, 2019, 103(8): 1048-1053.

20. AN Y, KANG EK, KIM H, et al. Accuracy of swept-source optical coherence tomography based biometry for intraocular lens power calculation: a retrospective cross-sectional study. BMC Ophthalmol, 2019, 19(1): 30.

21. COOKE DL, COOKE TL. Comparison of 9 intraocular lens power calculation formulas. J Cataract Refract Surg, 2016, 42(8): 1157-1164.

22. MELLES RB, HOLLADAY JT, CHANG WJ. Accuracy of intraocular lens calculation formulas. Ophthalmology, 2018, 125(2): 169-178.

23. OLSEN T, CORYDON L, GIMBEL H. Intraocular lens power calculation with an improved anterior chamber depth prediction algorithm. J Cataract Refract Surg, 1995, 21(3): 313-319.

24. HERNDON LW. Measuring intraocular pressure-adjustments for corneal thickness and new technologies. Curr Opin Ophthalmol, 2006, 17(2): 115-119.

25. ZHANG T, ZHOU Y, YOUNG CA, et al. Comparison of a new swept-source anterior segment optical coherence tomography and a Scheimpflug camera for measurement of corneal curvature. Cornea, 2020, 39(7): 818-822.

26. HASHEMI H, NABOVATI P, KHABAZKHOOB M, et al. Agreement of central corneal thickness measurements between Scheimpflug photography and optical low-coherence reflectometry in children. Semin Ophthalmol, 2020, 35(4): 252-256.

27. YANG Y, PAVLATOS E, CHAMBERLAIN W, et al. Keratoconus detection using OCT corneal and epithelial thickness map parameters and patterns. J Cataract Refract Surg, 2021, 47(6): 759-766.

28. PONT C, ASCASO FJ, GRZYBOWSKI A, et al. Corneal endothelial cell density during diabetes mellitus and ocular diabetes complications treatment. J Fr Ophtalmol, 2020, 43(8): 794-798.

29．BUCKENHAM BOYLE A, NAMKUNG S, SHEW W, et al. Repeatability and agreement of white-to-white measurements between slit-scanning tomography, infrared biometry, dual rotating Scheimpflug camera/Placido disc tomography, and swept source anterior segment optical coherence tomography. PLoS One, 2021, 16(7): e0254832.

第十三节

眼前节相干光断层扫描与透明角膜手术切口

【要点提示】白内障超声乳化手术切口已经逐渐由巩膜隧道切口向透明角膜切口进行过渡，而术者根据术眼实际情况对术中手术切口的合理构建对于整个手术流程的安全性、操作的适宜性都起到很重要的作用。早期很多术者仅可以通过术中显微镜下的直观观察依靠经验对手术切口的形态等状况进行简单判断，在 OCT 设备出现以后，部分术者有条件在术中或者术后利用此项非接触的检查技术对角膜切口形态进行正确判断。本部分内容将针对白内障超声乳化手术透明角膜切口的特点及变化情况进行详述，以期为临床手术医生提供更详尽的影像学资料进行学习。

一、白内障超声乳化手术切口概述

作为白内障超声乳化手术的第一步，主切口的制作质量对整个手术过程存在不同程度的影响，而且术后不同质量的透明角膜切口对患者的视觉质量也存在不同程度的影响，所以术者应该综合考虑术眼的具体情况进行个性化的切口构建（包括：切口的位置、大小、切口平面），以期在保障患者手术安全的基础上为患者带来更好的视觉质量[1-2]。

切口的类型与位置

1. 切口类型　目前临床上常用的主切口主要包括透明角膜切口和巩膜隧道切口两大类型，两种切口各有优劣，而随着超声乳化设备的改进以及人工晶状体设计的不断优化，透明角膜切口逐渐成为目前众多医生的选择（图 2-13-1）。与巩膜隧道切口相比较，透明角膜切口有如下优缺点：①很少损伤结膜；②制作过程简单、时间短；③无须缝合；④部分研究显示其术后眼内炎的风险高于巩膜隧道切口[3-4]。

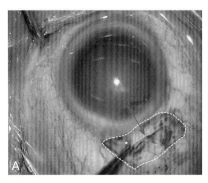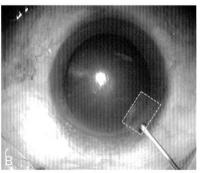

图 2-13-1　巩膜隧道切口与透明角膜切口的对比

A. 为巩膜隧道切口，可见结膜损伤（黄色不规则虚框内）及较长的隧道距离（蓝色双箭头）；B. 为 3.0mm 长度的透明角膜切口，未见结膜损伤，但切口与角膜中心点的距离较短。

2. 切口位置　针对切口位置而言，主要有颞侧和上方（包括鼻上方、正上方、颞上方）两大选择，两种位置也各有优劣，需要手术医生根据实际情况进行个性化选择规划。由于角膜横椭圆形的分布结构，整体而言上方制作切口会距离角膜中心更近，如果切口隧道过长的话，会导致术中部分操作困难、手术视野受影响，但优点主要体现在上睑的保护作用及手术中额头为术者手术操作提供支撑。切口位置不同的另一个影响是术源性散光，以往已有研究证实同等大小的透明角膜切口，颞侧切口引起的散光较小[5]。

二、制作切口需要考虑的方面

在实际制作透明角膜切口时术者应该考虑切口的形状（尽可能接近正方形）、切口隧道的长度、不同眼压状态下制作切口形态的差异、切口的构型（单平面、两平面、三平面切口）、可能发生的后弹力层脱离等。

1. 切口的形状　切口的形状与切口隧道长度有一定的关系，切口接近方形或者切口隧道长度大于2.0mm 的情况下，其自闭性、稳定性较好，同时引起的术源性散光较小[6]。如果切口隧道过短，可能出现切口渗漏、虹膜脱出、需要缝合及预后时间长的情况；相反，如果切口隧道过长会因对角膜牵扯明显对手术操作过程产生影响，同时可能较易出现切口的灼伤[7]。实际临床工作中，部分初学者会利用前房内注入黏弹剂增加眼压的方式进行透明角膜切口的制作，但在此种情况下，由于角膜刀与眼组织的对抗加强，会出现不可控的角膜刀快速进入前房的情况，从而造成切口隧道过短、过直的情况（图 2-13-2）[8]。

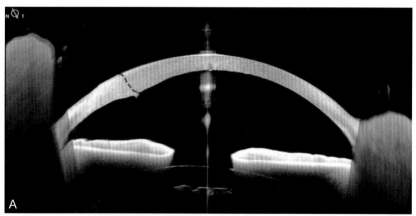

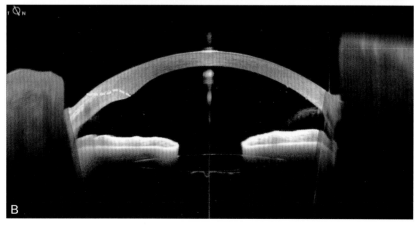

图 2-13-2　不同隧道长度下透明角膜切口的眼前节 OCT 图像对比
A. 为隧道较短的透明角膜切口（蓝色虚线示隧道长度）；B. 为隧道较长的透明角膜切口（黄色虚线示隧道的走行与长度）。

2. 切口的构型　按照切口制作平面的情况可以将切口构型分为单平面切口、两平面切口和三平面切口（图2-13-3）。相比较单平面切口而言，两平面和三平面切口在眼压波动的情况下，通过不同平面存在的力学依赖性，均可形成更好的密闭状态，所以可以明显降低术后发生眼内感染的风险[9-10]。

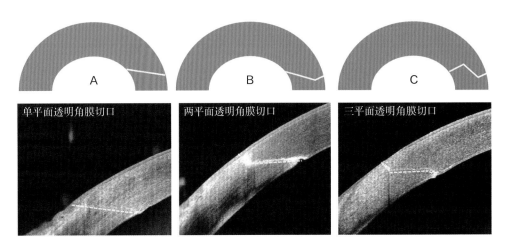

图2-13-3　各种构型切口示意图及OCT断层图

单平面（A）、两平面（B）、三平面（C）透明角膜切口示意图及对应的眼前节OCT检查下呈现的切口形态（黄色虚线为与切口走行相平行的切口示意）。

3. 切口的内口和外口　利用眼前节OCT扫描可以详细地观察透明角膜切口外口和内口，甚至隧道内的具体情况。与裂隙灯等眼前节检查方式相比较，其可以更好、更全面地评估切口的闭合情况。在实际临床检查中，我们可以观察的情况主要包括以下几类[11-12]：①链接欠佳，在隧道内存在局部暗区，组织结构连续性不好（图2-13-4）；②内皮细胞缺口，在内口处可见明显的角膜内皮面断开呈鱼嘴状未正常接触闭合的状态（图2-13-5）；③上皮面缺口，在上皮侧切口两侧的结构连接存在断点，呈现不连续性（图2-13-6）；④后弹力层脱离，在切口水密或手术过程中出现以角膜切口为起点的后弹力层局部

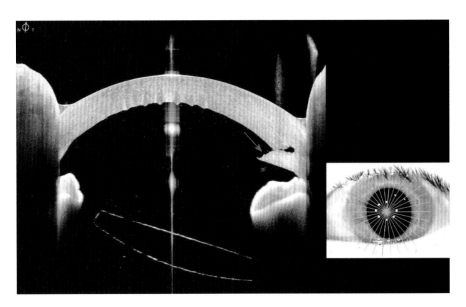

图2-13-4　上方透明角膜主切口可见明显的内口错位（蓝色箭头）及隧道层间连接欠佳（黄色箭头所示液性暗区位置）的情况

或大范围与角膜基质层分离的状态（图2-13-7）；⑤切口错位，内口多见，表现为切口两侧存在明显的错位现象（图2-13-4、图2-13-7）；⑥术后短期角膜切口水肿，术后短期（1个月以内）在角膜切口周围可发现局部角膜厚度增加，但随着时间的延长呈现逐渐恢复至术前厚度的状态（图2-13-8）。在实际病例中，检查者会观察到以上一种或多种情况同时存在的情况。

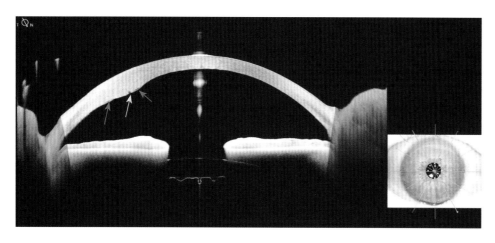

图2-13-5 透明角膜主切口内口可见内皮细胞层断点和局部后弹力层脱离
黄色箭头为内皮细胞层不连续之处；蓝色箭头为存在后弹力层脱离的部位。

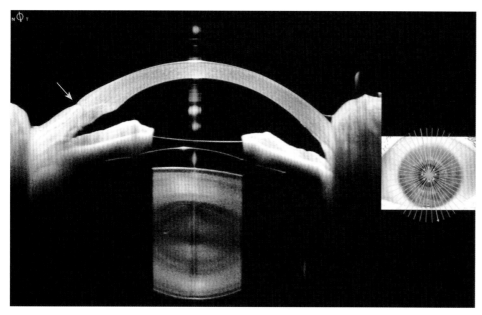

图2-13-6 有晶状体眼人工晶状体植入术后透明角膜主切口上皮细胞层面可见存在局部链接欠佳的位置，呈局部凹陷状（黄色箭头）

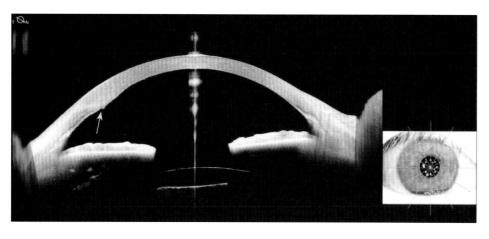

图2-13-7 透明角膜主切口内口可见错位的情况
黄色箭头示内口出现阶梯样不连续的退缩表现。

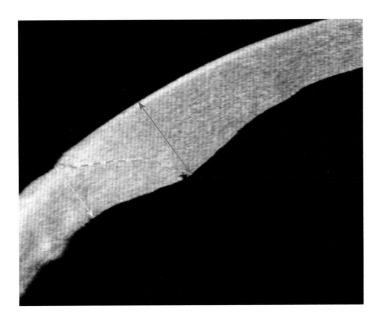

图 2-13-8　术后 1 天透明角膜主切口
可见存在局部水肿增厚的表现，同时主切口附近层间密度较高；黄线为外口水肿厚度，蓝线为内口水肿厚度，绿色为透明角膜切口的走行。

　　4. 切口的制作方法　根据临床实际工作条件，术者可以利用钢刀、宝石刀或者飞秒激光辅助进行透明角膜切口的制作。与手工制作透明角膜切口不同，飞秒激光辅助下的切口制作方法可以以程序设定的形式进行预设轨迹的切割，从而可以按照术者的个性化要求进行标准手术切口的制作（图 2-13-9）。另外，飞秒激光辅助还可以精准辅助完成角膜基质层切口松解的手术操作，对不同程度的矫正角膜散光起到一定的作用（图 2-13-10）。

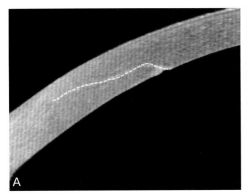
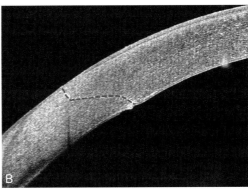

图 2-13-9　利用钢性角膜刀手工制作（黄色虚线）和利用飞秒激光辅助下（蓝色虚线）制作的多平面透明角膜切口在术后 1 年随访时的不同·
A.可见手工切口规则性不及；B.飞秒激光制作角膜切口。

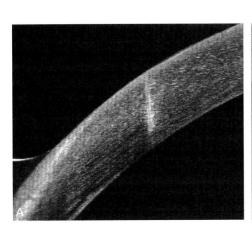
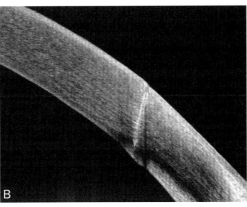

图 2-13-10　通过飞秒激光辅助建立的角膜松解切口可以不同程度矫正角膜散光
图中绿色双箭头虚线显示为切口走行的路径及深度，可见两图中切口的深度及穿通的位置存在不同。

三、关于透明角膜切口的相关研究报道

透明角膜切口的研究涉及的方面主要包括：①扭动超声和纵向超声对透明角膜切口闭合性的影响，研究发现扭动超声对切口处后弹力层脱离和角膜内皮细胞的影响小，且扭动超声对角膜切口的密闭性影响小[13]。②透明角膜切口形态学变化及愈合过程：白内障术后透明角膜切口发生的局部角膜后弹力层脱离、内口 / 外口哆开、角膜水肿会随着随访时间的延长处于恢复过程中，术后 3 个月基本达到稳定状态[14]。③不同手术切口方式之间的比较：a. 飞秒激光辅助透明角膜切口发生后弹力层脱离和切口哆开的发生率较低，但长期随访发现飞秒激光辅助切口组存在较高的内口退缩情况，考虑可能和飞秒激光在切口制作过程中发生的光爆破效应对角膜组织产生影响，从而导致切口发生重塑有关[15]；b. 白内障超声乳化常规手术切口与改良手术切口的比较研究，发现改良后的梯形透明角膜切口术后发生角膜后弹力层脱离的情况少于常规透明角膜切口，此发现为手术切口的改良与优化设计提供参考依据[16]。④多平面切口密闭性的问题：部分研究发现，正常情况下多平面切口的密闭性可以应对眼压突然改变的情况，不会发生大量液流回流入眼内的现象[17]。⑤角膜对冲切口设计矫正角膜散光：通过角膜缘松解切口、透明角膜对冲切口、飞秒激光辅助下角膜弓形切口等方式可以不同程度地缓解术前存在的角膜散光，提高患者术后视觉质量[18-21]。

四、临床病例分享

（一）术中对透明角膜切口的直接和间接判断

在实际临床工作中，术者一方面可以在手术显微镜下直接观察到切口的部分形态结构，例如局部后弹力层脱离、切口水肿等（图 2-13-11）；另一方面可以利用术中 OCT 成像技术对透明角膜切口进行直接成像，在术中实现对切口的实时评估[22-23]。

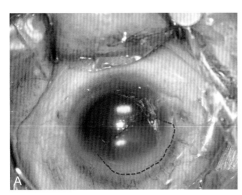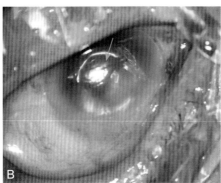

图 2-13-11　术中手术显微镜下主切口处角膜后弹力层脱离导致角膜水肿的预防性处理
A. 可见主切口周围出现不同程度的角膜雾状水肿（蓝色虚框）；B. 术者根据手术经验前房注入消毒空气（绿色箭头）进行术中预防性处理。

（二）术后对透明角膜切口的直观成像观察

随着眼前节成像技术的不断发展，术后可以实现非接触状态下对角膜切口的精细成像，以下以病例的形式呈现角膜切口的特点及变化。

1. **病例一** 老年性白内障患者超声乳化术后 3 个月随访透明角膜切口的特点分析提示随着时间的推移，透明角膜切口呈现个性化重塑的过程（图 2-13-12）。

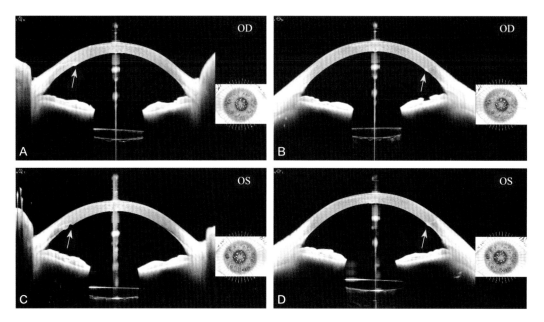

图 2-13-12 一位老年性白内障患者超声乳化术后 3 个月随访双眼透明角膜主切口及侧切口的愈合情况（黄色箭头为切口位置）

A. 可见右眼主切口走行闭合良好，切口角膜内皮面可见不规则隆起；B. 可见右眼侧切口呈单平面，同样角膜内皮面可见局部隆起样高反射信号；C. 可见左眼主切口为多平面走行，切口角膜内皮面可见局部凹陷区，下方内口呈现退缩样表现；D. 可见左眼侧切口与右眼侧切口表现类似。

2. **病例二** 左眼白内障患者超声乳化术中出现后囊膜破裂，术中进行角膜主切口缝合，术后 1 天检查提示缝线对角膜切口形态及对合程度的影响（图 2-13-13）。

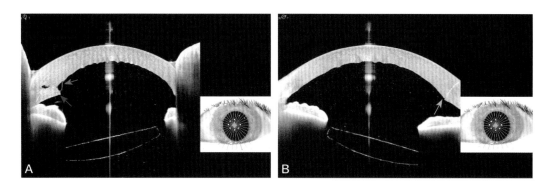

图 2-13-13 一位老年性硬核白内障患者超声乳化术后 1 天随访可见左眼透明角膜主切口、侧切口及其他眼前节情况

A. 可见鼻上方主切口位置由于缝线的压迫切口内侧存在明显的错位（红色箭头）及层间液性暗区（黄色箭头），切口处角膜后弹力层局部脱离呈卷曲状（蓝色箭头），中央角膜内皮面呈波浪状不规则隆起提示角膜反应性水肿的存在，同时人工晶状体可见明显的倾斜；B. 可见颞侧单平面侧切口对位良好，角膜内皮面可见局部切口的哆开，呈鱼嘴状。

3. **病例三** 左眼白内障患者飞秒激光辅助下超声乳化白内障术后随访不同时期透明角膜切口的变化趋势（图 2-13-14）。

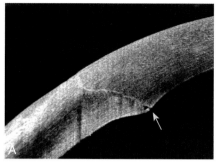 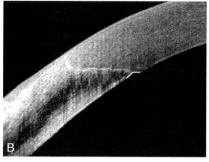 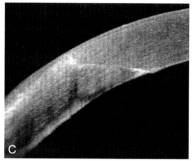

图 2-13-14　一位左眼老年性白内障患者采用飞秒激光辅助下白内障超声乳化手术后随访 1 周、1 个月、3 个月透明角膜切口的变化情况

A. 为术后 1 周随访的飞秒激光辅助透明角膜切口可见切口局部水肿，切口走行为多平面且规则，内口存在鱼嘴样切口哆开及小片状角膜后弹力层脱离（黄色箭头）；B. 为术后 1 个月随访可见局部水肿明显减轻，切口走行清晰且规则，内口处可见局部切口退缩表现（白色折线为退缩形成的钝角），未见角膜后弹力层脱离；C. 为术后 3 个月随访可见角膜切口走行规则，内口处可见局部切口退缩表现（红色折线为退缩形成的钝角），未见角膜后弹力层脱离。注意：因单线扫描模式下随访过程中较难保证扫描位置的绝对一致性，所以读者在进行相关研究数据分析时应该考虑到此方面对结果的潜在影响。

【要点总结】透明角膜切口作为目前白内障超声乳化手术及有晶状体眼人工晶状体植入术的首选切口制作方式和起始步骤，在整个手术过程中有着举足轻重的作用。通过非接触影像学手段实现对手术切口的全方位成像及实时观察分析，可以对术中及术后可能出现的异常情况进行预判及合理处置。本章节内容通过对透明角膜切口的成像特点（局部角膜后弹力层脱离、内口错位、内口哆开、内口退缩等）进行一一分析总结，并以病例的形式呈现其变化趋势，可以为相关临床研究及临床工作提供新的方向及参考依据。

（王晓刚　董　静　邓明辉）

参考文献

1. PIAO J, CK JOO. Site of clear corneal incision in cataract surgery and its effects on surgically induced astigmatism. Sci Rep, 2020, 10(1): 3955.

2. JIN C, CHEN XY, LAW A, et al. Different-sized incisions for phacoemulsification in age-related cataract. Cochrane Database Syst Rev, 2017, 9(9): Cd010510.

3. OLSEN T, DAM-JOHANSEN M, BEK T, et al. Corneal versus scleral tunnel incision in cataract surgery: A randomized study. J Cataract Refract Surg, 1997, 23(3): 337-341.

4. COOPER BA, HOLEKAMP NM, BOHIGIAN G, et al. Case-control study of endophthalmitis after cataract surgery comparing scleral tunnel and clear corneal wounds. Am J Ophthalmol, 2003, 136(2): 300-305.

5. SIMŞEK S, YASAR T, DEMIROK A, et al. Effect of superior and temporal clear corneal incisions on astigmatism after sutureless phacoemulsification. J Cataract Refract Surg, 1998, 24(4): 515-518.

6. FINE IH, RS HOFFMAN, M PACKER. Profile of clear corneal cataract incisions demonstrated by ocular coherence tomography. J Cataract Refract Surg, 2007, 33(1): 94-97.

7. SONMEZ S, C KARACA. The effect of tunnel length and position on postoperative corneal astigmatism: An optical coherence tomographic study. Eur J Ophthalmol, 2020, 30(1): 104-111.

8. MENDA SA, M CHEN, A NASERI. Technique for shortening a long clear corneal incision. Arch Ophthalmol, 2012, 130(12): 1589-1590.

9. CALLADINE D, R PACKARD. Clear corneal incision architecture in the immediate postoperative period evaluated using optical coherence tomography. J Cataract Refract Surg, 2007, 33(8): 1429-1435.

10. HILL JE, PS BINDER, LC HUANG. Leak-free clear corneal incisions in human cadaver tissue: Femtosecond laser-created multiplanar incisions. Eye Contact Lens, 2017, 43(4): 257-261.

11. HAYASHI K, TSURU T, YOSHIDA M, et al. Intraocular pressure and wound status in eyes immediately after scleral tunnel incision and clear corneal incision cataract surgery. Am J Ophthalmol, 2014, 158(2): 232-241.

12. BANG JW, LEE JH, KIM JH, et al. Structural analysis of different incision sizes and stromal hydration in cataract surgery using anterior segment optical coherence tomography. Korean J Ophthalmol, 2015, 29(1): 23-30.

13. VASAVADA AR, VASAVADA V, VASAVADA VA, et al. Comparison of the effect of torsional and microburst longitudinal ultrasound on clear corneal incisions during phacoemulsification. J Cataract Refract Surg, 2012, 38(5): 833-839.

14. GUPTA PK, JP EHLERS, T KIM. Evaluation of clear corneal wound dynamics with contrast-enhanced spectral-domain optical coherence tomography. Ophthalmic Surg Lasers Imaging, 2012, 43(3): 222-228.

15. WANG X, ZHANG Z, LI XY, et al. Evaluation of femtosecond laser versus manual clear corneal incisions in cataract surgery using spectral-domain optical coherence tomography. J Refract Surg, 2018, 34(1): 17-22.

16. Dai Y, LIU ZZ, WANG W, et al. Incidence of incision-related Descemet membrane detachment using phacoemulsification with trapezoid vs conventional 2.2-mm clear corneal incision: A randomized clinical trial. JAMA Ophthalmol, 2021, 139(11): 1228-1234.

17. MAY WN, JUAN CC, RENATA TK, et al. Sutured clear corneal incision: Wound apposition and permeability to bacterial-sized particles. Cornea, 2013, 32(3): 319-325.

18. BINAYI FAAL N, H OJAGHI, S SADEGHIEH AHARI. Paired opposite 4mm clear corneal incisions on steep meridian during phacoemulsification. J Curr Ophthalmol, 2021, 33(4): 400-407.

19. ABU-AIN MS, MM AL-LATAYFEH, MI KHAN. Do limbal relaxing incisions during cataract surgery still have a role? BMC Ophthalmol, 2022, 22(1): 102.

20. WENDELSTEIN JA, HOFFMANN PC, SCHWARZENBACHER L, et al. Lasting effects: Seven year results of the castrop nomogram for femtosecond laser-assisted paired corneal arcuate incisions. Curr Eye Res, 2022, 47(2): 225-232.

21. CHEN W, JI M, WU J, et al. Effect of femtosecond laser-assisted steepest-meridian clear corneal incisions on preexisting corneal regular astigmatism at the time of cataract surgery. Int J Ophthalmol, 2020, 13(12): 1895-1900.

22. NAIR S, M KAUR, JS TITIYAL. Intraoperative optical coherence tomography guided imaging of incision-site Descemet membrane dynamics during phacoemulsification. JAMA Ophthalmol, 2021, 139(8): 917-918.

23. TITIYAL JS, M KAUR, R FALERA. Intraoperative optical coherence tomography in anterior segment surgeries. Indian J Ophthalmol, 2017, 65(2): 116-121.

眼前节相干光断层扫描与晶状体／人工晶状体倾斜与偏心

【要点提示】晶状体与人工晶状体作为眼部屈光系统的重要组成部分，其位置的异常会对眼部屈光系统质量产生重要影响。全景前节 OCT 可以在非接触状态下实现眼前节结构不同方位的全景成像，从而为眼前节三维重建提供基础，通过医工交叉可以建立基于眼前节 OCT 成像系统的晶状体／人工晶状体轴向位置分析，从而为临床医生找寻与患者视觉质量相关的影响因素提供参考。本章节将从实际临床角度进行此方面相关信息的总结分析，以期为各位临床医生提供新的视角。

一、倾斜与偏心相关基本概念

眼球是一个复杂的光学系统，泪膜、角膜、晶状体、玻璃体等作为正常眼部透明的组织结构对光线的折射和反射可对整个光学系统的成像质量造成影响。同时，眼球不是一个绝对对称的球体，眼内组织存在一定的不对称性，所以晶状体在自身正常位置也相对存在一定程度的倾斜和偏心，这部分内容逐渐引起临床医生的重视。

（一）评估倾斜和偏心的相对参考轴

1. 光轴　真正的光轴需要将角膜和晶状体旋转到绝对对称的位置且其结构的中心点需要落在同一条线上。所以光轴应该是垂直于每一个眼部交界面（角膜、晶状体等）的直线，它需要通过角膜的中心点、眼部节点，最终落在视网膜黄斑中心凹的鼻侧[1]。因此在现实世界中，我们无法通过仪器设备正确检测出光轴的位置，也很难作为标准线进行倾斜和偏心的评估。

2. 瞳孔轴　为垂直于角膜平面同时通过瞳孔中心点的直线。瞳孔轴的位置会随着瞳孔大小的动态变化而发生变化，而且在瞳孔异位情况下无法进行正确定义，所以很多研究中也不建议将其作为标准线进行倾斜和偏心的评估[2]。

3. 视轴　为一假想轴，其需要同时通过注视点、节点以及黄斑中心凹。部分研究会将其作为参考轴位进行分析[3]。但是由于节点是一个理论上的概念，而无相应的解剖结构点，所以对于眼部结构不对称，存在明显散光或彗差的眼是无法找到节点的，因此这一概念在实际应用中会存在诸多问题[3]。

4. 角膜地形图轴线（corneal topographic axis）　为连接检查设备内注视点和角膜顶点（corneal vertex）之间的连线，也相当于当患者同轴注视设备光轴时注视点与角膜表面形成的第一个 Purkinje 图像点的连线[4]。因目前诸多地形图或眼前节测量设备均采用此轴线作为参考线，故目前对于

晶状体 / 人工晶状体倾斜和偏心的研究以此轴线作为参考线居多，也得到国内外广大临床医师的认可（图 2-14-1）[5]。

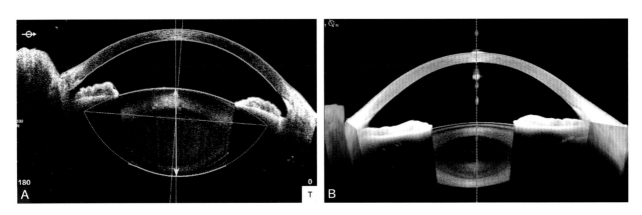

图 2-14-1　两种不同检查设备均采用角膜地形图轴线作为基准线评估晶状体位置的改变
A. 黄色双箭头所在的蓝色虚线为基准线，与之相近的黄色虚线为晶状体所在的轴线；B. 蓝色虚线为基准线即角膜地形图轴线。

（二）评估倾斜和偏心的影像学手段

1. Purkinje 成像系统　因为角膜和晶状体在具有一定厚度和曲率的同时具有一定的透光性，所以当红外点光源照射在眼睛平面时，角膜前后表面、晶状体前后表面对光线会产生一定的反射图像，从而会形成四个散在的点图像（图 2-14-2）[6]。理想状态下四个点状图像为同轴状态，但是在实际临床工作中由角膜和晶状体形成的 Purkinje 图像为散在分布，很少出现同轴的现象。从而通过计算角膜前表面、晶状体前后表面的三个反射点图像与瞳孔中心，以及瞳孔轴之间的相对位移变化，建立一定的线性方程，从而实现对晶状体以及人工晶状体的倾斜和偏心程度进行间接判断[7-8]。

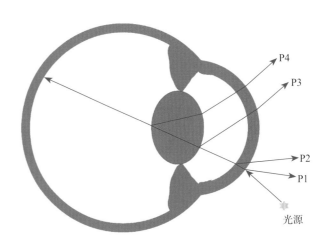

图 2-14-2　Purkinje 成像原理示意图
P1 为角膜前表面形成的反射图像；P2 为角膜后表面形成的反射图像；P3 为晶状体前表面形成的反射图像；P4 为晶状体后表面形成的反射图像。

2. Scheimpflug 成像系统　利用光线追踪原理进行眼前节成像的 Scheimpflug 商业化设备可以实现对眼前节部分组织结构成像，基于以上成像，部分研究者可以利用 MATLAB 等分析软件建立个性化的分析算法进行人工晶状体位置的评估[9]。但目前多数研究中仅考虑几何畸变的矫正，并未考虑对光学畸变（通过具有一定屈光能力的透明物观察目标物体时所造成的被观察物体出现影像失真的光学缺陷）的矫正（为考虑角膜光学平面、晶状体光学平面折射能力对影像变形的影响能力），尤其很多设备没有对晶状体界面进行光学矫正（图 2-14-3）[7, 10]。

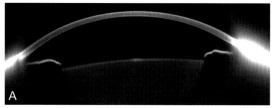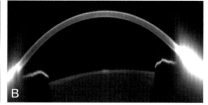

图 2-14-3 光学和几何畸变矫正前后的图像变化
A. 为矫正前的图像；B. 为矫正后的图像。

另一方面，由于自然瞳孔下 Scheimpflug 成像系统较难将晶状体或人工晶状体前后表面成像清晰，因而很多情况下需要散瞳处理后才能够进行有效图像采集，而散瞳本身对睫状肌和悬韧带的影响会对晶状体及人工晶状体的实际位置或形态产生不同程度的影响，最终可能影响分析结果的真实性，这也是需要众多临床医生注意的一点（图 2-14-4）[2]。

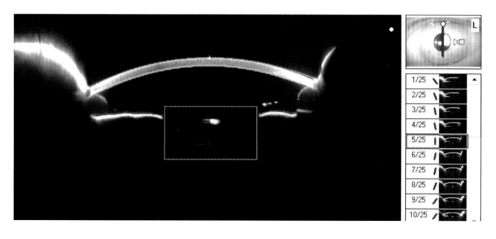

图 2-14-4 自然瞳孔下人工晶状体的 Scheimpflug 断层成像
可见左侧红色框内断层图像并未将人工晶状体前后表面结构信息进行清晰呈现。

3. OCT 成像系统　与光源波长为 840nm 的频域 OCT 成像技术相比较，光源波长为 1 310nm 的时域眼前节 OCT 成像技术实现了眼前节全景成像，为进行晶状体方面的分析研究提供了技术基础（图 2-14-5）[11]。针对时域眼前节 OCT 扫描速度慢、成像清晰度有限，且多角度成像受患者眼动影响较大的问题，近年来扫频眼前节 OCT 技术的出现，实现了在扫描速度和扫描清晰度方面的双重提高，为晶状体/人工晶状体相关临床问题的深入探究提供了保障（图 2-14-6）[2, 5, 11]。同时，现有的 OCT 成像技术也考虑到图像的屈光折射矫正，使得成像更加无限接近真实（图 2-14-7）[12-14]。

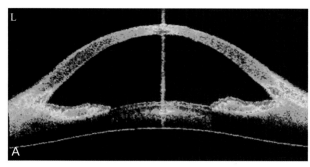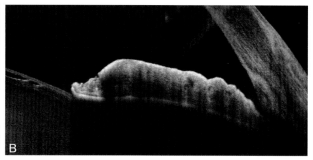

图 2-14-5 不同波长 OCT 眼前节成像
A. 为波长为 1 310nm 的时域眼前节 OCT 成像系统，可见角膜、虹膜、晶状体部分结构的呈现；B. 为波长为 840nm 的频域 OCT 成像系统，虽然在成像结构的清晰度上有明显的提升，但成像范围大大缩小。

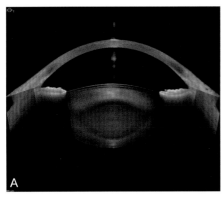
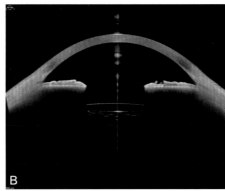

图 2-14-6　扫频眼前节 OCT 成像技术可以实现白内障手术前后眼前节全景断层成像
A. 为一核性混浊白内障患者术前的 OCT 成像；B. 为此患者白内障超声乳化联合人工晶状体植入术后的 OCT 成像，清晰可见人工晶状体的轮廓及晶状体后囊膜信号。

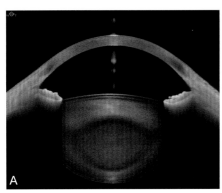
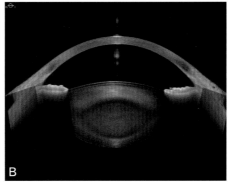

图 2-14-7　扫频眼前节 OCT 成像系统屈光折射矫正前后的图像变化
A. 为未进行屈光折射矫正的采集图像，可见角膜及晶状体的形态比例存在明显的失衡；B. 为同一扫描位置矫正后的图像。

二、晶状体与人工晶状体倾斜和偏心的相关研究

　　正常眼内自然晶状体并不是绝对正位，存在一定程度的倾斜和偏心，同时随着眼轴的增长或者晶状体悬韧带的异常，晶状体在眼内也会出现不同程度的倾斜与偏心，从而可能对患者的视觉质量造成不同程度的影响[5, 15-16]。白内障超声乳化联合各种类型的人工晶状体植入是目前治疗白内障最主要的手术方式，而术后人工晶状体的潜在位置异常（倾斜或者偏心）会对患者的术后视力、视觉不良现象（光晕、星芒、闪辉等），以及全眼的像差造成不同程度的影响，从而导致患者术后满意度下降[17]。

（一）晶状体倾斜和偏心的研究进展

　　①以角膜地形图轴线为参考，研究发现正常晶状体存在约 4°~6° 向鼻下方倾斜，同时存在约 0.12mm 向颞侧偏心移位现象，而且此结果与瞳孔散大与否没有明显的相关性[16]；②以视轴为参考轴线时，研究发现晶状体倾斜程度正视眼约为 3.36°，中等近视眼 3.07°，高度近视眼为 2.35°，证明随着眼轴的增长，晶状体的倾斜呈现下降趋势[15]；③章节作者团队利用三维重建的分析方法，以角膜地形图轴线为参考，发现晶状体存在平均约 4.16° 倾斜角，同时平均偏心距离约为 0.3mm[18]。

（二）人工晶状体倾斜和偏心的研究进展

　　①不同 Purkinje 成像分析系统获得数据之间存在差异：研究发现，在西班牙和德国两种不同的 Purkinje 测量分析系统时，对同一组受试者的数据获得率、倾斜及偏心数据均存在较为明显的差异，提

示研究者应该注意不同成像系统之间的差异性[8]。②Scheimpflug 成像系统对手工连续环形撕囊（CCC）和飞秒激光辅助 CCC 后人工晶状体位置的影响：研究发现，飞秒激光辅助 CCC 后 IOL 出现的倾斜和偏心程度低于手工 CCC 组，体现出飞秒激光辅助 CCC 操作的优势[19]。③OCT 成像系统的应用：章节作者证明利用眼前节 OCT 成像联合三维重建的分析方法可以更好地实现 IOL 位置改变的分析[20]；另有研究发现，术前晶状体的位置与术后 IOL 位置存在明显相关性，且在长眼轴和短眼轴组表现较为明显[21]。

（三）研究注意事项

①参考轴或者参考平面的问题应该一致化：目前多数研究选择角膜地形图轴或者视轴作为参考轴位进行相关研究，但是研究结果之间仍然存在一定的差异需要研究者考虑[5, 15-16]。②应该使用三维重建立体化的分析方法进行评估：仅仅以某一方向的断层图为参考进行分析时存在明显的误导现象，而且各个断面上获得的数据不符（图 2-14-8、图 2-14-9）。

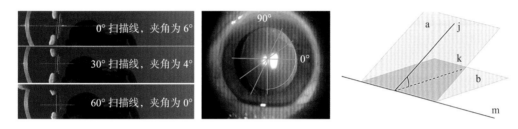

图 2-14-8　以二维断层平面图像进行分析时存在不同扫描线方向结果不一致的情况及原因分析
上方图可见对一白内障术后眼进行扫频眼前节 OCT 不同角度扫描后测量获得的人工晶状体倾斜角度存在明显差异；下方示意图显示当 a 和 b 两个平面相交时，若扫描线为 jk 方向和 m 方向下所呈现的夹角分析结果存在明显不同，提示三维重建进行分析的必要性。

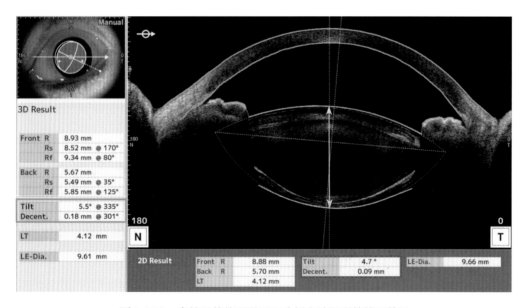

图 2-14-9　自然晶状体眼以不同分析方法呈现的结果差异
红色框内的分析结果为二维状态下截面图的分析结果，可见倾斜角度为 4.7°，偏心为 0.09mm；绿色框内的分析结果为三维立体状态下的分析结果，可见倾斜角度为 5.5° 方向为 335°，偏心为 0.18mm 方向为 301°，两者存在明显差异。

三、临床病例分享

1. 病例一 患者因左眼视物模糊伴视力下降，临床诊断为左眼皮质性白内障，行左眼白内障超声乳化联合人工晶状体植入术。手术前后可利用眼前节 OCT 成像及分析系统对晶状体与人工晶状体的位置进行综合分析判断（图 2-14-10）。

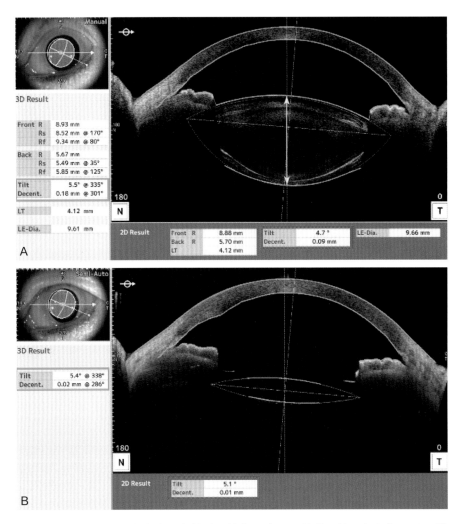

图 2-14-10　同一患眼白内障手术前后晶状体及人工晶状体二维（红色框）及三维（绿色框）分析模式下的位置变化分析

A. 为白内障手术前晶状体在眼内的位置情况，可见晶状体断层成像中明显的皮质混浊，3D 分析结果显示晶状体存在 5.5° 的倾斜和 0.18mm 的偏心；B. 为白内障超声乳化术后 1 天人工晶状体检查结果，可见人工晶状体居中稳定，3D 分析结果提示存在 5.4° 的倾斜和 0.02mm 的偏心，且倾斜和偏心的方向相差不大，进一步提示手术前后数据的变化存在一定的相关性。

2. 病例二 患者左眼行白内障超声乳化联合衍射型多焦点人工晶状体（SN6AD1）植入术后 2 个月出现视物不适症状，根据其术前裂隙灯显微镜、iTrace 高阶像差等检查数据分析提示人工晶状体存在一定的倾斜和偏心可能是导致其出现视觉不适的主要原因，在经得患者同意的情况下行单焦点人工晶状体置换，术后患者自觉视觉不适现象改善，与对应检查结果基本一致（图 2-14-11、图 2-14-12）。

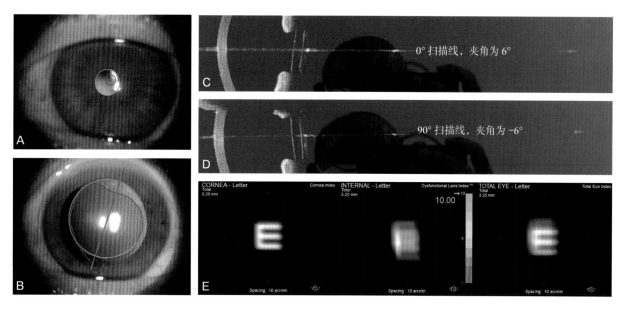

图 2-14-11 患眼各项术前检查

A. 裂隙灯下自然瞳孔检查可见人工晶状体衍射环中心点（蓝色环）与瞳孔中心点（绿色环）存在明显位移，且可见最内圈的衍射环与瞳孔十字中心点基本重合，提示人工晶状体存在偏心，且衍射环与注视点的重合可能会影响患者视觉质量；B. 为散瞳后人工晶状体与前囊口之间的关系检查，可见前囊口未全周均匀覆盖人工晶状体（蓝色环线为前囊口边缘，绿色环线为人工晶状体边缘）且人工晶状体放置位置接近 90°（红色线为人工晶状体襻所在方向）；C、D. 可见人工晶状体均存在不同程度的倾斜，高阶像差仪检查提示人工晶状体存在 0.244mm 的偏心；E. 显示眼内视觉质量不佳，整体对全眼视觉质量产生影响。

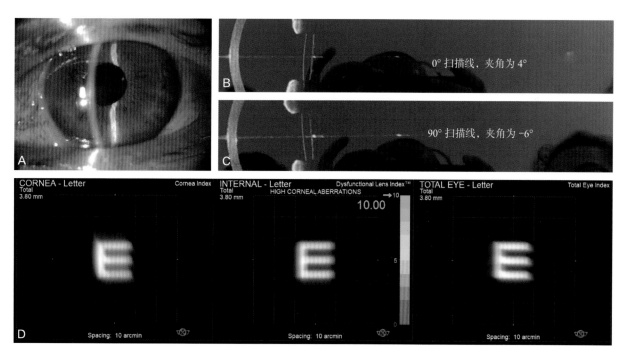

图 2-14-12 患眼单焦点人工晶状体置换术后 1 天各项检查

A. 裂隙灯显微镜下可见角膜透亮，前房深度可；B、C. 仍然可见人工晶状体均存在不同程度的倾斜；D. 显示眼内视觉质量较术前有所好转，但术后 1 天角膜形态尚不稳定，故全眼视觉质量仍未达到最佳状态。

3. 病例三 左眼白内障超声乳化联合人工晶状体植入术后 1 天人工晶状体出现明显倾斜（图 2-14-13）。

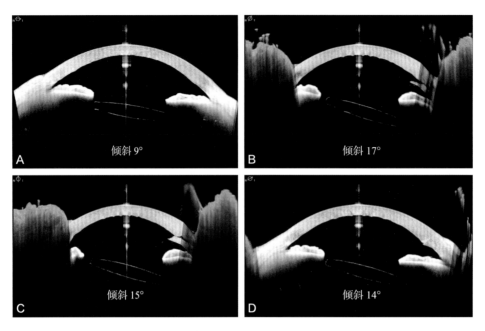

图 2-14-13 术后 1 天

利用扫频眼前节 OCT 成像清晰可见人工晶状体在各个检查方位（每幅图中左上角绿色扫描线方向）以角膜地形图轴线为参考线的情况下均存在大角度的倾斜（9°～17° 范围），而且各个扫描方向上的倾斜角度不同，再次提示临床医生二维断层成像分析的局限性，而且需要采用三维重建后的立体数据进行人工晶状体倾斜程度的准确分析。

【要点总结】通过各种影像学检查手段及医工交叉分析软件的构建，临床医生应该明确晶状体本身存在不同程度的倾斜与偏心，而且眼轴长度、悬韧带是否异常均会对其位置存在影响。针对术后而言，人工晶状体倾斜和偏心的程度会对患者的术后视觉质量产生影响，因为衍射环的存在，高端人工晶状体对倾斜和偏心的耐受程度较差，在白内障术后出现视觉质量不佳的情况下，术者应该考虑人工晶状体位置异常对视觉质量的影响，综合评估是否需要适当地进行手术干预。

（王晓刚 邓明辉 董 静）

参考文献

1. SCHWIEGERLING J T. Eye axes and their relevance to alignment of corneal refractive procedures. J Refract Surg, 2013, 29(8): 515-516.

2. TAN X H, LIU Z Z, CHEN X Y, et al. Characteristics and risk factors of intraocular lens tilt and decentration of phacoemulsification after pars plana vitrectomy. Transl Vis Sci Technol, 2021, 10(3): 26.

3. CHANG D H, GO WARING. The subject-fixated coaxially sighted corneal light reflex: A clinical marker for centration of refractive treatments and devices. Am J Ophthalmol, 2014, 158(5): 863-874.

4. MANDELL RB, CS CHIANG, SA KLEIN. Location of the major corneal reference points. Optom Vis Sci, 1995, 72(11): 776-784.

5.　WANG L, DE SOUZA RG, WEIKERT MP, et al. Evaluation of crystalline lens and intraocular lens tilt using a swept-source optical coherence tomography biometer. J Cataract Refract Surg, 2019, 45(1): 35-40.

6.　TABERNERO J, BENITO A, NOURRIT V, et al. Instrument for measuring the misalignments of ocular surfaces. Opt Express, 2006, 14(22): 10945-10956.

7.　DE CASTRO A, P ROSALES, S MARCOS. Tilt and decentration of intraocular lenses in vivo from Purkinje and Scheimpflug imaging. Validation study. J Cataract Refract Surg, 2007, 33(3): 418-429.

8.　MAEDEL S, HIRNSCHALL N, BAYER N, et al. Comparison of intraocular lens decentration and tilt measurements using 2 Purkinje meter systems. J Cataract Refract Surg, 2017, 43(5): 648-655.

9.　YE H W, LIU Z Z, CAO Q Z, et al. Evaluation of intraocular lens tilt and decentration in congenital ectopia lentis by the Pentacam Scheimpflug system. J Ophthalmol, 2022, 2022: 7246730.

10.　LI T, TIAN L, WANG L, et al. Correction on the distortion of Scheimpflug imaging for dynamic central corneal thickness. J Biomed Opt, 2015, 20(5): 56006.

11.　SHAN J, DEBOER C, XU B Y. Anterior segment optical coherence tomography: Applications for clinical care and scientific research. Asia Pac J Ophthalmol(Phila), 2019, 8(2): 146-157.

12.　APTEL F, CHIQUET C, GIMBERT A, et al. Anterior segment biometry using spectral-domain optical coherence tomography. J Refract Surg, 2014, 30(5): 354-360.

13.　RAMASUBRAMANIAN V, A GLASSER. Distortion correction of visante optical coherence tomography cornea images. Optom Vis Sci, 2015, 92(12): 1170-1181.

14.　ORTIZ S, SIEDLECKI D, GRULKOWSKI I, et al. Optical distortion correction in optical coherence tomography for quantitative ocular anterior segment by three-dimensional imaging. Opt Express, 2010, 18(3): 2782-2796.

15.　LU Q, HE W W, QIAN D J, et al. Measurement of crystalline lens tilt in high myopic eyes before cataract surgery using swept-source optical coherence tomography. Eye Vis(Lond), 2020, 7: 14.

16.　KIMURA S, MORIZANE Y, SHIODE Y, et al. Assessment of tilt and decentration of crystalline lens and intraocular lens relative to the corneal topographic axis using anterior segment optical coherence tomography. PLoS One, 2017, 12(9): e0184066.

17.　ASHENA Z, MAQSOOD S, AHMED S N, et al. Effect of intraocular lens tilt and decentration on visual acuity, dysphotopsia and wavefront aberrations. Vision(Basel), 2020, 4(3): 41.

18.　DONG J, WANG X L, DENG M H, et al. Three-dimensional reconstruction and swept-source optical coherence tomography for crystalline lens tilt and decentration relative to the corneal vertex. Transl Vis Sci Technol, 2021. 10(9): 13.

19.　KRÁNITZ K, MIHÁLTZ K, SÁNDOR G L, et al. Intraocular lens tilt and decentration measured by Scheimpflug camera following manual or femtosecond laser-created continuous circular capsulotomy. J Refract Surg, 2012, 28(4): 259-263.

20.　WANG X, DONG J, WANG X L, et al. IOL tilt and decentration estimation from 3dimensional reconstruction of OCT image. PLoS One, 2013, 8(3): e59109.

21.　GU X, CHEN X Y, YANG G Y, et al. Determinants of intraocular lens tilt and decentration after cataract surgery. Ann Transl Med, 2020, 8(15): 921.

眼前节相干光断层扫描与可植入式接触镜

【要点提要】可植入式接触镜（ICL），可有效治疗近视和散光等屈光不正。目前常用的如 STAAR 公司生产的 ICL 为后房型第四代 ICL V4c，球镜可矫正范围为 -0.5～-18.0D，散光可矫正范围为 -0.5～-6.0D。尽管长期的临床随访和大量病例观察证实，ICL 具有良好的矫正能力和安全性，但仍存在继发性青光眼、白内障、角膜内皮细胞丢失等并发症，术前准确的眼前节生物测量，以及术后获得理想拱高（vault），是避免术后并发症发生的关键因素。本章节就与 ICL 相关的眼前节相干光断层扫描（AS-OCT）临床应用予以扼要阐述。

一、可植入式接触镜术前眼前节相干光断层扫描生物参数测量

术前准确、简便和无创的眼前节生物参数测量至关重要，有助于精确指导 ICL 型号和植入位置的选择，避免术后并发症，亦有助于术后的长期稳定性和安全性。本章节将以 CASIA 2 为例，测量和分析 AS-OCT 在 ICL 手术中的应用。CASIA 2 在 0.3 秒时间内完成一次测量，拍摄 16 幅子午线断层图，可以测得范围为 13mm×16mm，基本涵盖了整个眼前节。

CASIA 2 可以测得常用的眼前节生物参数有：白到白距离、中央角膜厚度、角膜曲率、前房宽度、晶状体矢高、前房角直径、前房深度、晶状体厚度和房角相关参数等，见表 2-15-1 和表 2-15-2。以上参数绝大部分与 ICL 的测算和评估相关，临床中还常用到睫状沟间距（sulcus-to-sulcus diameter，STS），AS-OCT 无法测得，可通过超声生物显微镜（UBM）测量。

表 2-15-1　与 ICL 计算相关的 CASIA 2 测量参数（图 2-15-1）

参数名称	缩写	定义	与 ICL 测算的关系
白到白距离	WTW（white-to-white）	水平角巩膜缘间距	型号设计
中央角膜厚度	CCT（central corneal thickness）	角膜中央顶点厚度	型号设计及度数计算
角膜曲率	K1、K2	角膜平坦轴曲率 K1；角膜陡峭轴曲率 K2	度数计算
前房宽度	ACW（anterior chamber width）	被检查眼中心注视时，同一扫描线上两侧巩膜突间距	型号设计
晶状体矢高	CLR（crystalline lens rise）	晶状体前表面顶点到两个房角隐窝连线中点的垂直距离；值为正，表示晶状体前表面顶点位于上方	型号设计
前房角直径	ATA（angle-to-angle diameter）	被检查眼中心注视时，同一扫描线上两侧房角隐窝间距	型号设计
前房深度	ACD【内】（anterior chamber depth）	角膜内皮细胞面至晶状体前表面的距离	型号设计及度数计算
晶状体厚度	LT（lens thickness）	晶状体中央厚度	型号设计

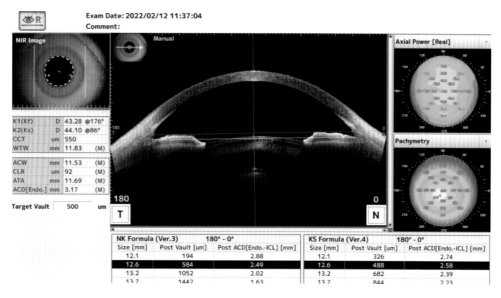

图 2-15-1　CASIA 2 ICL SIZE 模式及相关参数

表 2-15-2　前房角评估的 CASIA 2 测量参数（图 2-15-2）

参数名称	缩写	定义
房角开放距离	AOD（250/500/750）（angle opening distance）	AOD 250：角膜内侧，距离巩膜突（SS）250μm 的点（AOD 250-T）和其垂线与虹膜交点（AOD 250-IF）的两点间距；AOD 500 及 AOD 750 同理
房角隐窝面积	ARA（250/500/750）（angle recess area）	ARA 250：AOD 250-T、AOD 250-IF、巩膜突、房角隐窝（AR）四点构成多边形的面积；ARA 500 及 ARA 750 同理
小梁网虹膜空间面积	TISA（250/500/750）（trabecular-iris space area）	TISA 250：AOD 250-T、AOD 250-IF、巩膜突、巩膜突垂线和虹膜的交点（SS-IF）四点构成多边形的面积；TISA 500 及 TISA 750 同理
小梁虹膜夹角	TIA（250/500/750）（trabecular-iris angle）	TIA 250：房角隐窝、AOD 250-T、AOD 250-IF 三点构成的夹角角度；TIA 500 及 TIA 750 同理

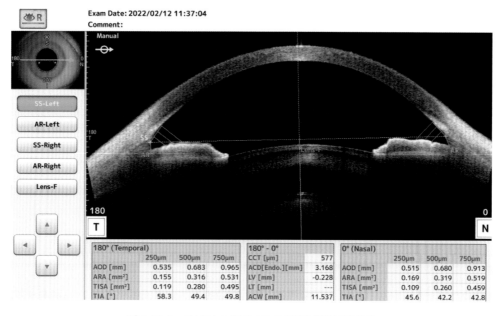

图 2-15-2　CASIA 2 房角 2D 分析模式及相关参数

二、眼前节相干光断层扫描测量数据与可植入式接触镜型号的选择

（一）基于 WTW 及 ACD 为主要指标测算 ICL 型号

在选择 ICL 型号时，厂家建议以 WTW 和 ACD 为主要指标（表 2-15-3），并可以利用 ICL 在线计算及订购网站（Online Calculation and Ordering System，OCOS）（https：//evo-ocos.staarag.ch/Live/）进行计算和选择。

表 2-15-3　OCOS 根据 WTW 及 ACD 推荐 ICL 型号表格

尺寸 /mm	WTW、ACD/mm			
	2.8 < ACD < 2.95	2.96 < ACD < 3.14	3.15 < ACD < 3.54	ACD ≥ 3.55
不推荐	WTW ≤ 10.64	WTW ≤ 10.64	WTW ≤ 10.64	WTW ≤ 10.64
12.1	10.65 < WTW ≤ 11.14	10.65 < WTW ≤ 11.14	10.65 < WTW ≤ 11.14	10.65 < WTW ≤ 11.04
12.6	11.15 < WTW ≤ 11.84	11.15 < WTW ≤ 11.64	11.15 < WTW ≤ 11.64	11.05 < WTW ≤ 11.44
13.2	11.85 < WTW ≤ 12.64	11.65 < WTW ≤ 12.64	11.65 < WTW ≤ 12.34	11.45 < WTW ≤ 12.24
13.7	12.65 < WTW ≤ 12.94	12.65 < WTW ≤ 12.94	12.35 < WTW ≤ 12.94	12.25 < WTW ≤ 12.94
不推荐	WTW ≥ 12.95	WTW ≥ 12.95	WTW ≥ 12.95	WTW ≥ 12.95

ICL 在线计算比较注重 WTW 数据，但研究显示，WTW 与 STS 并没有显著的相关性。如 Pop 等[1] 利用手工标尺测量 WTW，用 50MHz UBM 测量 STS，发现二者没有相关性。Reinstein 等[2] 利用 Artemis 1 超高频数字超声扫描仪测量 WTW 及 STS 发现，二者仅存在弱相关性，表明只有直接测量 STS，才能提高 ICL 的准确性和安全性。Oh 等[3] 通过 Orbscan Ⅱ 测得 WTW 与 35MHz UBM 测得的 STS 比较，发现水平 WTW 无法准确预测水平 STS。Werner 等[4] 研究死后 24 小时人眼标本，用手工数字标尺测量 WTW 与 STS，同样发现二者之间没有相关性。

Alfonso 等[5] 通过 WTW 和 ACD 等数据计算 Visian ICL V4 型号，结果显示仍有较大比例的拱高异常情况。Zhu 等[6] 通过对 83 只眼植入 ICL V4c 术后拱高的观察，多元回归分析发现，ICL 大小、水平和垂直 STS 及晶状体厚度是预测术后拱高的重要因素。

利用 WTW 和 ACD 计算 ICL 型号准确性差的原因可能与以下因素有关：①尽管多种方法可以测量 WTW，但不同方法各有缺陷。通常标尺的最小刻度为 1.0mm，因此，不论在精确性和测量的重复性上都有问题。IOL Master 500/700、Pentacam 及 CASIA 2 等设备原理不同，测量结果也存在差异，且设备对角膜缘的识别存在误差，尤其对于配合欠佳、存在角膜缘新生血管及老年环的患者。②正如前文的研究显示，WTW 与 STS 基本不存在相关性，因此，通过 WTW 大小选择 ICL 型号存在理论缺陷。③由于目前 Visian ICL V4c 只有四个大小型号（12.1mm、12.6mm、13.2mm 和 13.7mm），即使计算相对准确，在具体型号选择仍存在分歧，且还可能存在年龄、近视屈光度、晶状体厚度与矢高、睫状沟形态等多个因素的影响。

（二）基于 AS-OCT 数据测算 ICL 型号

目前有临床研究基础，且具有较好准确性的方法主要有 2 种，分别介绍如下。

1. KS 公式　Igarashi 等 [7] 利用 CASIA 2 测量 WTW、ATA 等生物参数，并实施 ICL 手术，结果显示 ICL 型号大小与 WTW 无关，而术后拱高与 ATA 显著相关，术后拱高（μm）= 660.9 × ［ICL size（mm）–ATA（mm）］+ 86.6，由此提出 KS- 公式。

Optimal ICL size（mm）= 0.626mm + ATA（mm）（假设拱高 =500μm）

2. NK 公式　Nakamura 等 [8-9] 研究结果显示 AS-OCT 是评估 ICL 非常有效的工具，并通过一系列研究分别提出第一代 NK 公式及优化后的第二代 NK 公式，分别为：

NK 公式 V1 版：Optimal ICL size（mm）= 4.20 + 0.719 × ACW（mm）+ 0.655 × CLR（mm）

NK 公式 V2 版：Optimal ICL size（mm）= 4.575 + 0.668 × ACW（mm）+ 0.388 × CLR（mm）

Nakamura 等 [9] 通过对 42 人 68 只眼的研究显示 NK 公式 V2 版术后拱高效果要优于 NK 公式 V1 版和 STAAR 公司 ICL 在线计算结果。

3. 病例分析　ICL 调位一例

【病例一】章某，女，27 岁，小学教师，详细验配处方见表 2-15-4，术前生物参数测量见表 2-15-5、表 2-15-6，对应检查图见图 2-15-3 ~图 2-15-8。

表 2-15-4　病例一验配处方

项目	眼别	
	右眼 OD（主导眼）	左眼 OS
主觉验光	−9.00DS=1.0	−9.00DS=1.0
散瞳电脑验光	−8.50DS/−0.50DC×5	−8.75DS/−0.50DC×180
订片处方	−9.00DS=1.0	−9.00DS=1.0

表 2-15-5　右眼生物参数及推荐 ICL 型号对比

生物参数	不同设备			
	CASIA 2	Pentacam	UBM	卡尺
K1/D	40.09	40.0		
K2/D	40.93	41.0		
K1 轴 /°	11	9.3		
WTW/mm	12.12	12.1		12.0
CCT/μm	532	532	540	
ACD【内】/mm	3.04	2.98	2.87	
ATA/mm	11.97		11.35 水平 11.60 垂直	
CLR/μm	19			
ACW/mm	11.86			

续表

生物参数	不同设备			
	CASIA 2	Pentacam	UBM	卡尺
STS/mm			11.38 水平 11.78 垂直	
推荐 ICL 型号	12.6	13.2（OCOS 计算网站）	12.6/13.2	13.2（OCOS 计算网站）

表 2-15-6　左眼生物参数及推荐 ICL 型号对比

生物参数	不同设备			
	CASIA 2	Pentacam	UBM	卡尺
K1/D	40.25	40.3		
K2/D	41.14	41.3		
K1 轴 /°	176	172.2		
WTW/mm	12.19	12.1		12.0
CCT/μm	542	545	580	
ACD【内】/mm	3.00	2.92	2.89	
ATA/mm	11.95		11.12 水平 11.46 垂直	
CLR/μm	79			
ACW/mm	11.77			
STS/mm			11.24 水平 11.76 垂直	
推荐 ICL 型号	12.6	13.2（OCOS 计算网站）	12.6/13.2	13.2（OCOS 计算网站）

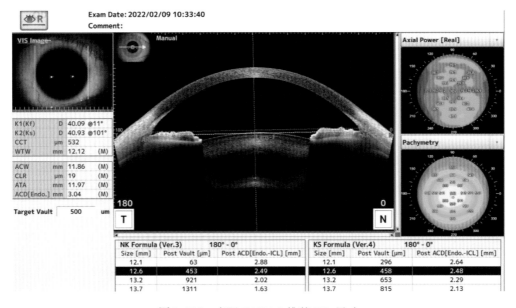

图 2-15-3　右眼 CASIA 2 推荐 ICL 尺寸

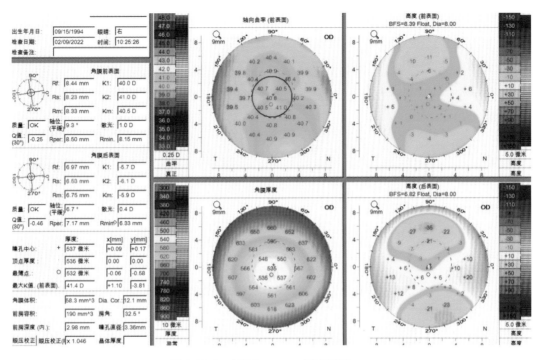

图 2-15-4　右眼 Pentacam 屈光四图

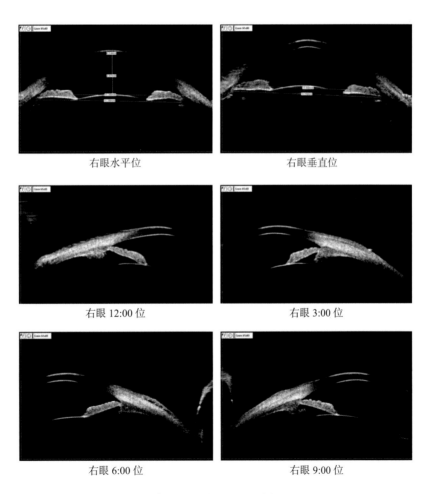

<table>
<tr><td>右眼水平位</td><td>右眼垂直位</td></tr>
<tr><td>右眼 12:00 位</td><td>右眼 3:00 位</td></tr>
<tr><td>右眼 6:00 位</td><td>右眼 9:00 位</td></tr>
</table>

图 2-15-5　右眼 UBM 测量

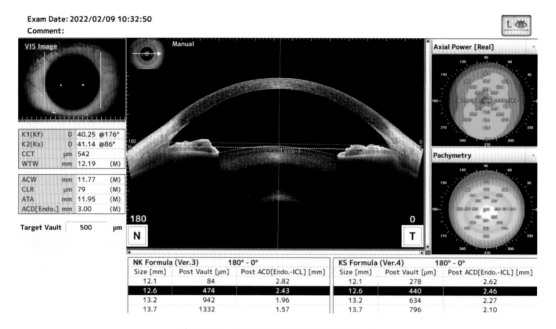

图 2-15-6　左眼 CASIA 2 推荐 ICL 尺寸

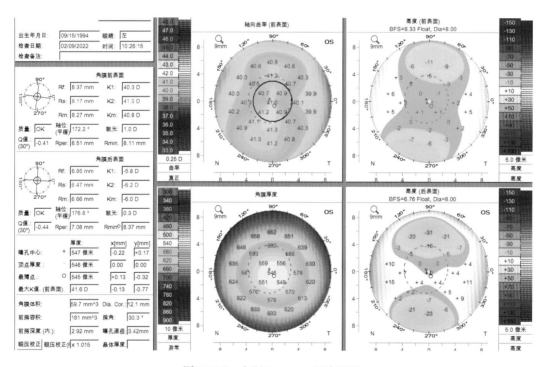

图 2-15-7　左眼 Pentacam 屈光四图

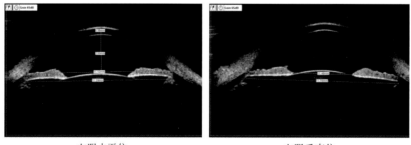

左眼水平位　　　　　　　　　　　　左眼垂直位

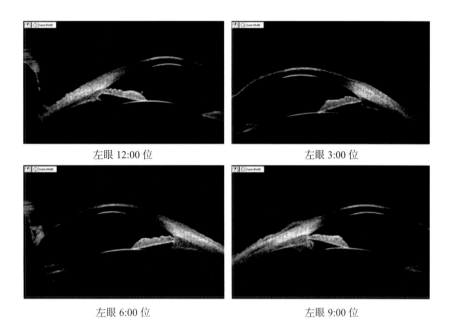

左眼 12:00 位　　　　　　　　左眼 3:00 位

左眼 6:00 位　　　　　　　　左眼 9:00 位

图 2-15-8　左眼 UBM 测量

（1）手术规划：考虑患者 WTW 大，水平沟无特殊，选择双眼 13.2mm ICL 水平植入。

（2）术后第一天：右眼拱高 1 011μm，左眼拱高 980μm，右眼剩余前房深度 1.979mm，左眼剩余前房深度 1.973mm，双眼前房偏浅（图 2-15-9）。

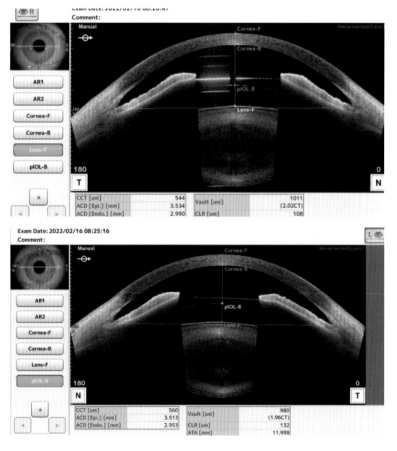

图 2-15-9　双眼术后拱高测量

　　双眼术后拱高偏高、前房偏浅，患眼植入非散光矫正 ICL，且垂直 STS ＞水平 STS，垂直位（12:00 位 /6:00 位）沟较宽，考虑可调位至垂直位，从而缓解拱高问题。图 2-15-10、图 2-15-11 为垂直位推荐尺寸。

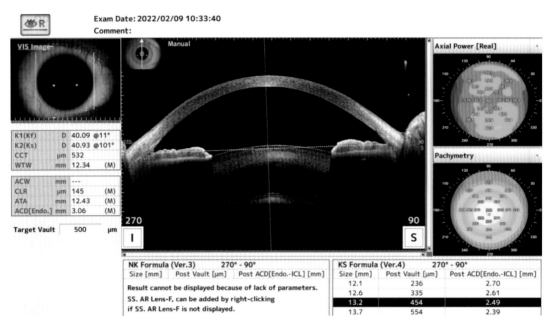

图 2-15-10　右眼垂直位推荐型号 13.2mm，预测拱高 454μm

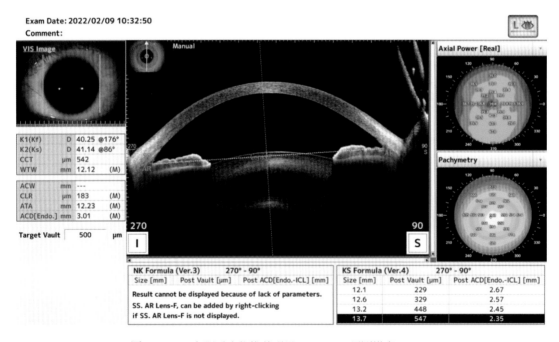

图 2-15-11　左眼垂直位推荐型号 13.2mm，预测拱高 448μm

　　（3）二次手术规划：根据 CASIA 2 内置 KS 公式推荐垂直位植入 13.2mm ICL（预测拱高右眼 454μm，左眼 448μm），次日行双眼 ICL 调位术，将 13.2mm ICL 水平位调整至垂直位，调位术后拱高理想，前房中深，不同时期拱高见表 2-15-7。图 2-15-12 为垂直调位术后 1 个月的拱高情况。

表 2-15-7　调位前及调位后不同时期拱高

时间	拱高 /μm	
	右眼	左眼
13.2mm ICL 水平植入术后	1 011	980
垂直调位术后 1 天	587	613
垂直调位术后 10 天	457	522
垂直调位术后 1 个月	444	522

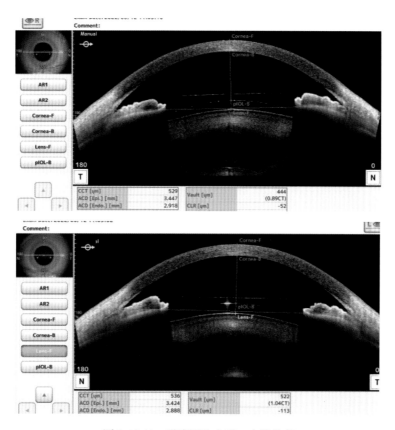

图 2-15-12　垂直调位术后 1 个月拱高

本病例提示：可使用 AS-OCT 测量水平及垂直位的 ATA、ACW，结合其他测量设备综合评估 ICL 最佳植入位置，术后仍可使用非接触的 AS-OCT 设备观察房角情况。

三、可植入式接触镜植入术后眼前节相干光断层扫描生物测量与评估

ICL 植入术后需要观察眼压、前房深度、ICL 拱高、切口、房角等情况，以评估术后安全性和稳定性。其中拱高（vault）是非常重要的指标，vault 指 ICL 后表面与晶状体前表面之间的距离，中央拱高的定义为 ICL 后表面顶点与晶状体前顶点之间的距离。术后安全的拱高范围根据前房深度、房角、瞳孔、眼压、视力等情况而定，目前普遍认为理想的拱高范围为 250 ~ 750μm。临床上可以通过裂隙灯大致评估拱高的大小，也可以通过 Pentacam、AS-OCT 及 UBM 等设备精确测量。

（一）不同设备测量 ICL 植入术后拱高的比较

【病例二】张某，女，44 岁，银行职员，详细验配处方见表 2-15-8，术前生物参数测量见表 2-15-9。

表 2-15-8　病例二验配处方

项目	OS
主觉验光	−14.50DS/−1.00DC×180=0.8（ADD=＋0.75D）
散瞳电脑验光	−14.00DS/−0.50DC×180
订片处方	−14.00DS/−1.00DC×180=0.8⁻（预留 −0.50D）

表 2-15-9　左眼生物参数及推荐 ICL 型号对比

生物参数	不同设备			
	CASIA 2	Pentacam	UBM	卡尺
K1/D	44.00	44.0		
K2/D	44.72	45.0		
K1 轴 /°	11	16		
WTW/mm	12.19	11.9		12.0
CCT/μm	563	578	550	
ACD【内】/mm	3.34	3.39	3.36	
ATA/mm	11.86		11.26 水平 11.64 垂直	
CLR/μm	198			
ACW/mm	11.73			
STS/mm			11.39 水平 11.80 垂直	
推荐 ICL 型号 /mm	12.6	13.2（OCOS 计算网站）	12.6/13.2	13.2（OCOS 计算网站）

（1）CASIA 2 眼前节分析仪可以测量中央拱高（vault）：PIOL-B 与 Lens-F 的距离，在拱高偏低的患者中，ICL 后表面与自然晶状体界限也很清晰，测量值可信（图 2-15-13）。

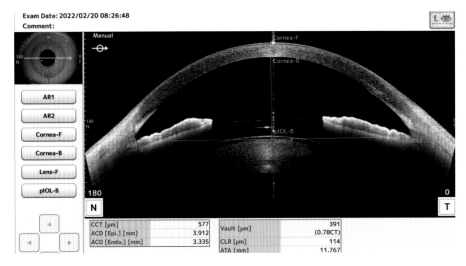

图 2-15-13　左眼水平植入 13.2mm ICL，CASIA 2 测得术后拱高 391μm

（2）Pentacam 眼前节分析仪（增强扫描模式）：在低拱高患者中，Pentacam 扫描的清晰度下降，ICL 后表面与自然晶状体界限不清晰，无法准确拉取拱高，测量值不可信（图 2-15-14）。

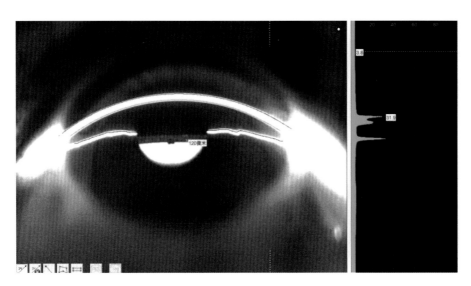

图 2-15-14　上述患者 Pentacam 测得拱高 120μm

（二）术后不同时期拱高测量

【病例三】为病例二张某的右眼，详细验配处方见表 2-15-10，术前生物参数测量见表 2-15-11。

表 2-15-10　病例三验配处方

项目	OD
主觉验光	−12.00DS/−1.00DC × 10=0.8$^+$（ADD= + 0.75D）
散瞳电脑验光	−11.75DS/−0.75DC × 10
订片处方	−11.50DS/−1.00DC × 10=0.8$^-$（预留 −0.50D）

表 2-15-11　右眼生物参数及推荐 ICL 型号对比

生物参数	不同参数			
	CASIA 2	Pentacam	UBM	卡尺
K1/D	43.68	43.5		
K2/D	45.06	44.9		
K1 轴 /°	172	170		
WTW/mm	11.80	12.1		12.0
CCT/μm	566	578	550	
ACD【内】/mm	3.33	3.4	3.42	
ATA/mm	12.04		11.47 水平 11.83 垂直	
CLR/μm	213			

生物参数	不同参数			
	CASIA 2	Pentacam	UBM	卡尺
ACW/mm	11.84			
STS/mm			11.63 水平 11.89 垂直	
推荐 ICL 型号 /mm	12.6	13.2（OCOS 计算网站）	12.6/13.2	13.2（OCOS 计算网站）

（1）术后 2 小时（图 2-15-15，散瞳下）。

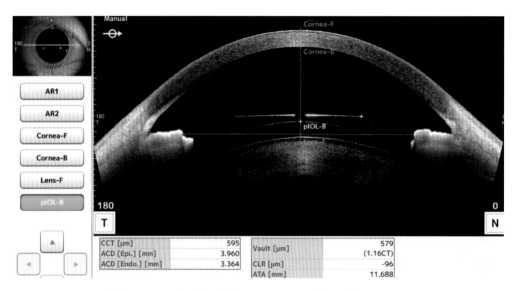

图 2-15-15　右眼水平植入 13.2mm ICL，测得拱高：579μm

（2）术后 1 天（图 2-15-16，自然瞳孔下）。

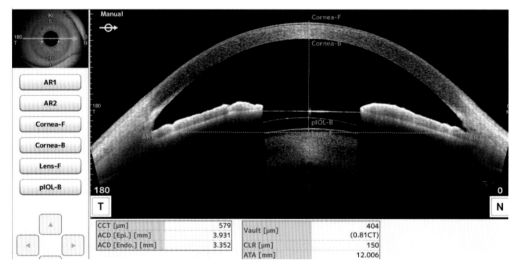

图 2-15-16　测得拱高 404μm

（3）术后 1 周（图 2-15-17，自然瞳孔下）。

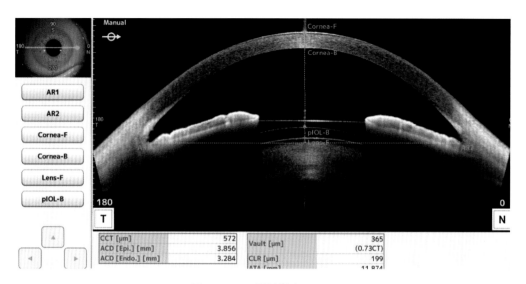

图 **2-15-17**　测得拱高 365μm

观察提示：AS-OCT 可以从术后 2 小时进行观察，ICL 拱高会呈现逐渐下降的趋势。

（三）瞳孔大小与拱高的关系

Kato 等[10] 和 Gonzalez-Lopez 等[11] 的临床研究显示光照刺激或调节作用引起瞳孔的变化，也会导致拱高的改变。通常同一患者，拱高随着瞳孔大小出现动态化改变，瞳孔变大拱高相对变大，瞳孔变小拱高相对变小。

【病例四】李某，女，27 岁，个体经营者，详细验配处方见表 2-15-12，术前生物参数测量见表 2-15-13。

表 **2-15-12**　病例四验配处方

项目	OS
主觉验光	−18.00DS/−0.75DC×30 = 0.4
散瞳电脑验光	−17.50DS/−1.00DC×35
订片处方	−18.00DS = 0.3

表 **2-15-13**　左眼生物参数及推荐 ICL 型号对比

生物参数	不同设备			
	CASIA 2	Pentacam	UBM	卡尺
K1/D	41.9	41.5		
K2/D	42.8	42.6		
K1 轴 /°	57	45		
WTW/mm	10.9	11.7		11.5
CCT/μm	471	478	510	
ACD【内】/mm	2.74	2.65	2.55	

生物参数	不同设备			
	CASIA 2	Pentacam	UBM	卡尺
ATA/mm	11.48		10.82 水平 11.28 垂直	
CLR/μm	231			
ACW/mm	11.26			
STS/mm			11.12 水平 11.65 垂直	
推荐 ICL 型号 /mm	12.6	12.6（OCOS 计算网站）	12.1/12.6	12.6（OCOS 计算网站）

（1）正常室内光照下（图 2-15-18）。

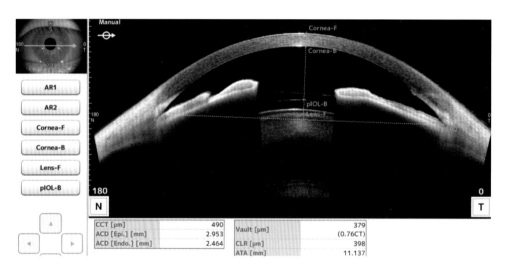

图 2-15-18　左眼水平植入 12.6mm ICL，测得拱高 379μm

（2）暗室条件下（图 2-15-19）。

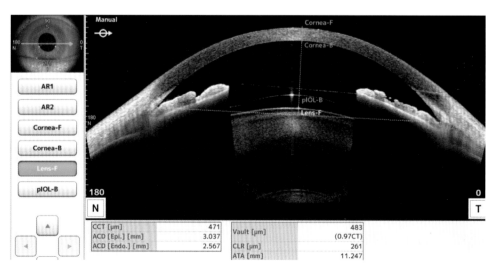

图 2-15-19　测得拱高 483μm

（3）散瞳状态下（图 2-15-20）。

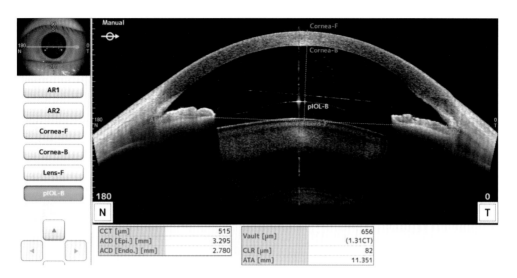

图 2-15-20　测得拱高 656μm

临床提示：上述病例 AS-OCT 观察拱高并非始终不变，它随着瞳孔大小出现动态化改变，瞳孔变大拱高相对变大，瞳孔变小拱高相对变小。

【要点总结】目前有晶状体眼人工晶状体在临床应用越来越多，尤其是 STAAR ICL V4c，也有其他类型 ICL 在研发过程中，如何安全、有效地选择 ICL 型号至关重要。AS-OCT 作为一种无创、精准和便捷的检查设备，可以提供多个重要的生物参数数据，术毕即切口未完全愈合的情况下即可进行有效评估。然而，AS-OCT 无法显示睫状沟相关的结构，在 ICL 型号选择和术后 ICL 襻位置的观察仍存在一定的缺陷，可以通过与 UBM 检查结合，以达到较为全面的评估。通过 AS-OCT 测得房角结构参数选择 ICL 型号也为临床医生提供了新的思路，大量的临床数据验证和优化，将为 ICL 的安全开展保驾护航。

（叶向彧　张　嵘）

参考文献

1.　POP M, PAYETTE Y, MANSOUR M. Predicting sulcus size using ocular measurements. J Cataract Refract Surg, 2001, 27(7): 1033-1038.

2.　REINSTEIN D Z, ARCHER T J, SILVERMAN R H, et al. Correlation of anterior chamber angle and ciliary sulcus diameters with white-to-white corneal diameter in high myopes using artemis VHF digital ultrasound. J Refract Surg, 2009, 25(2): 185-194.

3. OH J, SHIN H H, KIM J H, et al. Direct measurement of the ciliary sulcus diameter by 35-megahertz ultrasound biomicroscopy. Ophthalmology, 2007, 114(9): 1685-1688.

4. WERNER L, IZAK A M, PANDEY S K, et al. Correlation between different measurements within the eye relative to phakic intraocular lens implantation. J Cataract Refract Surg, 2004, 30(9): 1982-1988.

5. ALFONSO J F, LISA C, PALACIOS A, et al. Objective vs subjective vault measurement after myopic implantable Collamer lens implantation. Am J Ophthalmol, 2009, 147(6): 978-983.

6. ZHU Q J, CHEN W J, ZHU W J, et al. Short-term changes in and preoperative factors affecting vaulting after posterior chamber phakic implantable Collamer lens implantation. BMC Ophthalmol, 2021, 21(1): 199.

7. IGARASHI A, SHIMIZU K, KATO S, et al. Predictability of the vault after posterior chamber phakic intraocular lens implantation using anterior segment optical coherence tomography. J Cataract Refract Surg, 2019, 45(8): 1099-1104.

8. NAKAMURA T, ISOGAI N, KOJIMA T, et al. Implantable Collamer lens sizing method based on swept-source anterior segment optical coherence tomography. Am J Ophthalmol, 2018, 187: 99-107.

9. NAKAMURA T, ISOGAI N, KOJIMA T, et al. Optimization of implantable Collamer lens sizing based on swept-source anterior segment optical coherence tomography. J Cataract Refract Surg, 2020, 46(5): 742-748.

10. KATO S, SHIMIZU K, IGARASHI A. Vault changes caused by light-induced pupil constriction and accommodation in eyes with an implantable Collamer lens. Cornea, 2019, 38(2): 217-220.

11. GONZALEZ-LOPEZ F, BOUZA-MIGUENS C, TEJERINA V, et al. Dynamic assessment of variations in pupil diameter using swept-source anterior segment optical coherence tomography after phakic Collamer lens implantation. Eye Vis(Lond), 2021, 8(1): 39.

第十六节
术中相干光断层扫描与白内障超声乳化手术

【要点提示】显微镜作为眼科医生的有力武器，在各类眼科手术中起到放大解剖结构、辅助辨识组织细节的作用。相干光断层扫描作为一种活体微米级成像新技术已被广泛应用于眼科临床。而以上两种技术融合产生的术中相干光断层扫描可以为术者提供更为精细的成像信息，为眼科精准医疗提供更好的保障。本章节将针对术中相干光断层扫描技术在白内障超声乳化手术中的部分应用进行阐述。

一、术中相干光断层扫描仪概述

相干光断层扫描（OCT）是一种利用相干光对活体组织进行扫描，获得不同组织深度细节的成像技术，其分辨率可达 5 ~ 20μm，现已被广泛用于眼科临床。对于眼前节手术，虽然同轴显微镜可以提供一个相对立体的图像，但是对位于光线通路上的组织结构无法提供纵向深度上的细节观察。随着临床需求的不断出现，2005 年 OCT 技术被结合到手术显微镜上成为术中 OCT（intraoperative OCT，iOCT），为术者提供了一种可以在术中进行活体眼组织观察的重要工具[1]。研究已证实，iOCT 对于角膜、白内障、视网膜手术具有很大临床价值[2-8]，可以观察到显微镜所无法观察到的纵向组织结构细节（图 2-16-1）。

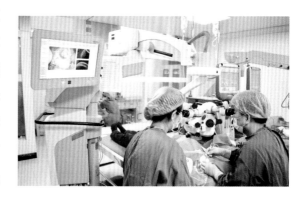

图 2-16-1 笔者在 iOCT 辅助下进行白内障超声乳化手术

二、术中相干光断层扫描仪对白内障超声乳化手术部分步骤的应用观察

（一）角膜切口

角膜是白内障手术中需要保护的重要组织，任何手术创伤都可能引起角膜上皮层、后弹力层、内皮层等的损伤，尤其是角膜内皮损伤所致的术后角膜水肿将直接影响术后视力，甚至出现角膜内皮失代偿以至于要进行角膜内皮移植手术。角膜切口闭合不佳也是导致眼内炎的重要原因之一。

iOCT 可以术中实时观察不同平面设计下角膜切口的切槽深度、长度、进入前房角度，确定切口的构建情况，也可以在手术结束时对切口水密闭合、内外口及后弹力层状态进行评估[3, 9]。例如在先天性白内障手术中，可以通过 iOCT 确认切口是否密闭，如果没有密闭，要进行缝合（图 2-16-2）。另一方面，iOCT 可以在切口水密步骤中观察切口部位发生后弹力层脱离的具体情况，有助于评估后弹力层脱离是否需要进行干预处理[10]。一旦存在比较大的后弹力层脱离可以考虑注气复位（图 2-16-3、图 2-16-4）。

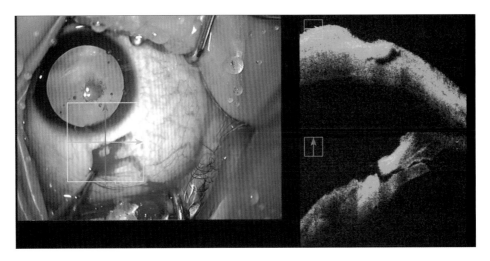

图 2-16-2　在先天性白内障病例中，可见切口闭合欠佳，术毕需要进行缝线密闭切口

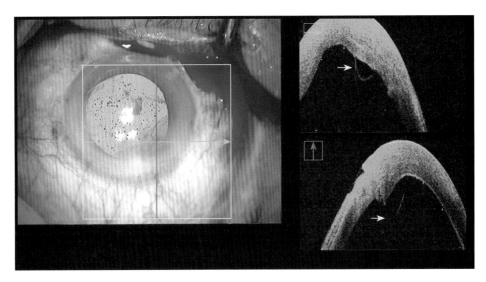

图 2-16-3　手术结束时看到角膜主切口处存在明显后弹力层脱离（黄色箭头）

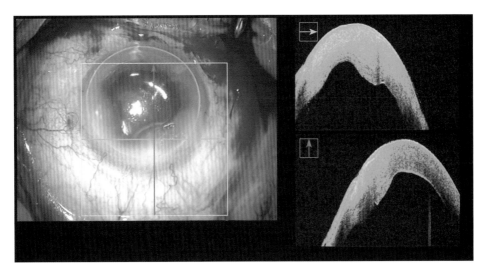

图 2-16-4　经过前房注气后，再次利用 iOCT 确认原先脱离的后弹力层已经复位，可安全
结束手术

（二）晶状体（白内障）及后囊膜

虽然 iOCT 可以在术中成像评估白内障的混浊程度，观察皮质型白内障内部的水裂缝，核性白内障的核心密度，或者晶状体是否存在位置异常，但同时以上体征也可在术前借助裂隙灯显微镜、Pentacam、眼前节 OCT 等设备进行观察（图 2-16-5）。

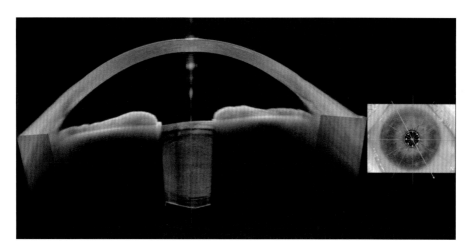

图 2-16-5　术前利用扫频前节 OCT 观察到晶状体核密度明显增高，
同时晶状体层间存在水隙
（图像由山西省眼科医院"136 兴医工程"OCT 图像处理中心提供）

临床上，iOCT 最主要被用于术中实时观察后囊膜的完整性，并确认后极斑块和囊膜之间的关系，识别后极性白内障是否存在后囊膜缺损。后极性白内障如果存在后囊膜缺损或者破裂很容易导致手术过程中发生核块坠入玻璃体腔、玻璃体脱出等并发症，因此通过术前影像学检查和术中 iOCT 再次确认后囊膜完整性对于手术医生非常重要。iOCT 可以在术中水分层移除部分晶状体混浊组织后再对后囊膜的完整性进行评估，进一步提高了手术安全性[9]（图 2-16-6）。

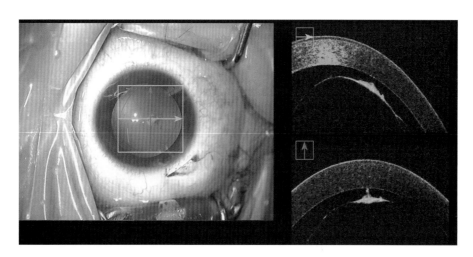

图 2-16-6　iOCT 对后囊膜斑块扫描可见部分后囊膜后极部向后突出，
提示可能存在后囊膜部分缺损

（三）超声乳化核块处理

白内障超声乳化术中，可以采用iOCT来实时观察刻槽深度、宽度。这对于初学者决定在分而治之技术中判断是否到达适合劈核的刻槽深度是非常有用的。有经验的医师可以根据刻槽底部晶状体纤维的方向和眼底红光反射的变化来主观判断刻槽深度，但对于初学者存在一定困难。iOCT对于刻槽深度的评估，一方面可以缩短初学者的超声乳化术的学习曲线，提高手术效率及成功率；另一方面可以避免后囊破裂相关并发症的发生。但是由于目前商业化iOCT成像穿透深度有限，在实际临床应用中可以提供的具体参考信息还相对有限（图2-16-7）。

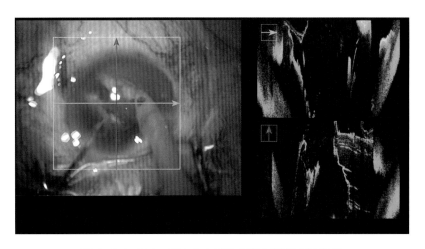

图 2-16-7　iOCT可在术中辅助判断刻槽深度及宽度

（四）术中后囊膜破裂及玻璃体脱出

后囊膜破裂和玻璃体脱出是白内障手术中较为严重的并发症。一般而言，超声乳化核处理过程中一旦出现前房异常加深、视野中央出现透明的红光反射区，超乳针头失去抽吸能力都提示后囊膜破裂及玻璃体脱出。术中及时使用iOCT可为以上并发症的早期发现与识别提供帮助，因为iOCT不仅可以辨识后囊膜线性图像是否不连续，是否有囊膜卷边现象（图2-16-8），还可以在不使用特殊染料的情况下将玻璃体条索与突出但完整的玻璃体前界膜区分开。如若发现异常，可以在iOCT的指导下，通过在后囊膜破裂

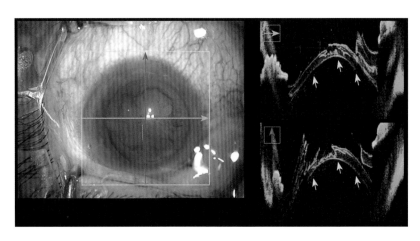

图 2-16-8　抽吸皮质之前可以观察到完整的后囊膜呈连续的弧形隆起（黄色箭头）

区域上方填充黏弹剂，将玻璃体重新推回玻璃体腔，随后进行玻璃体切除术清理进入前房的玻璃体条索。而后，在植入人工晶状体之后，再次使用 iOCT 验证后囊膜破孔的状态，检查是否还有残留的玻璃体条索和可能存在的异常牵拉（图 2-16-9）。术中对于破裂不大的后囊缺口，可以进行后囊环形撕开（图 2-16-10），或者将人工晶状体植入睫状沟并进行光学部前囊口下嵌顿夹持完成手术过程（图 2-16-11）。

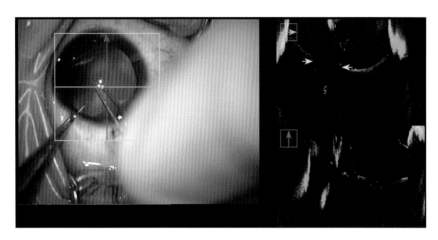

图 2-16-9　术中发现晶状体后囊膜存在小破口（黄色箭头）

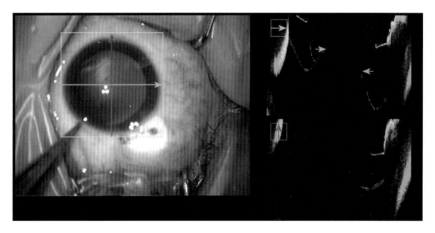

图 2-16-10　对后囊小破口进行后囊连续环形撕囊（绿色箭头）

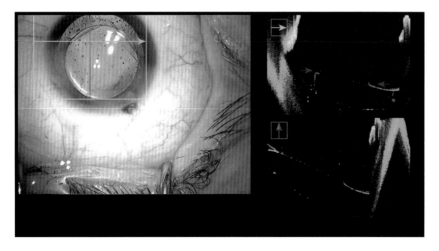

图 2-16-11　后囊破裂的病例中进行人工晶状体光学部嵌顿夹持（红色箭头表示
前囊膜边缘）

（五）植入的人工晶状体与后囊膜位置关系

iOCT 可以容易地识别人工晶状体所在的位置，并借助外在软件测量人工晶状体和后囊膜之间的距离，这可能有助于评估人工晶状体和后囊膜之间的空间动力学[11]。部分研究者认为人工晶状体中央光学部后表面和后囊膜之间的接触可能会减缓晶状体上皮细胞的迁移，起到预防后囊膜混浊的作用。以往我们认为，疏水性人工晶状体光学部后表面会黏附后囊膜，从而可以防止人工晶状体旋转和抑制后囊膜混浊的发生。但是我们术中实际观察到，无论人工晶状体使用的材料类型如何，人工晶状体后表面与后囊膜之间都存在明显的间隙（图 2-16-12）。这一观察可能具有重要意义，因为散光矫正型人工晶状体的旋转稳定性可能更多地取决于人工晶状体襻的设计，而不是人工晶状体材料本身的生物黏附性。

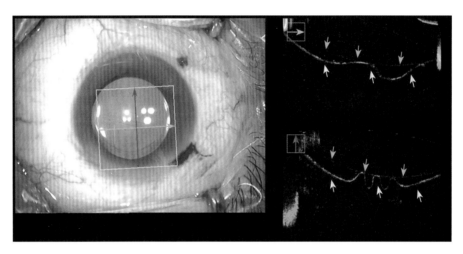

图 2-16-12　人工晶状体后表面（绿色箭头）与后囊膜（黄色箭头）之间并未完全贴合，而是存在空隙，也可以看到后囊膜呈波浪状改变

三、术中相干光断层扫描仪使用的局限性与展望

尽管以上针对 iOCT 在白内障手术中的部分应用进行展示，体现出广泛的应用性，但它也并非没有局限性。第一，iOCT 系统价格昂贵，高成本仍然是限制这种先进技术普及使用的一个重要因素。第二，显微镜集成 iOCT 平台要求在手术过程中通过显微镜目镜观察手术视野和 OCT 图像，术者需要有很好的双目适应性，所以在手术实践中熟练使用 iOCT 可能存在一个陡峭的学习曲线。不过随着数字显微镜与 3D 手术的发展，OCT 图像融合在 4K 显示大屏幕上会改善术者的视觉体验。第三，当前商业化 iOCT 平台的扫描光栅及扫描区域均有限，需要医生在手术期间不断地移动扫描区域，以将术者感兴趣的区域置于扫描区域内。同时 iOCT 扫描的深度有限，不能看到整个前房或者晶状体图像，导致需要不停地调整 iOCT 的聚焦深度，很难获得最佳的 iOCT 图像。而且当前的 iOCT 平台无法高效地响应手术期间眼动，容易产生运动伪影，并且在实时运动和图像显示之间存在一定的时间延迟。干燥的角膜表面、不正确的放大率和不正确的聚焦均可能导致图像质量不佳。第四，由于 OCT 光源波长的限制，角膜白斑、金属仪器后面的结构可能无法显示[12]。第五，目前并不能实时提供对于眼前节结构的量化数据，无法对撕囊大小、人工晶状体位置进行实时测定。

不过随着科学技术的进步，相信 iOCT 会给白内障手术带来更多改变，新一代 3D 数字显微镜联合 iOCT 是今后白内障手术影像技术的发展方向。iOCT、数字导航及数字显微镜图像所构建的数字流将成为现代化眼科手术室的重要组成部分。

【要点总结】iOCT 已逐渐在眼科手术中进行部分临床使用，它的实时影像可以对白内障手术的切口、后囊膜、人工晶状体等进行评估。尤其对于一些特殊病例可以提供额外的影像参考，为手术医生选择手术方案提供帮助。同时，随着数字影像技术的进一步发展，iOCT 将在眼科手术中大有可为。

（陈　旭　刘保松）

参考文献

1. GEERLING G, MÜLLER M, WINTER C, et al. Intraoperative 2-dimensional optical coherence tomography as a new tool for anterior segment surgery. Arch Ophthalmol, 2005, 123(2): 253-257.

2. EHLERS JP, DUPPS WJ, KAISER PK, et al. The prospective intraoperative and perioperative ophthalmic imaging with optical coherence tomography(PIONEER) study: 2-year results. Am J Ophthalmol, 2014, 158(5): 999-1007.

3. EHLERS JP, GOSHE J, DUPPS WJ, et al. Determination of feasibility and utility of microscope-integrated optical coherence tomography during ophthalmic surgery: The discover study rescan results. JAMA Ophthalmol, 2015, 133(10): 1124-1132.

4. EHLERS JP, KAISER PK, SRIVASTAVA SK. Intraoperative optical coherence tomography using the RESCAN 700: Preliminary results from the discover study. Br J Ophthalmol, 2014, 98(10): 1329-1332.

5. EHLERS JP, TAO YK, FARSIU S, et al. Integration of a spectral domain optical coherence tomography system into a surgical microscope for intraoperative imaging. Invest Ophthalmol Vis Sci, 2011, 52(6): 3153-3159.

6. EHLERS JP, TAO YK, FARSIU S, et al. Visualization of real-time intraoperative maneuvers with a microscope-mounted spectral domain optical coherence tomography system. Retina, 2013, 33(1): 232-236.

7. GUPTA PK, EHLERS JP, KIM T. Evaluation of clear corneal wound dynamics with contrast-enhanced spectral-domain optical coherence tomography. Ophthalmic Surg Lasers Imaging, 2012, 43(3): 222-228.

8. TAO YK, EHLERS JP, TOTH CA, et al. Intraoperative spectral domain optical coherence tomography for vitreoretinal surgery. Opt Lett, 2010, 35(20): 3315-3317.

9. DAS S, KUMMELIL MK, KHARBANDA V, et al. Microscope integrated intraoperative spectral domain optical coherence tomography for cataract surgery: Uses and applications. Curr Eye Res, 2016, 41(5): 643-652.

10. TITIYAL JS, KAUR M, RAMESH P, et al. Impact of clear corneal incision morphology on incision-site Descemet membrane detachment in conventional and femtosecond laser-assisted phacoemulsification. Curr Eye Res, 2018, 43(3): 293-299.

11. NAGPAL R, SHAKKARWAL C, AGARWAL R, et al. Quantitative analysis of gap between the intraocular lens

and posterior capsule using microscope-integrated optical coherence tomography in eyes undergoing phacoemulsification. Clin Ophthalmol, 2021, 15: 1965-1970.

12. EHLERS JP, UCHIDA A, SRIVASTAVA SK. Intraoperative optical coherence tomography-compatible surgical instruments for real-time image-guided ophthalmic surgery. Br J Ophthalmol, 2017, 101(10): 1306-1308.

眼前节相干光断层成像图谱——影像分析与解读

术中相干光断层扫描对白内障术中眼前节结构的观察

【要点提示】随着眼科手术步入"微创时代",眼科医生开始更多地关注手术操作对眼内组织的影响,因此,iOCT 成像技术成为近年来 OCT 发展的新方向。本章节将介绍 iOCT 在白内障超声乳化手术中的具体应用,包括白内障术中透明角膜切口形态的观察、局部后弹力层脱离(Descemet's membrane detachment,DMD)和中央角膜厚度变化的观察,以及术中晶状体后囊膜的生物形态学改变等;同时本章会提及 iOCT 目前在临床实际应用中仍需改进的方面。

一、术中相干光断层扫描技术的优势和发展历程

为实时了解手术操作对眼组织的影响和手术的即时效果,iOCT 技术应运而生。iOCT 提供的信息,不仅从新的视角加深了我们对某些眼科疾病的理解和认识,同时也影响术者对手术方案的制订和选择,使眼科手术的安全性和成功率得到显著提高。

iOCT 在眼科手术应用中具有以下优势:①手术过程中的图像采集可以在患者仰卧位下进行;②能实时动态显示手术中每一个操作步骤对眼内组织形态学的影响;③屈光介质严重混浊,造成术前无法进行眼底检查的患者,或者无法配合检查的儿童患者,使用 iOCT 可以在手术中及时观察评估;④遇到特殊类型的疾病(例如,后极性白内障)或者出现术中并发症(例如,后囊膜破裂、DMD),可以辅助手术医生进行判断并及时改变治疗策略,制订最佳手术治疗方案,避免更严重的并发症发生。

2005 年,Geerling 等人[1]首次报道将 OCT 设备与手术显微镜相结合(在手术显微镜的前镜头上安装分光器),应用于深板层角膜移植术和小梁切除术中板层组织剥离,这应该是与 iOCT 相关的最早期报道之一。Pouyan Dayani[2] 于 2009 年首次报道了手持式频域 OCT(handheld spectral-domain optical coherence tomography,HH-OCT)在黄斑疾病手术中的应用,自此 HH-OCT 作为第一代 iOCT 设备进入了眼底外科医生的视线。与传统的 OCT 设备相比,其操作的灵活性得到极大的提升,但其扫描稳定性欠佳[3]。因此为解决术中扫描稳定性问题,对 OCT 设备的搭载平台进行了改进,形成第二代的悬吊式 iOCT(suspended intraoperative optical coherence tomography,SI-OCT)及显微镜搭载式 iOCT(microscope-mounted intraoperative optical coherence tomography,MM-OCT)[4-5]。

改进后 iOCT 设备的稳定性有所改善,同时扩大了应用范围,可在常见眼科疾病的手术治疗中(例如:黄斑裂孔、视网膜前膜)获得目标位置和组织清晰的图像资料[6-14]。然而,SI-OCT 和 MM-OCT 都具有局限性,即无法做到术中实时、同步化的成像。2014 年,由 Ehlers 等[15] 报道了手术显微镜结合式

iOCT（microscope-integrated intraoperative optical coherence tomography，MI-OCT）的初步临床应用，其在显微镜搭载式 iOCT 的基础上进一步对术中 OCT 设备进行改进，将外部显示器永久集成至显微镜中，可以提供与手术视野等焦点、同轴的 OCT 图像，同时也维持了显微镜原有的工作距离和观察系统。它更加强调了 OCT 系统与手术显微镜的良好结合，可以在观察手术操作的同时获得同步化的 OCT 图像。在 2014 年至 2015 年，三种商业化 MI-OCT 系统分别获得了美国食品药品管理局（FDA）的批准并开始使用：Haag-Streit iOCT 系统；Rescan 700 iOCT 系统；EnFocus iOCT 系统[16]。

二、白内障超声乳化术中透明角膜隧道切口与中央角膜的观察

研究背景：现今，白内障超声乳化手术多采用透明角膜切口，其优点包括术中出血少、结膜损伤少、术后不适感减轻，以及术后视力恢复效果好等[17]。然而，也有研究[18]表明透明角膜隧道切口由于暂时的低眼压状态导致切口对合不齐，少量液体渗漏后又通过角膜切口逆流入前房，从而增加了白内障术后眼内炎的风险。

切口的制作和合理构建是实现切口良好密闭性的关键。一个密闭性良好的透明角膜隧道切口对于减少术后低眼压和切口渗漏至关重要，可以避免微生物从眼睑和睫毛逆行侵入眼内，从而降低眼内炎等严重并发症的发生。有学者研究证实宽度小于或等于 3mm，呈正方形或近似正方形的透明角膜隧道切口是最稳定的[19]。既往眼科医生仅能在术后应用眼前节 OCT 观察角膜切口的生物形态学变化，但在本研究中通过 Rescan 700 iOCT 可以实现在术中实时动态观察角膜隧道切口的结构变化。

研究方法：本研究中所有手术均由一名经验丰富的白内障手术医生按照标准化程序进行。于角膜 120° 方位使用一次性 2.2mm 穿刺刀制作一个两平面透明角膜隧道主切口。iOCT 扫描模式为 5 线，间距为 0.75mm，扫描线长度为 6mm。在手术过程中调整 5 条扫描线，使其均匀分布，并垂直于切口，制作切口前、水密切口后分别采集图像，并以伪彩图和灰阶图呈现（图 2-17-1、图 2-17-2），观察主切口处角膜厚度变化和后弹力层脱离情况，对于密闭不良的切口，在 iOCT 引导下重新密闭。采用同样的方法

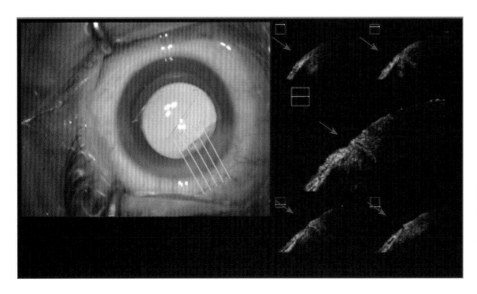

图 2-17-1　iOCT 在水密主切口后拍摄采集获得的伪彩图像其中（红色箭头）所示为 5 条扫描线采集到主切口不同位置的剖面图像，显示该主切口密闭性良好。

拍摄术前及术毕时的中央角膜（图 2-17-3、图 2-17-4），术后导出灰阶图应用图像分析软件（Photoshop 2020）测量中央角膜厚度变化（图 2-17-5）。

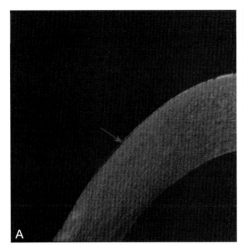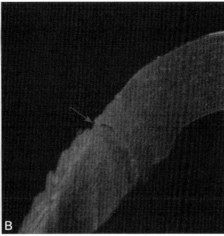

图 2-17-2　iOCT 可以直观地观察主切口处角膜形态变化，切口处的角膜组织明显增厚，切口密闭性良好（和图 2-17-1 为同一术眼）
A. iOCT 在术前拍摄准备做切口处的角膜组织获得的灰阶图像；B. iOCT 在水密主切口后同一位置拍摄采集获得的灰阶图像。

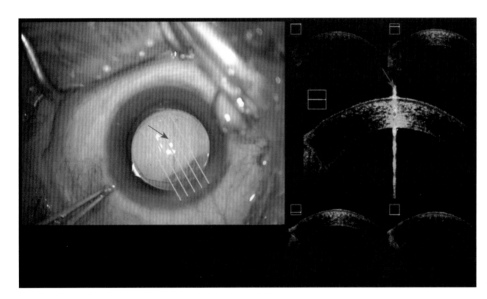

图 2-17-3　iOCT 术中拍摄采集中央角膜的伪彩图像，中央扫描线穿过角膜中心（红色箭头）

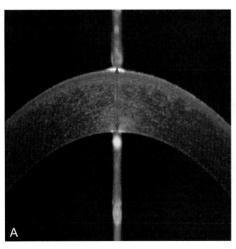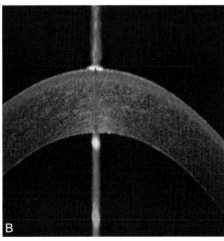

图 2-17-4　术前术毕中央角膜厚度对比（红色箭头）
A. iOCT 术前拍摄采集中央角膜的灰阶图；B. iOCT 术毕拍摄采集同一位置中央角膜的灰阶图。

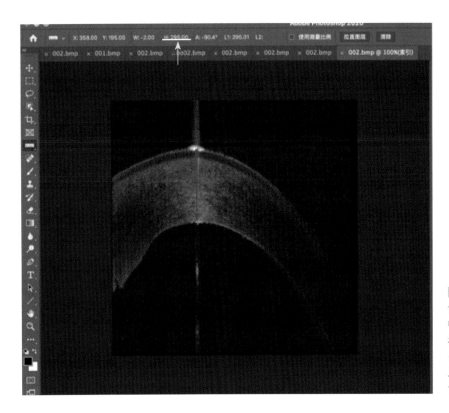

图 2-17-5 iOCT 导出灰阶图应用图像分析软件（Photoshop 2020）测量中央角膜厚度变化（红色箭头）
标尺示高度 H: 295 像素（黄色箭头），用来表示角膜厚度，但此处厚度单位为图像像素，而不是具体测量值。

初步观察结果：目前我们总计观察了 49 只术眼，所有术眼水密后角膜主切口厚度明显增加，平均增厚约 33.25%；另外还观察术眼主切口内口哆开 16 例（32.65%），外口哆开 26 例（53.06%），后弹力层脱离 17 例（34.69%），38 例（77.55%）中央角膜厚度明显增加，平均增厚约 7.12%（图 2-17-6）。

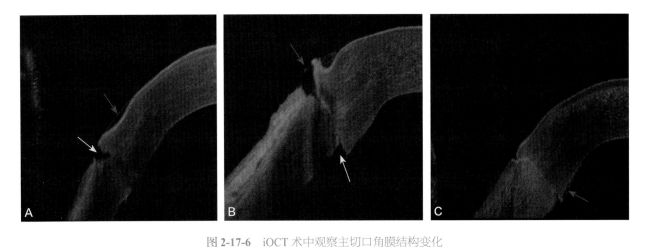

图 2-17-6 iOCT 术中观察主切口角膜结构变化
A. 角膜主切口旁上皮水疱（红色箭头）和角膜主切口外口哆开（黄色箭头）；B. 角膜主切口外口哆开（红色箭头）和内口哆开（黄色箭头）；C. 与角膜主切口相关的轻度角膜后弹力层脱离（DMD）（红色箭头）。

讨论：水密切口后，所有主切口处的角膜厚度都较术前明显增加，其可能原因主要包括：①角膜基质层水化出现暂时性角膜水肿；②切口处的损伤引起，包括手术器械的进出引起的机械性损伤和超声乳化能量导致的热损伤。当外科器械反复进出前房时，角膜切口可能会发生拉伸和撕裂，因而发生内外口的哆开，特别是当切口隧道过长时会更加明显。

与角膜切口相关的 DMD 通常被认为是白内障术后常见的并发症之一。角膜后弹力层是角膜内皮细胞的基底膜，受外力的作用极易与相邻的角膜基质层和内皮细胞层发生分离[20]。小范围局限性的脱离对视力影响较小；大范围的脱离会造成角膜持续性水肿、失代偿而致大泡性角膜病变，甚至失明。术后早期 DMD 常常伴有严重的角膜水肿，而难以通过常规裂隙灯检查发现，而需借助眼前节 OCT 进行确认。以往研究[21-23]发现白内障超声乳化术后 1 天切口部位 DMD 的发生率较高，从 36.7% ~ 82.0% 不等。轻度切口 DMD 可自愈。然而，在手术医生缺乏经验或角膜不健康的情况下，可能会发生严重的 DMD，导致角膜失代偿，甚至需要角膜移植[24-27]。

因受设备限制，术中无法实现 DMD 实时动态的观察，这限制了外科医生制订有效预防策略的能力。中山大学中山眼科中心刘奕志教授团队[28]首次应用 iOCT 观察白内障术中切口相关 DMD 的发生率和程度，结果显示在手术过程中，DMD 的程度随着手术进程呈现增加趋势，证实手术器械的摩擦与切口 DMD 的关系最大。降低超声能量和缩短超声乳化时间可降低切口 DMD 的严重程度。我们研究观察的切口处 DMD（见图 2-17-6C）都很轻微，但是否能够完全自愈，以及它如何影响切口愈合，还需要术后长期随访以进一步证实。此外，我们的研究观察到术毕中央角膜厚度有 38 例明显增加，初步统计分析数据证实与白内障核硬度分级、术中累积有效超声能量和灌注液流时间有一定的关联性。

《我国白内障摘除手术后感染性眼内炎专家共识》[29]中指出：我国大型和中小型眼科机构白内障术后眼内炎的发病率分别为 0.033% 和 0.11%，后者远高于发达国家的发病率（0.012% ~ 0.053%）。而密闭性良好的透明角膜隧道切口是预防术后发生眼内炎等其他严重并发症的重要因素。

Todorich 等[30]在美国杜克大学开展了一项研究，在对来自同一医疗机构的 14 名眼科住院医师分组进行猪眼显微操作培训，结果显示有了直观的 iOCT 反馈，住院医生在显微操作的精准度上更高，主观满意度也更高。因此，iOCT 也为眼科医生显微操作培训提供了有力的工具。

三、白内障超声乳化术中晶状体后囊膜的生物形态学改变

白内障超声乳化术中 IOL 植入的有效位置对于达到术后精准的屈光度和最佳视力至关重要。影响 IOL 位置的因素有很多，如眼压、囊膜的纤维化和黏附、撕囊口的大小、悬韧带情况、IOL 的设计与材质等。此外，后发性白内障（posterior capsule opacification，PCO）是白内障术后常见的并发症之一。PCO 的发生发展是白内障术后晶状体囊膜上残留的晶状体上皮细胞增殖、迁移和转分化过程的结合。根据经典的无空间、无细胞、无 PCO 理论，白内障术后早期 IOL 与晶状体后囊膜的快速贴附可以延缓 PCO 发生[31]。由于每个患者的眼部具体结构参数不同，包括晶状体囊袋大小不同，人工晶状体的设计与材质不同，因此每位患者植入 IOL 的晶状体后囊膜形态会明显不同。

截至目前，我们利用 iOCT 研究观察了 33 只术眼，结果显示术中仅有 1 例 IOL 与晶状体后囊膜完全贴附，3 例部分贴附，其余没有贴附。关于晶状体后囊膜的形态观察：其中 17 例呈波浪形，16 例呈弧形，初步观察发现波浪形与三片式 IOL 相关（图 2-17-7），弧形与一片式 IOL 相关（图 2-17-8）；值得注意的一点是，即便我们在术中有意下压 IOL，尽量驱赶 IOL 与晶状体后囊膜之间的液体，术中的

晶状体后囊膜贴附仍然不尽如人意。2016 年曾有奥地利学者 [32] 采用 Rescan 700 iOCT 系统进行术中成像，发现白内障术中 IOL 与晶状体后囊膜贴附率较低，与我们的研究结论一致。

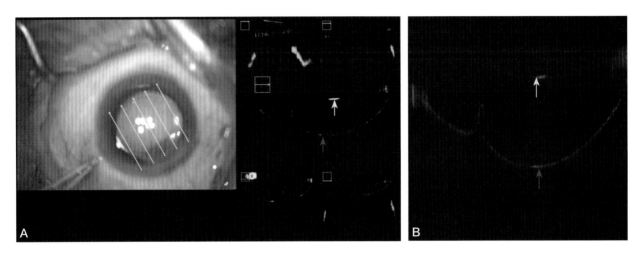

图 2-17-7　植入 IOL 后 iOCT 显示 IOL 与晶状体后囊膜的贴附较差（植入 IOL 型号为三片式的 PY-60AD，后囊膜呈波浪形）
A. 伪彩图中红色箭头示晶状体后囊膜，黄色箭头示 IOL 后表面，由于本 iOCT 设备分辨率低，伪彩图图像显示欠佳，但大致可观察到晶状体后囊膜至 IOL 间距较大，完全没有贴附；B. 灰阶图图像显示较清晰，红色箭头示晶状体后囊膜，黄色箭头示 IOL 后表面，二者完全没有贴附。

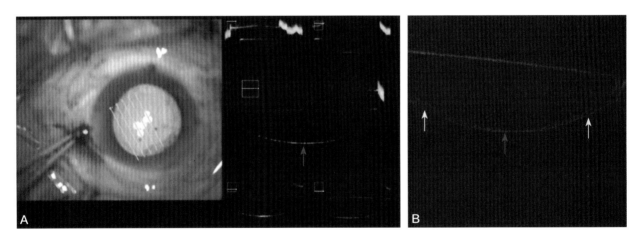

图 2-17-8　植入 IOL 后 iOCT 显示 IOL 与晶状体后囊膜完全贴附（植入 IOL 型号为一片式的 SN6AT3，后囊膜呈弧形）
A. 伪彩图中红色箭头示晶状体后囊膜与 IOL 几乎重合，二者贴附性好；B. 灰阶图中红色箭头示中央晶状体后囊膜与 IOL 几乎重合，黄色箭头示周边晶状体后囊膜与 IOL 有少量缝隙，周边未完全贴附，但整体贴附性较好。

诸多学者曾对囊膜与 IOL 的贴附进行了相关研究。早在 2002 年，Nishi 等 [33] 在研究白内障术后晶状体囊膜卷曲公式的时候，就对晶状体后囊膜与 IOL 的贴附程度进行了分期。受当时检查仪器的限制，Nishi 等仅能通过裂隙灯进行观察，很难观察到术后囊膜卷曲的具体过程。随着 OCT 技术的不断发展与完善，我们可以更清楚地观察到全时期晶状体后囊膜和 IOL 的细微结构变化及其贴附过程。

综上提示：未来 IOL 发展方向之一为通过改良工艺设计和寻求新的生物学材料，促进术中 IOL 与晶状体后囊膜更好地贴附，从而及时有效预防 PCO 的发生，改善患者术后的视觉质量。

四、术中相干光断层扫描技术的应用前景及展望

iOCT 的临床应用范围很广，我们今后还可以观察某些特殊类型白内障的术中情况，如后极性白内障，实时观察术中后囊膜是否存在缺损或发育不良，在水分离或超声乳化过程中后囊膜的实际状态，从而决定手术方式和评估手术风险；还可以实时评估可植入式接触镜（implantable contact lens，ICL）植入术中的位置及拱高，若拱高异常可通过旋转 ICL 进行优化调整或及时更换型号，同时指导对侧眼 ICL 型号选择。

此外，iOCT 在眼科各亚专业都有很好的应用价值。在玻璃体视网膜手术中，实时监控玻璃体牵拉对黄斑结构的影响，及时发现可能出现的意外，避免二次手术，协助剥除视网膜前膜，剥膜前通过 iOCT 扫描，寻找前膜贴合疏松位点，提高起瓣成功率，实时评估剥膜过程，减少微小裂孔形成，如有发现，及时处理补救；协助无法配合的婴幼儿行眼底检查，指导治疗方案；在角膜手术中，协助角膜内皮移植术中植片的展开，缩短手术时间，减少内皮细胞丢失，深板层角膜移植术中实时评估角膜切割深度，提高手术的效率和安全性；在青光眼手术中，实时观察房角开闭情况以及滤过泡和 Schlemm 管的状态。相信还有更多的临床应用等待我们发现。

虽然 iOCT 现在已成为新时代眼科手术的利器，但在临床实际应用中仍存在需改进的地方。首先，相较于坐位式的扫频 OCT，目前的 iOCT 的组织扫描深度以及分辨率均有待升级优化；其次，获取的图像只能以彩色或灰阶图呈现，无标尺，无法进行精准测量，只能术后通过制图软件对导出图像进行二次处理，既不方便又增加了测量误差。

【要点总结】iOCT 正带领眼科手术进入术中实时成像的新时代，成为眼科显微手术未来发展的新方向，力求眼科手术更加安全、精准、高效，为眼科医生手术过程中提供了有力的参考依据。希望未来通过不断改良优化设备，使 iOCT 更好地服务眼科临床。

（王　芳　曹伟芳）

参考文献

1. GEERLING G, MULLER M, WINTER C, et al. Intraoperative 2-dimensional optical coherence tomography as a new tool for anterior segment surgery. Arch Ophthalmol, 2005, 123(2): 253-257.

2. POUYA N, DAYANI M, RAMIRO MALDONADO M, et al. Intraoperative use of handheld spectral domain optical coherence tomography imaging in macular surgery. Retina, 2009, 29(10): 1457-1468.

3. CHRISTINA GERTH M, ROBERT J ZAWADZKI, ELISE HDON, et al. High-resolution retinal imaging in young children using a handheld scanner and fourier-domain optical coherence tomography. J AAPOS, 2009, 13(1): 72-74.

4. RAJEEV H MUNI, RADHA P KOHLY, ALEXANDER C CHARONIS, et al. Retinoschisis detected with

handheld spectral-domain optical coherence tomography in neonates with advanced retinopathy of prematurity. Arch Ophthalmol, 2010, 128(1): 57-62.

5. RAJEEV H MUNI, KOHLY RP, SOHN EH, et al. Hand-held spectral domain optical coherence tomography finding in shaken-baby syndrome. Retina, 2010, 30(4): S45-S50.

6. SAI H CHAVALA, SINA FARSIU, RAMIRO MALDONADO, et al. Insights into advanced retinopathy of prematurity using handheld spectral domain optical coherence tomography imaging. Ophthalmology, 2009, 116(12): 2448-2456.

7. RAMIRO S MALDONADO, JOSEPH A IZATT, NEERU SARIN, et al. Optimizing hand-held spectral domain optical coherence tomography imaging for neonates, infants, and children. IOVS, 2010, 51(5): 2678-2685.

8. TAO YK, EHLERS JP, TOTH CA, et al. Intraoperative spectral domain optical coherence tomography for vitreoretinal surgery. Opt Lett, 2010, 35(20): 3315-3317.

9. JUSTIS P EHLERS, YUANKAI K TAO, SINA FARSIU, et al. Visualization of real-time intraoperative maneuvers with a microscope-mounted spectral domain optical coherence tomography system. Retina, 2013, 33(1): 232-236.

10. BINDER S, FALKNER-RADLER CI, HAUGER C, et al. Feasibility of intraoperative spectral -domain optical coherence tomography. Retina, 2011, 31(7): 1332-1336.

11. CHARLES C WYKOFFM, AUDINA MBERROCAL M, AMYC SCHEFLER M, et al. Full-thickness macular hole before and after internal limiting membrane peeling. Imaging, 2010, 41(1): 7-11.

12. FRANCESCO PICHI M, MICOLALKABES M, PAOLO NUCCI M, et al. Intraoperative SD-OCT in macular surgery. Ophthalmic Surgery, Lasers & Imaging, 2012, 43(6): S54-S60.

13. ATSUSHI HAYASHI, TAKAAKI YAGOU, TOMOKO NAKAMURA. Intraoperative changes in idiopathic macular holes by spectral-domain optical coherence tomography. Case Rep Ophthalmol, 2011, 2(2): 149-154.

14. JUSTIS P EHLERS, DAVID XU, PETER K KAISER, et al. An assessment of surgery -induced ultrastructural alterations with intraoperative optical coherence tomography. Retina, 2013, 33(7): 1428-1434.

15. JUSTIS P EHLERS, PETER K KAISER, SUNIL K SRIVASTAVA. Intraoperative optical coherence tomography using the RESCAN 700: Preliminary results from the DISCOVER study. The British Journal of Ophthalmology, 2014, 98(10): 1329-1332.

16. CARRASCO-ZEVALLOS O, VIEHLAND C, KELLER B, et al. Review of intraoperative optical coherence tomography: Technology and applications [Invited]. Biomed Opt Express, 2017, 8(3): 1607-1637.

17. XIA YUANLING, LIU XIALIN, LUO LIXIA, et al. Early changes in clear cornea incision after phacoemulsification: An anterior segment optical coherence tomography study. Acta ophthalmologica, 2009, 87(7): 764-768.

18. MCDONNELL PJ, TABAN M, SARAYBA M. Dynamic morphology of clear corneal cataract incisions. Ophthalmology, 2003, 110(12): 2342-2348.

19. AMMAR M AL MAHMOOD, SAMAR A AL-SWAILEM, ASHLEY BEHRENS. Clear corneal incision in cataract surgery. Middle East African Journal of Ophthalmology, 2014, 21(1): 25-31.

20. KHAKSHOOR H, ESLAMPOOR A, RAD SS, et al. Modified deep anterior lamellar keratoplasty for the treatment of advanced keratoconus with steep corneal curvature to help in eliminating the wrinkles in the Descemet's membrane. Indian J Ophthalmol, 2014, 62(4): 392-395.

21. FUKUDA S, KAWANA K, YASUNO Y, et al. Wound architecture of clear corneal incision with or without stromal hydration observed with 3-dimensional optical coherence tomography. Am J Ophthalmol, 2011, 151(3): 413-419.

22. LI SS, MISRA SL, WALLACE HB, et al. Effect of phacoemulsification incision size on incision repair and remodeling: optical coherence tomography assessment. J Cataract Refract Surg, 2018, 44(11): 1336-1343.

23. XIA Y, LIU X, LUO L, et al. Early changes in clear cornea incision after phacoemulsification: An anterior segment optical coherence tomography study. Acta Ophthalmol, 2009, 87(7): 764-768.

24. ODAYAPPAN A, SHIVANANDA N, RAMAKRISHNAN S, et al. A retrospective study on the incidence of post-cataract surgery Descemet's membrane detachment and outcome of air descemetopexy. Br J Ophthalmol, 2018, 102(2): 182-186.

25. XIE W, XU Y, YAO YF. Descemet's membrane detachment with schisis induced by phacoemulsification. Optom Vis Sci, 2016, 93(12): 1562-1566.

26. SHARMA N, SINGHAL D, NAIR SP, et al. Corneal edema after phacoemulsification. Indian J Ophthalmol, 2017, 65(12): 1381-1389.

27. ORUCOGLU F, AKSU A. Complex Descemet's membrane tears and detachment during phacoemulsification. J Ophthalmic Vis Res, 2015, 10(1): 81-83.

28. YE DAI, ZHENZHEN LIU, YIZHI LIU. Real-time imaging of incision-related Descemet membrane detachment during cataract surgery. JAMA ophthalmology, 2021, 139(2): 150-155.

29. 我国白内障摘除手术后感染性眼内炎专家共识. 中华眼科杂志, 2017, 53（11）: 810-813.

30. BOZHO TODORICH, CHRISTINE SHIEH, PHILIP J DESOUZA, et al. Impact of microscope -integrated OCT on ophthalmology resident performance of anterior segment surgical maneuvers in model eyes. Investigative Ophthalmology & Visual Science, 2016, 57(9): OCT 146-153.

31. LISANNE M NIBOURG, EDITH GELENS, ROEL KUIJER, et al. Prevention of posterior capsular opacification. Experimental Eye Research, 2015, 136: 100-115.

32. LYUBOMYR M LYTVYNCHUK, CARL G GLITTENBERG, CHRISTIANE I FALKNER-RADLER, et al. Evaluation of intraocular lens position during phacoemulsification using intraoperative spectral-domain optical coherence tomography. Journal of Cataract and Refractive Surgery, 2016, 42(5): 694-702.

33. OKIHIRO NISHI, KAYO NISHI, JUNSUKE AKURA. Speed of capsular bend formation at the optic edge of acrylic, silicone, and poly(methyl methacrylate) lenses. Journal of Cataract and Refractive Surgery, 2002, 28(3): 431-437.

第十八节
眼前节相干光断层扫描与 Berger 间隙

【要点提示】Berger 间隙是位于晶状体后囊膜与玻璃体前界膜之间的一个闭合间隙，正常情况下形成此闭合空间的 Wieger 韧带对晶状体后表面曲率的变化具有一定的调节作用。在白内障超声乳化手术以及有晶状体眼人工晶状体植入术中，前房液流的循环会导致 Wieger 韧带局部或全部断裂进而引起 Berger 间隙发生不均匀的增宽。Berger 间隙的异常改变一方面会增加术中发生后囊膜破裂的风险，另一方面也为术中灌注错流综合征的发生提供了可能。本章节就其定义、特点以及各种情况下前节 OCT 的表现进行分别叙述以供临床参考。

一、Berger 间隙的基本定义

Berger 间隙专业术语的出现最早可以追溯到 1887 年，由 Emile Berger 教授提出并命名[1]。其基本定义是位于晶状体后囊膜与玻璃体前界膜之间的一个相对闭合空间，由距离晶状体中央后极部中轴线水平方向约 4.0 ~ 4.5mm 处的 Wieger 韧带（此韧带宽度约为 1.0 ~ 2.0mm）360° 包绕而成，其中 Wieger 韧带的前界为 Egger 线（图 2-18-1）[2-3]。

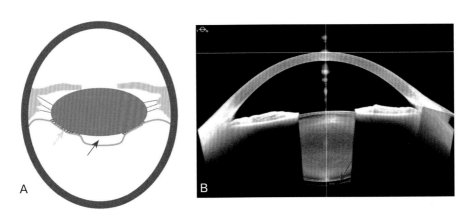

图 2-18-1　Berger 间隙的解剖示意图及前节 OCT 检查所见
A. 示意图中可见 Wieger 韧带（黄色箭头）及由玻璃体前界膜与晶状体后囊膜之间形成的相对闭合 Berger 间隙（红色箭头）；B. ANTERION 眼前节 OCT 检查可见一高度近视眼患者水平扫描线下晶状体后囊膜与玻璃体前界膜之间的一暗区（红色箭头）对应示意图中的 Berger 空间位置，测量其空间高度约为 240μm。

Wieger 韧带被认为是胚胎时期玻璃体血管组织的残留，在正常生理条件下由于 Wieger 韧带粘连紧密，所以很难发现明显的 Berger 间隙；但在某些病理条件下（如眼外伤、玻璃体积血、眼内肿瘤、色素播散综合征等），Wieger 韧带的粘连力量会出现不同程度的减弱，此时部分代谢产物或房水循环液体会通过相对疏松的韧带间隙积聚于 Berger 间隙，形成较为明显的 Berger 间隙，而且由于此时的 Wieger 韧带出现部分黏附能力下降，在 Berger 间隙内会出现色素颗粒、血细胞、肿瘤细胞及蛋白等沉着物[4-5]。同时，部分研究发现 Wieger 韧带的变化可能与调节发生时晶状体后表面曲率的变化存在一定程度的关系[6-8]。

目前临床上尚缺乏关于 Berger 间隙的具体数据，考虑可能原因是：①其空间形态会随着晶状体的形态变化进而也发生相应的动态变化；②较难使用眼科检查设备在接触或非接触的状态下实现实时活体测量，相信随着眼科影像学设备的不断推陈出新，活体观察其动态变化终会实现。

Berger 间隙概念提出之后，紧接着引出了其后的另一个空间组织结构——Erggelet 空间[9]。此空间结构由德国眼科医生 Heinrich Erggelet 和瑞士眼科医生兼诺贝尔奖获得者 Alfred Gullstrand 共同发现并定义，其空间结构与视盘前的 Martegiani 空间类似，其前界为玻璃体前界膜而不是我们以往印象中的晶状体后囊膜。传统观念认为原始玻璃体增生症（persistent hyperplastic primary vitreous，PHPV）患儿晶状体后囊膜存在解剖学异常，Marie-Jose Tassignon 教授在进行 PHPV 患儿玻璃体切除手术中发现此类患儿的晶状体后囊膜是完整的，且可以与增生组织和血管斑片组织结构相剥离，进一步证实了 Erggelet 空间的存在和其具体位置，此发现对进一步认识玻璃体腔内解剖结构及 PHPV 等疾病相关的手术设计具有非常重要的临床意义[10]。

二、如何更好地识别 Berger 间隙?

（一）间接成像

Berger 间隙的识别或进一步了解是一个逐渐发展的过程，相关研究主要集中在离体组织解剖学观察和术中活体间接判断两大方面。1977 年 Jan Worst 教授利用玻璃体腔注射墨汁的技术方法成功实现水下分离玻璃体组织，并利用尸眼证实了 Berger 间隙及 Wieger 韧带的存在及两者之间的相互关系[11]。1985 年 Weidle 医生报道了在为一名 6 个月大先天性白内障患儿行白内障手术术中活体观察到 Berger 间隙，文中提及在撕除后囊膜过程中，在后囊膜与玻璃体前界膜之间注入黏弹剂时，利用后照法可以清晰地看到 Berger 间隙内填充的 Healon 黏弹剂及由于 Wieger 韧带存在形成的环形边缘，以此间接判断 Berger 间隙的存在及位置[12]。

（二）直接成像

利用眼前节 OCT 及组织病理切片可清晰呈现淀粉样变性疾病、玻璃体积血，以及视网膜母细胞瘤等不同疾病状态下 Berger 间隙存在的异常细胞及其表现形式[4]。近年来术中 OCT 成像系统的出现，为术中活体观察 Berger 间隙提供了新的技术基础，同时真正通过术中 OCT 成像系统确证 Berger 间隙的存在及变化[13]。在实际临床工作中，我们利用 ANTERION 扫频眼前节 OCT 成像系统，确认了白内障术前及术后 Berger 间隙的存在及变化特点（图 2-18-2）。

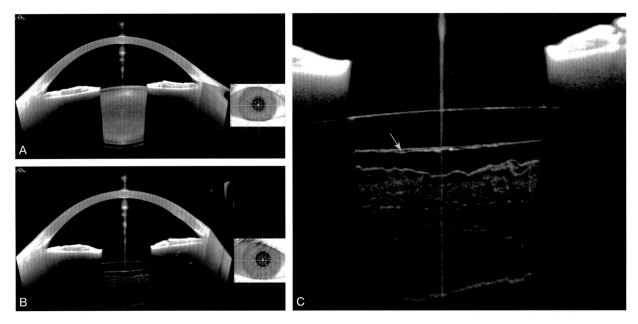

图 2-18-2　一高度近视并发性白内障患者术前及术后 Berger 间隙的变化

A. 术前水平线扫描可见均匀一致的 Berger 间隙；B. 术后水平线扫描可见 Berger 间隙宽度增加；C. 图 B 中人工晶状体与 Berger 间隙放大 4 倍后的图像可见人工晶状体后表面与晶状体后囊膜之间贴合紧密，仅存在很小的未完全贴合区域（黄色箭头），同时可以清晰地观察到呈波浪状的玻璃体前界膜（红色箭头）及宽度不均匀的 Berger 间隙。

三、Berger 间隙的临床意义

Berger 间隙的正确识别与成像在临床工作中具有潜在的临床意义。首先，在白内障手术中 Berger 间隙的空间大小与后囊膜连续环形撕囊或激光后囊膜切开术是否安全有一定的关系；其次，白内障术中或术后 Berger 间隙的大小变化可能间接反映睫状体悬韧带和 Weiger 韧带的组织结构是否存在异常；再者，散瞳前后 Berger 间隙的变化也可以间接反映调节过程中 Wieger 韧带的变化情况。以下将分别进行阐述。

（一）Berger 间隙与后囊膜连续环形撕囊或激光后囊膜切开术

尽管白内障手术技术、人工晶状体的设计及材质都在不断改良，但术后发生晶状体后囊膜混浊的情况仍会发生，较为严重的后囊膜混浊需行 Nd：YAG 激光后囊膜切开术或通过再次手术进行清除[14]。以上方式均存在一定的风险，例如：术后玻璃体混浊加重、视网膜脱离、葡萄膜炎、需进行人工晶状体悬吊等[15]。因此，欧洲国家盛行在术中常规行晶状体后囊膜连续环形撕囊联合 bag-in-the-lens 类型人工晶状体植入手术技术，此种手术对解除后发性白内障的发生效果显著[16-17]。

同样，术者可以术前通过影像学检查确定 Berger 间隙状态（图 2-18-3），术中通过手术操作人为地扩大 Berger 间隙，从而在保证玻璃体前界膜完整的前提下顺利完成晶状体后囊膜连续环形撕囊或术中飞秒激光后囊膜完整切开同样是减少术后后囊膜混浊的重要手段。因而，在白内障术中术者可通过经睫状体悬韧带注射稀释的曲安奈德混悬液人为造成 Berger 间隙增宽，从而安全地行飞秒激光后囊膜切开术避免术后后囊膜混浊的发生[18]。以上人为增宽 Berger 间隙的手术方法与白内障术中部分混有黏弹剂或晶状体组织碎屑的灌注液可经过悬韧带及 Weiger 韧带间隙将 Berger 空间进一步扩大有相似之处（图 2-18-4）。

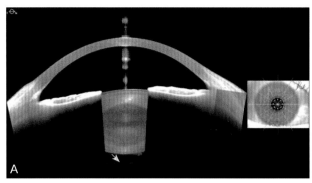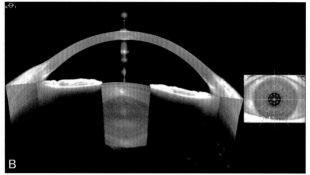

图 2-18-3　一位 45 岁正常男性双眼前节 OCT 水平扫描成像图

A. 右眼晶状体后囊膜与玻璃体前界膜之间可见存在 Berger 间隙（黄色箭头）；B. 左眼晶状体后方未见明显的玻璃体前界膜信号。

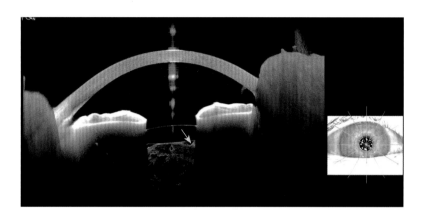

图 2-18-4　一位老年性白内障术后患者前节 OCT 扫描

可见在晶状体后囊膜（黄色箭头所指示的连续组织）与玻璃体前界膜（红色箭头所指示的连续组织）之间存在部分较为高反射信号团，考虑为白内障术中混有黏弹剂及晶状体组织碎屑的灌注液积聚在 Berger 间隙，从而导致 Berger 间隙明显增宽。

（二）Berger 间隙与睫状体悬韧带和 Wieger 韧带

通过图 2-18-1 中的解剖示意图我们可以发现，在悬韧带异常或 Wieger 韧带异常的状态下，白内障术中可能会有部分灌注液或组织碎屑、黏弹剂等物质通过异常增宽或松弛的悬韧带间隙进入 Wieger 韧带周围，若此时 Wieger 韧带也存在一定的异常，可能会出现较大范围的 Wieger 韧带断裂，最终可能导致晶状体后囊膜与玻璃体前界膜之间的 Berger 间隙出现不均等距离加宽的现象。根据全周 Wieger 韧带发生断裂的象限不同，Berger 间隙在前节 OCT 不同扫描方向上可能存在不对等的间距，此种现象的发生考虑与术中灌注液流及术中前房压力变化将部分象限的 Wieger 韧带损伤有一定的关系（图 2-18-5）。这与 2009 年 Shiro 等研究发现白内障术中提高灌注瓶高和增加术中液流循环时间可以导致玻璃体前界膜与后房之间的正常屏障被打破有一定的相似之处[19]。

同样，白内障术中发生 Wieger 韧带大范围离断会导致晶状体后囊膜呈现松弛的波浪状改变，这样

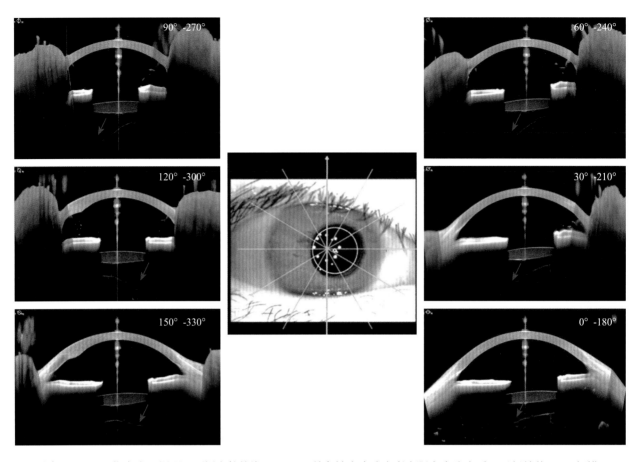

图 2-18-5 一位高度近视眼（近视度数约为 -7.5DS）并发性白内障患者右眼白内障术后 3 天行前节 OCT 扫描
可见 Berger 间隙不均匀增宽，且成像区域红色箭头所指方向宽度明显宽于对侧，此表现提示患者在相应象限的晶状体悬韧带可能存在异常，同时提示术者与较宽处对应的下方象限 Wieger 韧带存在部分断裂的情况。

一方面可能使得灌注液在晶状体后囊膜与玻璃体前界膜之间大量积聚，发生不明原因的持续性前房变浅，最终导致术中灌注迷流综合征的发生；另一方面会导致晶状体后囊膜术中发生不同程度的位置前移，增加术中手术器械及操作引起后囊膜破裂及损伤的风险[19-20]。

（三）Berger 间隙与晶状体的调节作用

如前所述，部分研究发现 Wieger 韧带的变化可能与调节发生时晶状体后表面曲率的变化存在一定关系。对于自然瞳孔下存在明显 Berger 间隙的被检查眼，利用复方托吡卡胺滴眼液（0.5% 托吡卡胺和0.5% 去氧肾上腺素）散大瞳孔后，由于药物可产生散瞳和调节麻痹的作用，所以此时被检查眼的睫状肌会出现松弛，而悬韧带紧张度增加会牵拉晶状体使之变得更为扁平。在以上整个运动过程中，Wieger韧带也会呈现相应的紧张状态，从而导致 Berger 间隙明显缩小甚至消失，进而产生后表面曲率变化的效果（图 2-18-6）。

散瞳前后 Berger 间隙的变化可以提示以下临床意义及未来研究方向：①Berger 间隙内的液体可以因周围组织变形压力的变化通过 Wieger 韧带之间的潜在间隙自由进出，这也为白内障术中大量液流循环时发生大范围 Wieger 韧带断裂提供可能解释；②Wieger 韧带的紧张与松弛导致 Berger 间隙的变化与晶状体后表面曲率的变化是主动的过程还是被动过程，有待进一步研究。

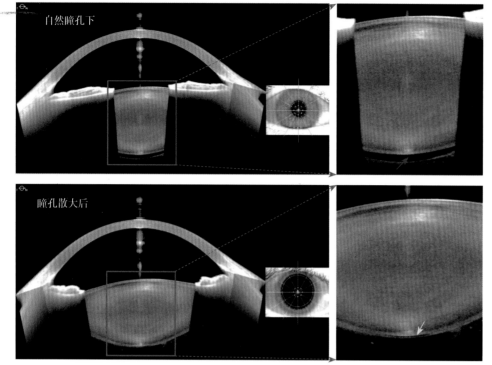

自然瞳孔下

瞳孔散大后

图 2-18-6 一位高度近视眼患者自然瞳孔下可见晶状体后表面与玻璃体前界膜之间存在较为均匀一致的明显 Berger 间隙（右上方图为放大 2 倍的晶状体局部图像，红色箭头为明显的 Berger 间隙）；瞳孔散大后 Berger 间隙结构不明显，将晶状体局部图像放大 2 倍后可见 Berger 间隙明显变窄（黄色箭头）。

四、关于 Berger 间隙的相关研究报道

目前关于 Berger 间隙的相关报道较少，现有研究主要集中在以下两方面：①利用术中 OCT 或尸眼组织解剖学分别进行术中或疾病状态下的组织结构的解剖学观察 [2, 13]。活体观察此空间结构大多是在白内障术中晶状体皮质吸除之后，利用具有 SD-OCT 成像系统的术中 OCT 成像技术，而在术前由于其穿透深度的限制，无法实现此部位的成像。②与 Berger 间隙相关的病例报道居多，例如将地塞米松缓释剂行玻璃体腔注射时发生注射至 Berger 间隙的报道 [21]、积血或混浊局限于 Berger 间隙的报道 [22-24]、ICL 植入术后多年的患者因外伤导致 ICL 滑脱至 Berger 间隙的报道 [25]，以及我们在临床工作中一例白内障术中大气泡进入 Berger 间隙的报道 [26]，以上列举的个案病例报道也在活体上间接证实 Berger 间隙的存在。

五、临床病例分享

（一）白内障术中对 Berger 间隙的间接判断

在实际临床工作中，缺乏相应眼科影像学检查设备的临床医生应当学会根据术中的具体情况做出正确判断以避免不恰当手术操作带来不必要的手术并发症。例如：在白内障术中出现异常大气泡或晶状体碎屑等组织无法通过常规注吸方式将其清除，其主要原因是此时的气泡和碎屑组织并不位于晶状体囊袋内，而是已经通过疏松的睫状体悬韧带及 Wieger 韧带缝隙穿行至晶状体后囊膜后方的 Berger 间隙中（图 2-18-7），此种情况下的盲目过度操作可能出现悬韧带离断及晶状体后囊破裂的不必要并发症，术者应学会正确识别。

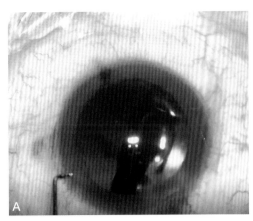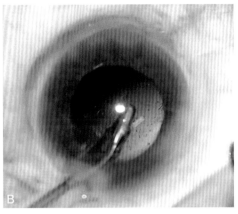

（二）对 Berger 间隙的直观成像观察

随着影像学技术的发展，SS-OCT 在眼科临床的应用不断拓展，目前利用眼前节 OCT 成像设备观察 Berger 间隙的变化与特点也逐渐成为眼科临床医生关注的热点，以下我们以病例图示的形式向大家展示在某些情况下可能遇到的 Berger 间隙的特点与变化，从而体现其与 Wieger 韧带断裂与否、晶状体后囊膜与人工晶状体之间的贴附情况及术中后囊膜破裂发生之间的关系。

1. 病例一　老年性白内障患者手术前后 Berger 间隙的变化及特点分析提示术中灌注液循环会导致 Berger 间隙增宽及部分 Wieger 韧带断裂，后囊膜呈现松弛的波浪状（图 2-18-8）。

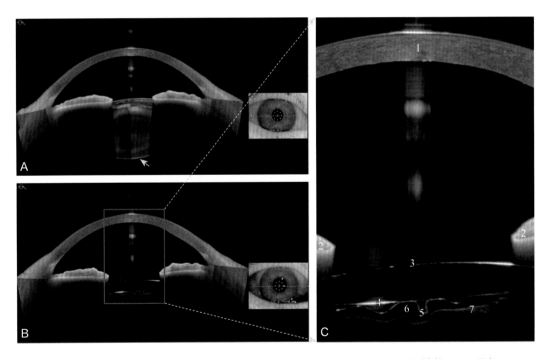

图 2-18-8　一位老年性白内障患者白内障超声乳化手术前后利用 ANTERION 眼前节 OCT 观察 Berger 间隙的变化

A. 术前水平线扫描可见晶状体存在明显的前囊皮质下混浊，晶状体后囊膜连续性好（黄色箭头），但未见明显的 Berger 间隙；B. 术后 1 天水平线扫描可见人工晶状体在位，晶状体后囊膜呈波浪状且与玻璃体前界膜之间存在明显液性暗区；C. B 图中蓝色框内图像放大 3.5 倍，可清晰呈现眼组织结构成像（1. 角膜；2. 虹膜；3. 人工晶状体前表面；4. 人工晶状体后表面；5. 局部皱褶的晶状体后囊膜；6. 组织结构 5 与 7 之间形态不规则的 Berger 间隙；7. 波浪状的玻璃体前界膜）。

2. **病例二**　白内障术前散瞳状态下 Berger 间隙的特点：由于晶状体形态的改变会出现 Berger 间隙变窄的变化趋势，同时会出现晶状体后表面曲率的变化（图 2-18-9）。

3. **病例三**　ICL 植入术后未见明显 Berger 间隙（图 2-18-10）。推测相关原因主要体现在 ICL 植入手术与白内障手术不同，ICL 植入手术整体操作时间短，且术中灌注液在前房循环时间更短，短时间内很难有大量灌注液经过晶状体悬韧带间隙到达 Wieger 韧带并引起 Wieger 韧带的损伤而出现明显的 Berger 间隙。

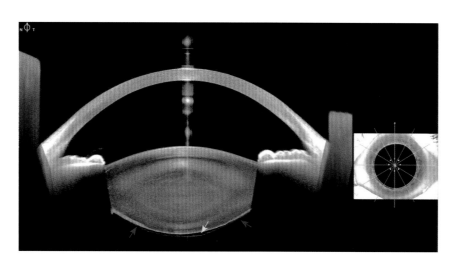

图 2-18-9　一位老年性白内障患者（眼轴长度 23.51mm，前房深度 3.57mm）术前散瞳检查

前节 OCT 垂直扫描图像显示明显的 Berger 间隙（黄色箭头）由中央向周边逐渐变窄，且在红色箭头所示区域玻璃体前界膜与晶状体后囊贴合紧密，提示此处为 Wieger 韧带所在区域。

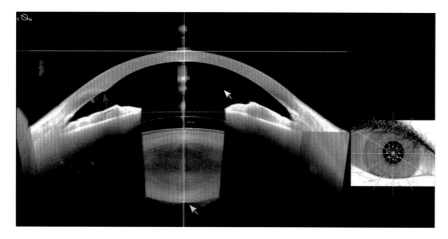

图 2-18-10　一位高度近视患者右眼 ICL 植入术后 1 天

未见明显 Berger 间隙（150°～330° 扫描线方向），ICL 后表面至晶状体前表面之间的距离为 557μm（黄色箭头）；图中可见闭合很好的透明角膜切口（红色箭头）及前房存在的炎症反应（白色箭头）。

4. **病例四**　一位代谢性白内障患者左眼白内障术前及术后均未见明显 Berger 间隙：是否提示术眼睫状体悬韧带结构基本正常，术中未出现大量液流通过后房而引起 Wieger 韧带损伤，此方面有待进一步研究（图 2-18-11）。

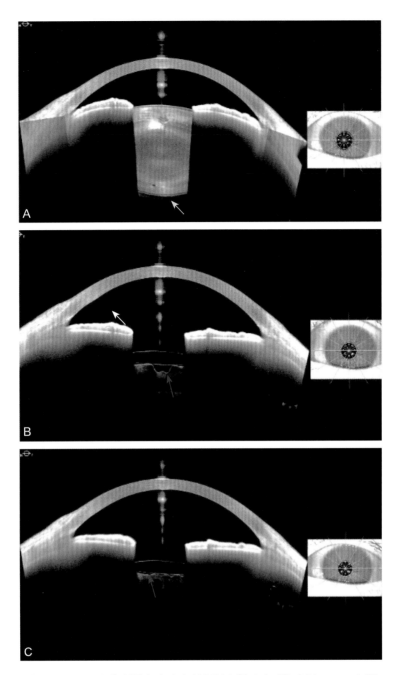

图 2-18-11　一位代谢性白内障患者左眼术前及术后均未见 Berger 间隙
A. 术前水平线扫描见完整的晶状体后囊膜及混浊玻璃体信号，晶状体后囊膜后并未见明显玻璃体前界膜信号（黄色箭头）；B. 术后 3 天水平线扫描可见前房存在炎症反应（白色箭头），同时人工晶状体后方可见连续的晶状体后囊膜信号未与人工晶状体完全贴合（红色箭头），未见明显的玻璃体前界膜信号；C. 术后 2 周水平线扫描可见前房炎症较前减轻，晶状体后囊膜与人工晶状体贴合度较前增加（红色箭头），未见明显的玻璃体前界膜信号。

【要点总结】总之，随着眼科影像学技术的不断发展，Berger 间隙呈现的信息会愈加丰富，临床医生可以根据 Berger 间隙变化信息更深入地探究其与手术、调节、悬韧带及其周边组织结构之间的关系，为相关疾病或术中并发症的发生机制的深入探讨提供宝贵的影像学参考依据。

（王晓刚　邓明辉　董　静）

参考文献

1. EMILE BERGER. Beitrage zur Anatomie des Auges - in normalem und pathologischem Zustande. Montana: Kessinger Publishing, 1887.

2. SANTOS-BUESO E. Berger's space. Arch Soc Esp Oftalmol(Engl Ed), 2019, 94(10): 471-477.

3. ALBRECHT M, G, EISNER. The hyalo-capsular zonula. Graefes Arch Clin Exp Ophthalmol, 1982, 218(2): 88-92.

4. MARES V, NEHEMY MB, SALOMÃO DR, et al. Multimodal imaging and histopathological evaluation of Berger's space. Ocul Oncol Pathol, 2020, 6(1): 3-9.

5. TURGUT B, TÜRKÇÜOĞLU P, NURETTIN D, et al. Annular and central heavy pigment deposition on the posterior lens capsule in the pigment dispersion syndrome: Pigment deposition on the posterior lens capsule in the pigment dispersion syndrome. Int Ophthalmol, 2008, 28(6): 441-445.

6. ROSALES P, WENDT M, MARCOS S, et al. Changes in crystalline lens radii of curvature and lens tilt and decentration during dynamic accommodation in rhesus monkeys. J Vis, 2008, 8(1): 18.1-12.

7. GOLDBERG DB. Computer-animated model of accommodation and theory of reciprocal zonular action. Clin Ophthalmol, 2011, 5: 1559-1566.

8. GOLDBERG DB. Computer-animated model of accommodation and presbyopia. J Cataract Refract Surg, 2015, 41(2): 437-445.

9. TASSIGNON MARIE-JOSÉ, SORCHA NÍ DHUBHGHAILL, LUC VAN OS. Innovative implantation technique-bag-in-the-lens cataract surgery. New York: Springer International Publishing, 2019.

10. LIN J, N RASOOL, J HOROWITZ. An unusual presentation of a vitreous hemorrhage. Ophthalmology, 2016, 123(6): 1221.

11. WORST JG. Cisternal systems of the fully developed vitreous body in the young adult. Trans Ophthalmol Soc U K, 1977, 97(4): 550-554.

12. WEIDLE EG. Visualization of Berger's space in the living eye. Ophthalmic Surg, 1985, 16(11): 733-734.

13. TASSIGNON MJ, ND S. Real-time intraoperative optical coherence tomography imaging confirms older concepts about the Berger space. Ophthalmic Res, 2016, 56(4): 222-226.

14. ILIESCU IM, CONSTANTIN MA, COZMA C, et al. Posterior Capsule Opacification and Nd-YAG rates evaluation in a large series of pseudophakic cases. Rom J Ophthalmol, 2017, 61(4): 267-274.

15. KARAHAN E, D ER, S KAYNAK. An overview of Nd: YAG laser capsulotomy. Med Hypothesis Discov Innov Ophthalmol, 2014, 3(2): 45-50.

16. TASSIGNON MJ, V DE GROOT, GF VRENSEN. Bag-in-the-lens implantation of intraocular lenses. J Cataract Refract Surg, 2002, 28(7): 1182-1188.

17. MENAPACE R. Posterior capsulorhexis combined with optic buttonholing: An alternative to standard in-the-bag implantation of sharp-edged intraocular lenses? A critical analysis of 1 000 consecutive cases. Graefes Arch Clin Exp Ophthalmol, 2008, 246(6): 787-801.

18. MENAPACE R. Transzonular capsulo-hyaloidal hydroseparation with optional triamcinolone enhancement: A technique to detect or induce anterior hyaloid membrane detachment for primary posterior laser capsulotomy. J Cataract Refract Surg, 2019, 45(7): 903-909.

19. KAWASAKI S, SUZUKI T, YAMAGUCHI M, et al. Disruption of the posterior chamber-anterior hyaloid membrane barrier during phacoemulsification and aspiration as revealed by contrast-enhanced magnetic resonance imaging.

Arch Ophthalmol, 2009, 127(4): 465-470.

20. ANISIMOVA NS, ARBISSER LB, SHILOVA NF, et al. Anterior vitreous detachment: Risk factor for intraoperative complications during phacoemulsification. J Cataract Refract Surg, 2020, 46(1): 55-62.

21. DUBRULLE P, FAJNKUCHEN F, QU L, et al. Dexamethasone implant confined in Berger's space. Springerplus, 2016, 5(1): 1786.

22. TANAKA H, OHARA K, SHIWA T, et al. Idiopathic opacification of Berger's space. J Cataract Refract Surg, 2004, 30(10): 2232-2234.

23. LI ST, YIU EP, WONG AH, et al. Management of traumatic haemorrhage in the Berger's space of a 4-year-old child. Int Ophthalmol, 2017, 37(4): 1053-1055.

24. GJERDE H, T MACDONNELL, A TAN. Berger's space hemorrhage missing the visual axis. Can J Ophthalmol, 2020, 55(4): 343.

25. KIM JY, KH KIM, JE LEE. Traumatic dislocation of posterior chamber phakic intraocular lens into the Berger's space. Korean J Ophthalmol, 2016, 30(5): 396-397.

26. DONG J, JIANG L, SUN B, et al. Large air bubble in the Berger space during cataract surgery. JCRS Online Case Reports, 2021, 9(3): e00051.

眼前节相干光断层扫描与飞秒激光白内障手术

【要点提示】各种飞秒激光辅助的白内障手术设备均是由激光系统与影像系统构成，而相干光断层扫描技术作为影像系统对术中眼前节各个结构的识别起到重要作用。本章节对常见的四种飞秒激光设备的相干光断层扫描技术进行了比较，并结合临床手术操作步骤进行了详尽描述，为已经或者即将开展该类手术的医师提供一定参考。

【概述】白内障手术是人类历史上最古老的外科手术之一，最早记载于公元前五世纪，进入了现代社会后，随着手术显微镜、缝线、人工晶状体和超声乳化技术的发展，使白内障手术成为最安全最成功的医学手术之一。2009 年 Zoltán Nagy 在匈牙利 Budapest 开展的第一例飞秒激光辅助白内障手术（femtosecond laser assisted cataract surgery，FLACS）将手术带入一个无刀的屈光性手术时代 [1-2]。采用飞秒激光可以完成透明角膜切口制作、前囊切开、碎核等一系列步骤，减少了超声能量对周边组织的损伤，确保了人工晶状体的居中性，减少了术后高阶像差，提高了屈光性白内障的手术质量 [1, 3-4]。

发展至今，目前共有 5 款 FLACS 设备获批用于临床，分别是 LenSx、Victus、Lensar、Catalys Precision Laser System、FEMTO LDV Z8。现有的 FLACS 设备采用相干光断层扫描（optical coherence tomography，OCT）技术或 Scheimpflug 原理的眼前节扫描系统为激光聚焦提供了非常重要的定位作用，并引导激光在不同的平面（如角膜、晶状体）上进行精准爆破切割。除外 Lensar 系统使用的是基于 Scheimpflug 系统的眼前节 3D 扫描系统，其余 4 种 FLACS 设备均采用了 OCT 组件进行前节扫描。本章节将对于 FLACS 设备中 OCT 组件的原理及临床应用特点加以讨论。

一、相干光断层扫描的分类

OCT 是一种全新的非侵入式的医疗诊断技术，通过测量相干光后向散射或反射光的回波时间延迟和强度，对生物组织中的内部微观结构进行实时的高分辨率成像。该技术分辨率可达微米量级，成像深度为毫米量级，填补了共焦显微镜与超声技术之间的技术空白。麻省理工学院华裔科学家 David Huang 等在 1991 年率先利用 OCT 技术进行视网膜观察，随后 OCT 在眼科多领域广泛使用，并获得了很有价值的临床数据 [5]。

根据 OCT 成像实现方法，可分为时域 OCT 和傅里叶（频域）OCT。而后者可根据其采用的光源和检测方案的不同，分为光谱域 OCT 和扫频 OCT。

1. 时域 OCT（time domain-OCT，TD-OCT）　宽带入射光源经分光器后分为两束光，分别进入参考镜和样品镜，经反射和后向散射返回至分光器产生干涉，最后经探测器接收信号，进而分析得出其成像图像。成像过程中需要通过机械方式轴向移动参考镜逐一采集某一纵线上各个深度点的干涉信号（A-scan）。随后横向移动样品，以获得多个 A-scan 图像来合成 B-scan 扫描图像。

TD-OCT 主要受限于机械扫描装置的扫描速度，但由于其灵敏度不随探测深度增加而衰减，TD-OCT 仍然可用于眼前节、冠状动脉等需要较大量程的情况。

2. 傅里叶域 OCT（Fourier domain-OCT，FD-OCT） 光谱仪将光线色散分成不同的光谱分量，来自样品与参考镜的光谱分量干涉形成光谱干涉图样，随后进行傅里叶（逆）变换即可解算得到来自样品背向散射光的所有轴向强度信息。FD-OCT 极大地提高了 OCT 系统的成像速度，并能提供更高的分辨率。根据干涉光谱信号的获取方式不同，FD-OCT 大致有两种实现方法：光谱域 OCT（spectral domain OCT，SD-OCT）和扫频 OCT（swept source OCT，SS-OCT）。

（1）光谱域 OCT（SD-OCT）：SD-OCT 采用超发光二极管宽带光源发出一系列不同波长光，不同波长光的强度差异携带了其反射的（深度）位置和（组织）反射率信息，在同一个时间内线阵电荷耦合器件（charge-coupled device，CCD）探测器接收不同波长的光，对干涉信号进行采样和快速傅里叶变换后，重组成为"强度 - 波长"曲线，从而获得样本的不同深度信息。

（2）扫频 OCT（SS-OCT）：SS-OCT 是最新一代的 OCT 成像技术，它兼具 TD-OCT 的单点检测和 SD-OCT 的快速成像优点。SS-OCT 通过扫频激光光源发射窄带相干光，即在不同时间逐一发射出不同波长的光（而 SD-ODT 是宽带相干光，在同一时间输出不同波长光），形成"强度 - 时间"曲线，目前作为比较前沿的 OCT 技术是临床眼科应用的主流。

二、飞秒激光辅助白内障手术设备中的相干光断层扫描技术特点

飞秒激光设备中主要包括以下三个部件：激光组件（激光光源、瞄准设备、光学传送系统），影像组件（包括光学相干断层扫描技术或其他原理的眼前节扫描系统、视频显微镜系统），人眼接口固定组件（将眼球与光学系统固定耦合）。OCT 对目标组织进行识别后，提供一定深度的环面或者切面的眼前节图像（包括角膜、前房和晶状体），术者根据图像进行激光切割位置与方式的设置，飞秒激光控制器会根据这些设置来引导激光切割。

与针对角膜手术、视网膜手术的 OCT 组件相比，FLACS 设备 OCT 成像系统技术难点在于：角膜、视网膜手术所需要的探测深度范围（Z 轴）很小，一般在 0.1 ~ 2mm，而 FLACS 程序所需要的影像系统要求在短时间内实现更大深度及宽度范围成像。因此 FLACS 手术需要的 OCT 影像系统必须采用 FD-OCT 进行成像。

三、不同飞秒激光辅助白内障手术设备中的相干光断层扫描技术应用

以上提及的 5 款 FLACS 设备工作原理类似，但在影像捕获、负压吸引、激光治疗过程上有所不同。除了 Lensar 使用 3D 共聚焦结构照明技术（包括 Scheimpflug 相机以及图像处理系统），LenSx、Catalys、VICTUS、FEMTO LDV Z8 均采用 OCT 影像技术，其基本设备参数对比内容见表 2-19-1。下文我们将对 4 种 FLACS 设备所配置的 OCT 组件及使用流程逐一进行介绍。

表 2-19-1 飞秒激光辅助白内障超声乳化手术设备的比较

激光品牌	LenSx	Catalys	VICTUS	LDV Z8
影像系统	3D Fourier-domain OCT（830～880nm SD-OCT）	3D Fourier-domain OCT（820～930nm SD-OCT）	3D Fourier-domain OCT（1 300nm±75nm SS-OCT，实时）	3D Fourier-domain OCT（840nm SD-OCT）
脉冲频率				
核粉碎	50kHz	120kHz	80kHz	2MHz
前囊切开	50kHz	120kHz	80kHz	1MHz
激光脉宽	600～800fs（±50fs)	600fs	400～550fs	不详
激光能量				
核粉碎	1～15μJ	3～30μJ	7.0μJ	＜50nJ
前囊切开	1～15μJ	3～30μJ	6.8μJ	＜50nJ
接口	专利水凝胶非压平式，接触式	液体接口，非接触	弧形锥镜接口，接触式，平衡盐溶液	液体接口，非接触
前囊切开深度	0.2～0.8mm	0.6mm	不详	0.8mm
碎核模式	同心圆，十字碎核，混合四-八分法，矩阵法	网格模式（软化）放射状（四分法，六分法，八分法）网格＋放射状	同心环，放射状（四分法，六分法，八分法）同心环＋放射状	放射状（四-八分法，默认为六分法）
特点	可做 LASIK 角膜制瓣 VERION 辅助人工晶状体定位及切口定位	撕囊时间小于 2 秒；自动倾斜管理补偿整合导引技术	实景 OCT 影像可做 LASIK 角膜瓣	带轮制动的全移动能做 LASIK 角膜瓣、SMILE 角膜基质透镜 *

注：LASIK，laser in situ keratomileusis，准分子激光原位角膜磨镶术；SMILE，small incision lenticule extraction，激光小切口角膜基质透镜取出术。

（一）LenSx 飞秒激光系统

FDA 于 2009 年 6 月批准了 LenSx 的白内障角膜切口制作程序，10 月批准了晶状体囊膜切开程序，2010 年 4 月批准了晶状体碎核程序，从而使 LenSx 成为第一款用于白内障手术的飞秒激光设备。LenSx 采用了一款 830～880nm 的 Fourier 频域 OCT（SD-OCT）以及 1 030nm 波长的飞秒激光，对接过程中采用专利的 360°OCT 实时影像有助于医生进行术眼接入，通过 LenSx Soft Fit 水凝胶患者接口在负压作用下固定术眼，完成之后提供显微镜实时视频影像和静态 OCT 图像以进行手术程序规划，最终进行激光发射。

1. 基本影像信息 激光主机显示器屏幕左侧为显微镜视频影像区域，可以实时为手术医生提供手术细节，如眼球位置、瞳孔大小及位置等。右侧是 SD-OCT 图像显示区，可以显示眼前节 8.5mm×12.5mm 的区域，分辨率为 10μm×10μm，基本涵盖角膜及晶状体后囊（图 2-19-1）。

2. 对接过程 在进行人眼与机器对接步骤时，医生先将患者接口（patient interface，PI）大致对准眼球，在实时视频图像和实时 OCT 图像的辅助下进行对接过程。OCT 设备可以在短时间内对眼前节组织进行活体扫描，获得一个动态的 OCT 实时图像。OCT 图像上可以呈现角膜与晶状体的环形断层扫描图像，不同的影像图像可以提示眼位与扫描轴的相对位置（图 2-19-2）。

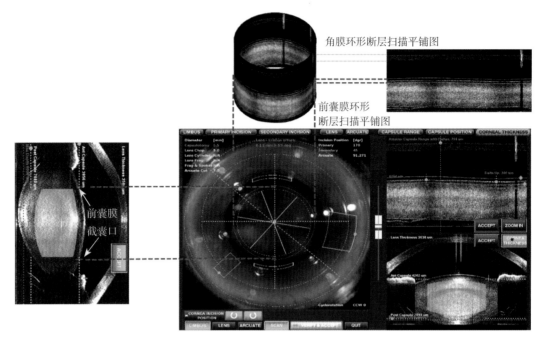

角膜环形断层扫描平铺图

前囊膜环形断层扫描平铺图

前囊膜截囊口

图 2-19-1 OCT A-scan 环形断层扫描平铺成 B-scan 二维平面图像
可以看到角膜、晶状体前囊信息。

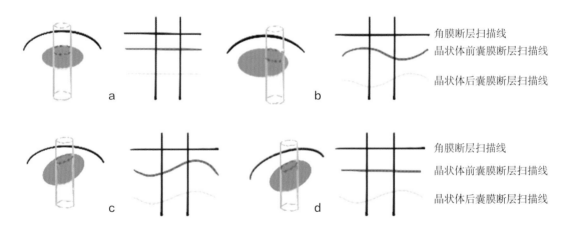

角膜断层扫描线
晶状体前囊膜断层扫描线
晶状体后囊膜断层扫描线

角膜断层扫描线
晶状体前囊膜断层扫描线
晶状体后囊膜断层扫描线

图 2-19-2 OCT B-scan 前后囊环形截线与眼位、晶状体位置的关系
a. 前后囊扫描线呈平行直线提示扫描时眼位居中，OCT 环形扫描垂直轴居中；b. 前后囊扫描线呈方向相反的曲线提示扫描时眼位晶状体位置正，OCT 环形扫描轴垂直偏心；c. 前后囊扫描线呈平行曲线提示扫描时晶状体倾斜，OCT 环形扫描轴倾斜；d. 前囊扫描线呈直线，后囊扫描线呈曲线提示扫描时眼位晶状体倾斜，OCT 环形扫描轴倾斜但是前囊与角膜弧度相匹配，即扫描中心偏向角膜一侧。

　　手术者在对接过程中通过 OCT 实时图像，大致判断患者眼位是否居中，是否存在倾斜。如果眼位基本居中，前囊膜的扫描线为直线；如果眼位倾斜，前囊膜的扫描线为曲线，需要后期进一步调整眼球中心及截囊中心（图 2-19-3）。

　　3. 定位过程　在接入并负压吸引成功之后，FLACS 设备进入定位模式，该过程中仅使用显微镜视频模式，对角膜缘中心、主切口侧切口位置、角膜缘松解切口位置、晶状体中心、前囊切开中心及大小、晶状体粉碎范围直径及模式进行定位调整（图 2-19-4）。

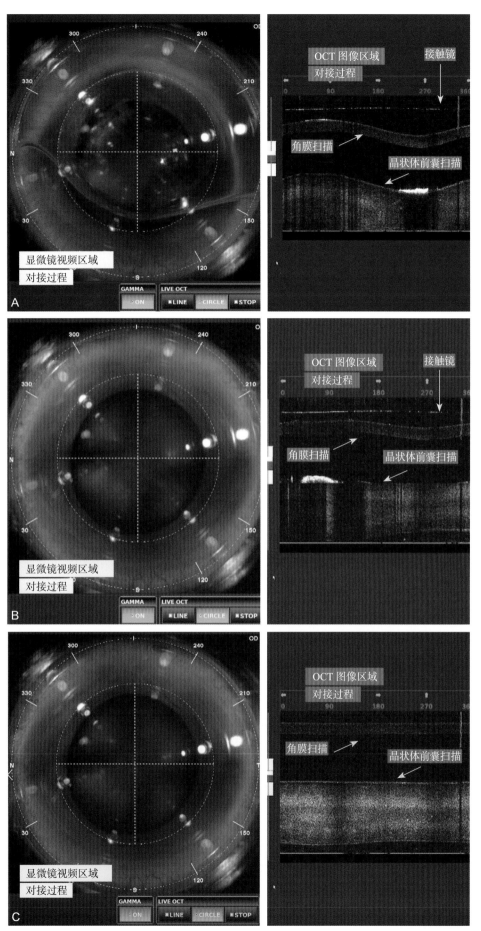

图 2-19-3　对接过程，通过显微镜视频、角膜 OCT、晶状体前囊膜 OCT 扫描线实时对眼位进行判断

A. 角膜呈现双波浪线，前囊膜扫描线呈波浪线，说明未对准角膜晶状体中心区；B. 角膜扫描线，晶状体扫描线变平，说明目前基本对位角膜晶状体中心区；C. 负压吸引后，角膜与接触镜贴合呈直线，但不能说明角膜位正；晶状体前囊膜后囊膜扫描线基本呈直线，说明晶状体位置居中。

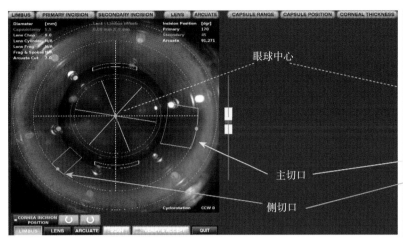
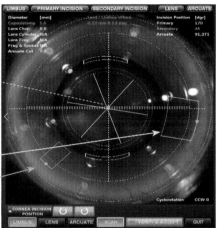

图 2-19-4 定位过程
手术者根据显微镜视频图像及个人经验，对中心位点、主侧切口位置等参数进行调整。

4. 手术程序设定步骤 定位完成之后，LenSx 将会重新进行一次晶状体 OCT 深度扫描，以提供静态 OCT 图像进行一系列激光治疗的标定。

（1）前囊膜范围确认：OCT 扫描结束时，机器会根据图像自动识别前囊范围，但是如果出现自动识别错误或者不符合手术需要，术者可以根据实际情况调整激光前囊切开细节（图 2-19-5）。通过确认前囊膜的最高点与最低点，来确定真实的前囊膜断层扫描线。也可以调整截囊深度范围。

（2）晶状体最大倾斜轴：点击控制带绿色控制点的垂直紫色虚线，向左或向右移动到后囊膜最高点（最靠近角膜的位置），从而标记后囊膜最高点的位置，设备自动将最高点与环扫中心点相连就可以确定晶状体最大倾斜轴（图 2-19-6）。

（3）晶状体厚度 / 囊袋深度扫描模式：OCT 根据沿先前界定的晶状体最大倾斜轴进行线性扫描，获得从角膜到晶状体后囊约 8.5mm 深度范围内的影像。手术者对碎核前部深度、后部深度和最大允许深

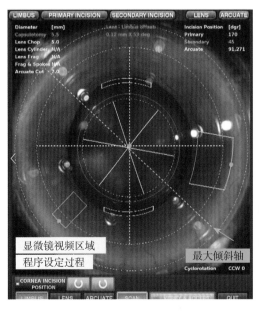
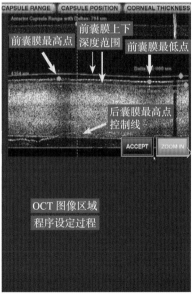

图 2-19-5 程序设定过程：前囊膜范围确认

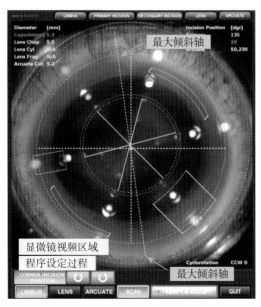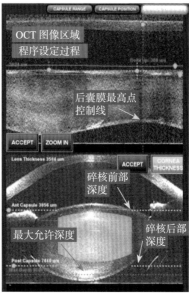

图 2-19-6 程序设定过程：晶状体最大倾斜轴确定

度的控制点进行调节。晶状体碎核范围在 OCT 静止图像上以黄色区域显示，其中默认的安全范围是距离前囊 500μm，距离后囊 800μm。手术医生也可以根据实际的情况进行调整（图 2-19-6）。

（4）角膜切口设置：在完成前囊膜切开和碎核步骤设定之后，如术者还选择飞秒激光制作切口及角膜缘松解切口（limbal relaxation incision，LRI），系统将提供有关角膜切口和角膜松解切口的线性扫描 OCT 影像（图 2-19-7、图 2-19-8）。由于 LenSx 采用的是压平吸引锥，导致显微镜视频所显示的眼前节、角膜形态与正常状态有所不同，所以根据 OCT 或者前节影像所设定的切口位置与真实会有偏差，尤其在一些眼位倾斜的病例中，部分参数需要根据术者的个人经验进行调整。

（5）LRI 设置：对于角膜散光超过一定范围的患者，可以采用 FLACS 的 LRI 程序来完成角膜散光

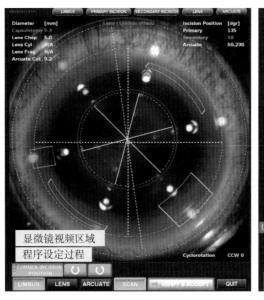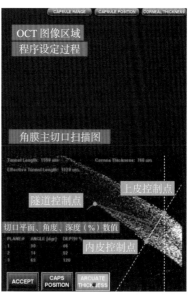

图 2-19-7 程序设定过程：角膜切口设置

矫正。LRI 的位置、长度在之前的定位过程中设定，深度采用预设百分比值，一般设置的深度是角膜厚度的 85%（图 2-19-8）。

5. 激光发射过程　设定完成之后，可以进行激光发射实施之前设定的程序，完成飞秒激光手术。整个过程约 1 分钟，显微镜视频上可以观察前囊切开及碎核过程中气泡逸出至前房及角膜后。在这个过程中，OCT 并不会进行实时扫描，仅保留程序设定时的晶状体囊膜扫描与前房宽视野扫描图像。因此，如果此时患者发生眼位移动，仅能从显微镜视频上观察，OCT 并不能提供任何有价值的信息（图 2-19-9）。

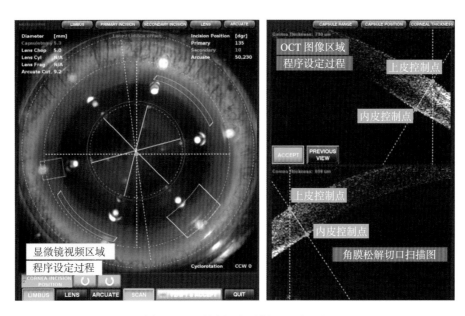

图 2-19-8　程序设定过程：LRI 设置

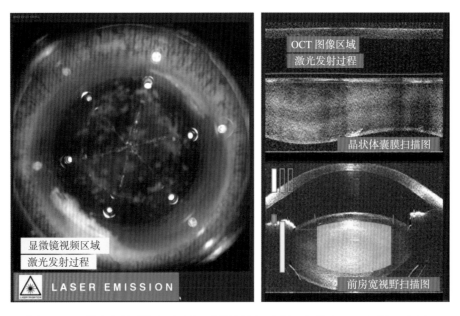

图 2-19-9　激光发射时的实时动态显微镜视频（左侧）与静态 OCT 图片（右侧）

6. 影响因素　OCT 的影像会受到一些因素的干扰，例如角膜瘢痕、老年环、角膜表面的气泡、前房内的硅油滴等。这些因素可能导致 OCT 信号的衰减，在这些干扰因素部位会存在 OCT 组织信号缺损。当这些无信号区位于激光前囊切开、角膜切口制作的路径上，就会使得激光切割无法成功实施。在一些特殊病例如白色白内障中，激光切开囊膜的时候，液化溢出的皮质也阻挡激光穿透，最终造成切囊不完整。如果患者眼内原有 ICL，也会阻挡气泡释放到前房内，气泡积聚在 ICL 与前囊之间的狭小空间，导致后续激光穿透受限。此外，由于在激光反射过程中 OCT 并非实时图像，因此患者的眼位移动导致激光切割错误并不能及时观察到。例如一旦观察到在 LRI 制作过程中前房内出现气泡，则需要考虑角膜穿孔的可能。

（二）Catalys 飞秒激光系统

Catalys Precision 激光系统于 2011 年发布，该系统整合了 OCT 技术与 pattern-scanning 技术。

1. 基本影像信息　Catalys 飞秒激光系统采用频域 SD-OCT，其波长为 820~930nm，A-scan 的扫描速度 10 000 次 /s，A-scan 前节扫描时间约为 7 秒，由于 Catalys 扫描时长较长，因此该系统可以更加清晰地显示一些前节的细节，甚至可以发现隐匿的后囊膜破裂 [6]。

2. 接口负压吸引　Catalys 采用的液体光学对接系统（liquid optics interface，LOI）包括负压吸引环（图 2-19-10）、一次性锥镜等。LOI 液体患者接口的负压吸引操作对于术眼居中性起到决定性的作用，但该阶段并无实时 OCT 影像或者显微镜摄影作为参考，因此对于眼位的确认有一定难度，需要术者进行主观判断，并通过外部注视灯调整患者眼位（图 2-19-11）。

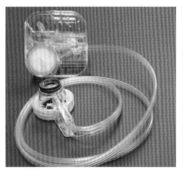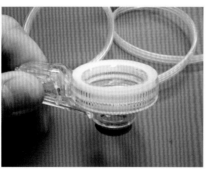

图 2-19-10　Catalys 液体光学对接系统中的负压吸引环

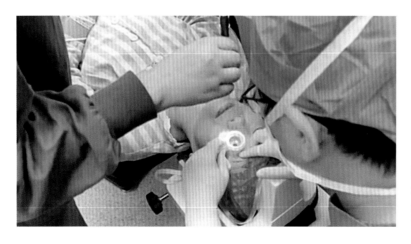

图 2-19-11　术者、助手通过让患者注视上方灯光，确保负压环固定吸引过程中眼位居中

3. 锥镜和负压环捕获锁定　在随后操作过程中，操作者可以根据屏幕左侧的显微镜摄像系统所观察到的眼位情况，再次进行调整，并捕获术眼后进行锁定（图 2-19-12）。该步骤主要是使激光接头与患者接口之间保持平稳对齐，因此眼位调整幅度有限。

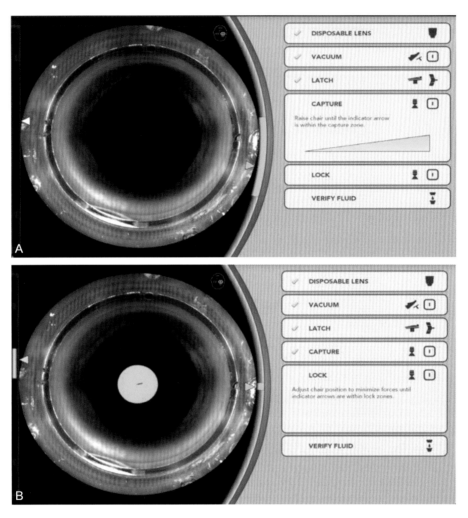

图 2-19-12　锥镜和负压环捕获锁定过程
A. 锥镜和负压环捕获；B. 锥镜和负压环锁定。

4. 整合引导　锁定阶段完成之后，机器进入 OCT 扫描及设定阶段，即 integral guidance（IG）睿智整合引导阶段。除了 PI 接口的方式与 LenSx 不一样，Catalys 的 OCT IG 扫描程序也与 LenSx 不同。Catalys 的 OCT 扫描模式分为螺旋式扫描与线性扫描两种，并没有 LenSx 所使用的环形扫描。

在完成负压吸引之后，Catalys 对角膜、虹膜与晶状体组织等整个眼前节进行了完整的螺旋式扫描，随后再进行单独两次线性扫描（水平与垂直轴向扫描）。根据 A-scan 的数据，依次进行了角膜前表面、角膜后表面、晶状体前表面、角膜缘、瞳孔缘以及晶状体后表面的识别重建（图 2-19-13），并在机器显示界面以水平轴向与垂直轴向显示两个 OCT 切面影像，供术者对晶状体的位置进行判断。Catalys 同样采用左侧显微镜摄像系统窗口结合右侧 OCT 影像窗口来进行手术操作，但是显微镜摄像系统的影像信息有限，主要依赖右侧的 OCT 系统进行具体步骤操作。

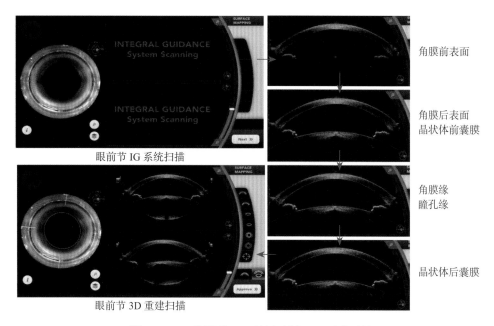

眼前节 IG 系统扫描

眼前节 3D 重建扫描

角膜前表面

角膜后表面
晶状体前囊膜

角膜缘
瞳孔缘

晶状体后囊膜

图 2-19-13　眼前节 IG 系统扫描与 3D 重建过程

5. **手术程序设定步骤**　Catalys 系统可以自动识别角膜前后表面、虹膜、晶状体前后表面（图 2-19-13），随后根据具体激光操作步骤进行必要的修正。在激光前囊切开与晶状体碎核步骤，默认与虹膜（瞳孔边缘）的距离为 0.5mm 以上，且不可改变。在晶状体碎核步骤，默认与前后囊的距离为 0.5mm，可调整范围为 0.2 ~ 1.0mm。在角膜切口阶段，角膜切口距离虹膜 Z 轴安全距离为 0.383 ~ 0.7mm（与切口能量大小有关，与晶状体前囊距离为 0.5mm）。

（1）前囊切开：在设定前囊切开步骤时，可以选择以瞳孔、最大瞳孔区、角膜缘或者晶状体囊袋为中心（图 2-19-14）。如果以瞳孔或者角膜缘中心为前囊切开中心时，眼位不正或晶状体轻度偏位时，该中心并非晶状体的中心。因此，建议使用以晶状体囊袋为中心的激光前囊切开方式。同时结合三维全景 OCT 成像及倾斜管理技术，可以有效提高激光前囊切开的效率及安全性。

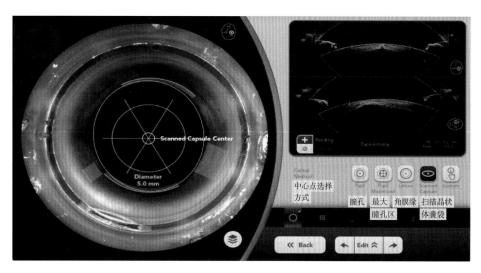

中心点选择方式

瞳孔　最大瞳孔区　角膜缘　扫描晶状体囊袋

图 2-19-14　前囊切开程序
可以根据不同的参考系设定前囊切开的中心点。

（2）碎核程序：Catalys 系统通过 IG 程序自动识别晶状体前后囊膜表面，获得晶状体的倾斜程度。Catalys 根据晶状体倾斜程度，采用其独特的倾斜管理技术调整晶状体碎核边界的位置（图 2-19-15），实现飞秒激光晶状体碎核深度、体积最大化，从而降低术中超声乳化能量的使用。

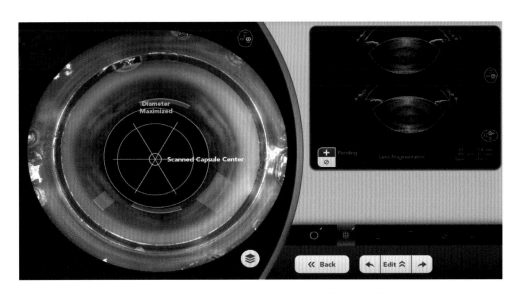

图 2-19-15　Catalys 倾斜管理技术调整晶状体碎核边界

（3）LRI 及主切口设定：在设定前囊膜切开模式与角膜切口、LRI 的时候，可以选择不同的参考中心点，如瞳孔、角膜巩膜缘、晶状体囊袋为中心。一般情况下选择以角膜巩膜缘为中心（图 2-19-16）。Catalys 可以提供实时的 OCT 影像。该实时 OCT 影像的刷新频率为 0.5 ~ 2.0Hz，虽然比较低，但也有助于在规划角膜切口时，确认患者眼球是否有移位，提升手术的安全性。在设置主切口的时候，可以考虑眼球旋转的因素，如果机器识别的水平 / 垂直参考线与术前标记的不一致，可以通过眼球旋转补偿来进行修正（图 2-19-17）。

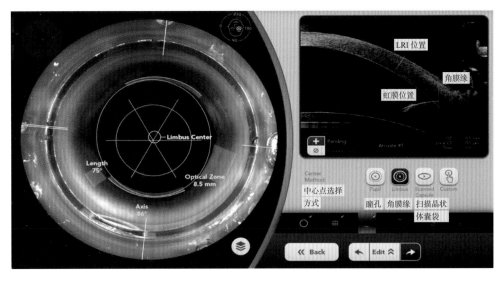

图 2-19-16　Catalys 根据角膜巩膜缘为中心，设定 LRI 位置及深度

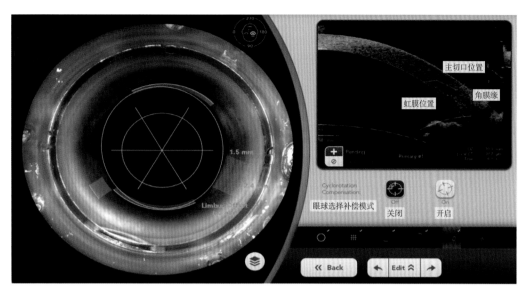

图 2-19-17 Catalys 程序设定主切口形态、位置及深度
如果机器选择水平 / 垂直参考线与实际不一致，可以选择眼球旋转补偿模式进行修正。

此外根据 OCT 所测量的角膜厚度，也可以选择不同的 LRI 模式——经上皮或者基质内的 LRI。根据 Lopes 等研究显示，经上皮的 LRI 散光矫正的量比较大，而基质内 LRI 的矫正稳定性比较好[9]。

（三）VITCUS 系统

2011 年，VICTUS 激光平台获得了欧洲统一（Conformite Europeenne，CE）认证用于实施白内障手术的前囊膜切开和晶状体碎核程序；随后获得了角膜切口、LRI 程序许可，进而可以开展 FLACS 手术。在进行白内障治疗时，VICTUS 采用的是 80kHz 的飞秒激光；而进行角膜治疗时采用的是 160kHz 的飞秒激光，波长均为 1 028nm。

REALEYEZ™ 扫频 OCT（swept-source OCT，SS-OCT）影像系统于 2015 年获 FDA 510（k）批准用于 VICTUS，通过 OCT 可以自动识别角膜、虹膜、瞳孔和晶状体的影像。VITCUS 系统与之前的 LenSx 系统、Catalys 系统的最大不同点在于其可以提供飞秒激光治疗期间的实时 OCT 影像。为实现此功能，VITCUS 内置一台 SS-OCT 组件，其波长（1 300 ± 75）nm，最大扫描宽度 ≥ 16.5mm，最大扫描深度（空气中）≥ 6.5mm，扫描频率 50kHz，横向扫描分辨率 ≤ 20μm，纵向扫描分辨率 ≤ 15μm。

1. 基本影像信息 VICTUS 激光工作站配备两个显示屏幕：助手工作站用于进行数据录入及位置标定，医生控制屏为手术医生提供术中实时观察。在屏幕的上方有患者的基本信息、眼别及治疗方案（白内障、角膜程序）、手术操作步骤（前囊切开、碎核、角膜切口、弧形切口）。右侧是一个实时的眼前段显微镜摄像（大约高 21 ~ 22mm，宽 15 ~ 16mm），可以用来标定瞳孔缘、中心位置；左侧上方是一个实时的 SS-OCT 影像，扫描范围约为宽 12 ~ 13mm，深 10 ~ 11mm。左下方在进行激光前囊切开设定时候会出现 360° 前囊环形铺平影像（深度 6 ~ 7mm），让医师对前囊切开的范围进行进一步确认。屏幕最左侧是流程选择项和压力提示标记（图 2-19-18）。

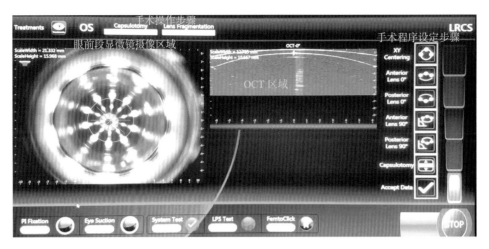

图 2-19-18　医生主屏幕画面
（图片由昆明爱尔眼科医院杨建宇主任提供）

2. 接口负压吸引　VICTUS 与 Catalys 类似，采用两部件的液体患者接口，包括一个负压吸引夹和一个锥镜。在 OCT 影像上可以看到锥镜、液体层以及角膜。随着操作角膜向锥镜接近同时保持居中，最终与锥镜相贴合，此时术者可以锁定负压夹（图 2-19-19）。如果 OCT 上显示角膜存在皱褶，将会破坏激光的均一性，就需要进行重新吸引。

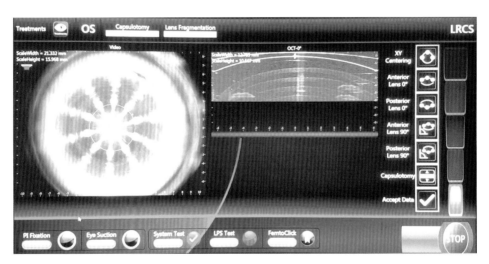

图 2-19-19　接口负压吸引过程
可以在 OCT 视窗观察角膜向锥镜接近。（图片由昆明爱尔眼科医院杨建宇主任提供）

3. 手术程序设定步骤

（1）居中调整：一旦负压吸引顺利完成，就可以进入居中调整（XY centering）。助手在显示屏的眼前节 OCT 影像界面上对瞳孔缘进行三点标定，显微镜视频界面就出现黄色瞳孔指示环、黄色虚线安全区环，以及蓝色的前囊切开边缘。也可以根据医生的习惯对角膜巩膜缘进行标定。

（2）前囊后囊标定：助手根据水平 OCT 扫描图像前后囊膜分别进行三点标定，紫色线为前后囊，绿色线为碎核安全区（图 2-19-20）。完成之后设备调整呈现垂直 OCT 扫描图像，再次进行前后囊标定。

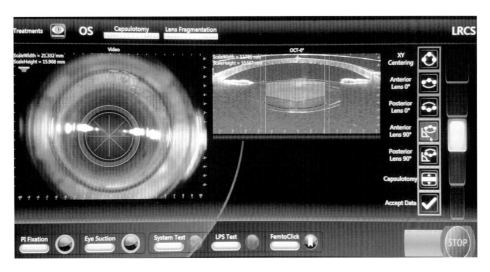

图 2-19-20　VICTUS 根据 OCT 对前后囊边缘进行标定后，确认晶状体碎核范围
紫色线为前后囊，绿色线为碎核安全区，黄色区域为碎核区。（图片由昆明爱尔眼科医院杨建宇主任提供）

VICTUS 最新 OCT 软件还可以对晶状体顶点进行标定，虽然研究指出此标定并不会减少术后人工晶状体的倾斜发生，但是可以确保人工晶状体的倾斜方向更稳定[10]。

（3）核粉碎程序：晶状体粉碎可以有放射状、圆形、放射 + 圆形、象限形状方案，直径 1 000 ~ 8 000μm。VICTUS 在完成前后囊膜标定之后，就直接根据术前设定完成核粉碎区域确定（图 2-19-20）。

（4）前囊切开深度标定：随后进行前囊切开深度确认，VICTUS 会提供一张 360° 的环形扫描图，标定囊膜的最高点与最低点，以调整前囊切开上下范围达到完全涵盖前囊，建议设置前囊切开的深度 1/3 位于晶状体范围内（图 2-19-21）。默认的囊膜切开范围是 3 ~ 7mm，深度范围是 −0.4 ~ 1.0mm。

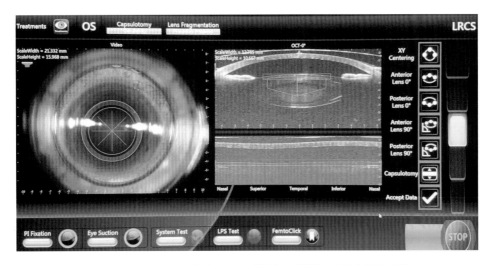

图 2-19-21　VICTUS 根据 OCT 对激光前囊膜切开深度进行确认
（图片由昆明爱尔眼科医院杨建宇主任提供）

　　4. 激光发射　确认完成晶状体前囊切开和晶状体核粉碎设定步骤之后，就可以进入激光发射模式。激光发射过程中，可以动态地观察前囊膜切开及碎核步骤时的 OCT 影像，包括激光前囊切开后，

游离囊膜漂浮离开囊袋位置，白色膨胀期白内障的液化皮质溢出的实况；在碎核过程中飞秒激光产生的气泡逸出至前房内，并聚集在角膜内皮面（图 2-19-22）[11]。

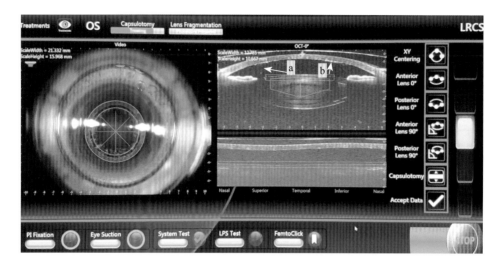

图 2-19-22　VICTUS 激光前囊切开之后可以通过实时 OCT 观察到气泡逸出至前房内（a）
并聚集在角膜内皮面（b）
（图片由昆明爱尔眼科医院杨建宇主任提供）

5. 角膜切口与 LRI 操作　如果要进行角膜切口和 / 或 LRI 操作，VICTUS 与之前两个 FLACS 平台不同，需要在完成晶状体前囊膜切开和晶状体核粉碎之后，打开吸引夹再次重复定距锥体对接步骤，此操作可以防止碎核后眼位偏移导致的角膜切口，以及 LRI 制作发生偏差。随后助手确认角膜巩膜缘 / 瞳孔边缘以进行居中调整，才能进行后续的角膜切口及 LRI 步骤。此时，右侧屏幕上会显示主切口、侧切口、LRI 所在轴位的线性 OCT 扫描图，并在此基础上提供相应的角膜测厚值。在 OCT 图像上可以对切口的深度直接进行调整。等程序确定之后，即可以进行 LRI 与角膜切口制作，而同时也可以在 OCT 实时影像上观察相应改变。

（四）FEMTO LDV Z8

FEMTO LDV Z8 作为一种高频飞秒激光手术系统，可以进行角膜屈光、白内障手术。它采用了一种独特的飞秒技术，选择 1 030nm 近红外、低脉冲能量（25～250nJ）、高频脉冲（0.1～10MHz）的飞秒激光进行手术。其有效地利用了聚焦功率，从而只需要较低的脉冲能量就可以产生切割，同时采用高频脉冲形成了更多的激光聚焦点，这些点可以进行重叠，从而保证切割完整，因此形成的囊膜边缘更光滑，类似手工撕囊。同时，较低的脉冲能量产生的气泡较小较少，不用担心囊袋受到气泡膨胀而发生破裂，因此可以采用先碎核再前囊切开的流程[12]。

1. 基本信息　FEMTO LDV Z8 并非采用其他飞秒设备所配置的固定式 / 一体式的显微镜视频镜头与 OCT 部件，而是一种专利设计的可以移动手柄，其中集合了一个 24bit 彩色摄像头和 840nm 的 SD-OCT，组织分辨率可达 5μm。FEMTO LVD Z8 提供了一个 24 英寸（1 英寸 = 2.54cm）的可触摸式液晶显示屏，左侧 1/2 屏幕是一个四联窗口，左上角为眼前节显微镜视频图（对位与治疗时为实时影像，手术规划时为静态图像），其余三个象限为 2～3 张 OCT 静态图片。

2. 负压吸引固定　FEMTO LDV Z8 通过一个负压患者接口固定患者眼球，当负压达到 400mbar 时注入生理盐水至负压杯内，将内置 OCT 与相机的手柄置于并锁定在负压杯内进行眼前节扫描。由于扫描组件不存在压平效应，可保持角膜形态不变形。

3. 手术程序设定

（1）前囊切开设定：FEMTO LDV Z8 根据 OCT 扫描结果自动识别角膜前后表面、虹膜与瞳孔范围、晶状体前后囊。手柄锁定之后，OCT 首先进行前囊扫描，设备会自动提供前囊切开口的范围，相应的深度光标 2/3 位于囊膜之上，1/3 位于囊膜之下（图 2-19-23）。OCT 影像上除了提供前囊切开口大小设置之外，还提供前囊膜切开口两端的倾斜角度调整程序。一旦进行倾斜调整，OCT 将重新扫描更新静态图像。

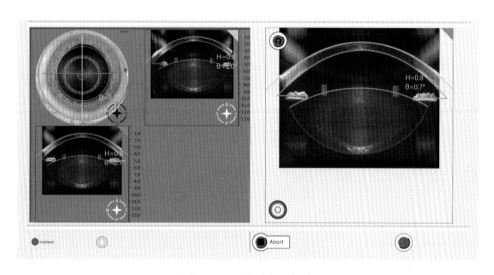

图 2-19-23　前囊切开设定

（2）碎核程序设定：OCT 进行晶状体囊袋扫描，术者可以调整碎核范围。碎核区域周边用红色框表示安全区域（图 2-19-24）。

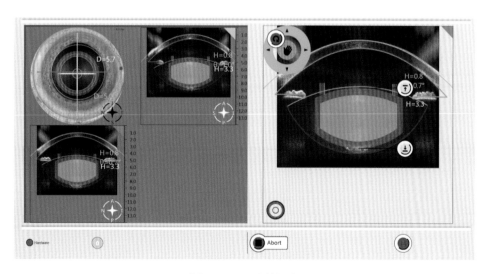

图 2-19-24　碎核设定

（3）角膜切口设定：再次进行 OCT 扫描，获得角膜切口区域影像，OCT 小图右上角的颜色与主侧切口的轴位线的颜色一致（图 2-19-25）。如切口位置发生调整，OCT 也会再次扫描确认。

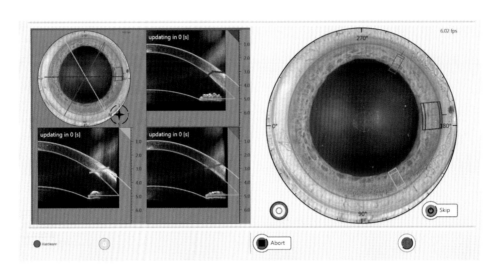

图 2-19-25　角膜切口设定

4. 激光发射　最后，OCT 组件重新扫描眼前节，并将所有的前囊切开、碎核、切口甚至 LRI 规划一并叠加到 OCT 静态图像上由手术医师确认。确认后就可以进入激光发射治疗模式（图 2-19-26）。与其他飞秒激光设备不同，术者可以根据习惯选择先切开前囊膜后碎核流程，也可以选择先碎核再切开前囊膜。

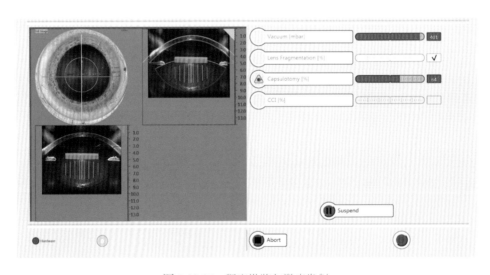

图 2-19-26　程序纵览与激光发射

5. 其他　FEMTO LDV Z8 采用了手柄整合 OCT 组件，可以手持操作，比较便捷，是目前唯一一台活动式飞秒激光设备。但是在 OCT 扫描方面，仅提供静态图像，在每一步骤之前均需要再次扫描，重新确定眼球位置。治疗过程中，也不能观察实时影像（包括眼前节显微镜视频与 OCT 影像）。

【要点总结】飞秒激光辅助的白内障超声乳化手术设备使用先进的 OCT 组件对角膜、前房、晶状体等前房结构进行扫描，获得精准影像之后进行角膜切口、晶状体囊切开术和晶状体破碎程序，在临床上已获得可靠手术效果。目前不同 FLACS 设备所配置的 OCT 组件各有优缺点。随着 OCT 的技术更新换代，FLACS 联合实时动态 SS-OCT 是今后的发展方向，更快更清晰的三维重建图像可以引导飞秒激光完成更精准的屈光性白内障手术，也为精准 FLACS 取代传统白内障手术提供了更大可能。

（陈　旭）

参考文献

1. NAGY ZZ, TAKACS AI, FILKORN T, et al. Complications of femtosecond laser-assisted cataract surgery. J Cataract Refract Surg, 2014, 40(1): 20-28.

2. NAGY Z, TAKACS A, FILKORN T, et al. Initial clinical evaluation of an intraocular femtosecond laser in cataract surgery. J Refract Surg, 2009, 25(12): 1053-1060.

3. NAGY ZZ. New technology update: Femtosecond laser in cataract surgery. Clin Ophthalmol, 2014, 8: 1157-1167.

4. AGARWAL K, HATCH K. Femtosecond laser assisted cataract surgery: A review. Semin Ophthalmol, 2021, 36(8): 618-627.

5. HUANG D, SWANSON EA, LIN CP, et al. Optical coherence tomography. Science, 1991, 254(5035): 1178-1181.

6. HORIGUCHI H, KUROSAWA M, SHIBA T. Posterior capsule rupture with FLACS due to erroneous interpretation of a high OCT intensity area in anterior vitreous. Am J Ophthalmol Case Rep, 2020, 19: 100811.

7. RIVERA RP, HOOPES PC JR, LINN SH, et al. Comparative analysis of the performance of two different platforms for femtosecond laser-assisted cataract surgery. Clin Ophthalmol, 2016, 10: 2069-2078.

8. KHODABAKHSH AJ, HOFBAUER J. Contralateral eye comparison of the phacoemulsification metrics, patient experience and clinical outcomes in patients undergoing bilateral cataract surgery with two commonly used femtosecond laser systems. Clin Ophthalmol, 2018, 12: 1391-1398.

9. LOPES D, LOUREIRO T, CARREIRA R, et al. Transepithelial or intrastromal femtosecond laser arcuate keratotomy to manage corneal astigmatism at the time of cataract surgery. Arch Soc Esp Oftalmol(Engl Ed), 2021, 96(8): 408-414.

10. MURSCH-EDLMAYR AS, POMBERGER LJ, HERMANN P, et al. Prospective comparison of apex-centered vs standard pupil-centered femtosecond laser-assisted capsulotomy in cataract surgery. J Cataract Refract Surg, 2021, 47(5): 606-611.

11. CHEE SP, CHAN NS, YANG Y, et al. Femtosecond laser-assisted cataract surgery for the white cataract. Br J Ophthalmol, 2019, 103(4): 544-550.

12. PAJIC B, CVEJIC Z, PAJIC-EGGSPUEHLER B. Cataract surgery performed by high frequency LDV Z8 femtosecond laser: Safety, efficacy, and its physical properties. Sensors(Basel), 2017, 17(6): 1429.

第二十节
眼前节相干光断层扫描与人工晶状体混浊

【要点提示】人工晶状体（intraocular lens，IOL）混浊作为白内障术后发病率较低的并发症，较易漏诊或误诊，所以应该引起眼科临床医生的足够重视。前节 OCT 可以帮助临床医生评价 IOL 混浊的类型及程度，并采取合适有效的治疗方法。本章节就 IOL 混浊的流行病学、发生机制、临床表现和治疗，以及前节 OCT 在该疾病中的表现分别进行阐述以供临床参考。

一、人工晶状体混浊的流行病学

IOL 混浊于 20 世纪 90 年代开始出现相关报道，但不同报道的发生率统计差异较大。一方面与不同制造商、不同型号的 IOL 结构和制造工艺有关，另一方面也与诊断标准、随访年限，以及患者年龄、性别、种族的不同有关[1]。

IOL 混浊多见于高龄尤其是 70 岁以上人群，国内的平均发病年龄小于国外，国内外女性的发生率均高于男性，男女比例在 1∶2～2∶3 之间[1]。原因可能是由于女性绝经后雌激素水平下降，骨骼内钙沉积减少，破骨细胞溶骨增多导致骨质疏松和血钙浓度升高，房水中钙浓度也随之升高，进而导致女性的发病率高于男性[2]。

二、人工晶状体混浊的相关因素及机制

（一）IOL 的材料

自 20 世纪 40 年代第一次完成 IOL 植入术以来，IOL 材料正在不断地改进，在眼内生物相容性、持久性和稳定性方面取得了巨大的技术进步，也使 IOL 越来越符合人眼的生理环境。即便如此，这些 IOL 材料的后期结构退化仍然是一种不可预测的现象。

不论是硅凝胶、水凝胶、聚甲基丙烯酸甲酯（polymethylmethacrylate，PMMA），还是亲水性或疏水性丙烯酸酯等材料，均有 IOL 混浊的报道，只是不同材料的 IOL 发生混浊的概率明显不同。Nakanome[3] 等曾将亲水性丙烯酸酯、疏水性丙烯酸酯、硅凝胶和 PMMA 的 IOL 放置于含白蛋白的不同浓度磷酸钙溶液中进行体外实验观察，结果发现亲水性丙烯酸酯材料的混浊发生率远高于其他材料，且混浊程度最为明显。其他类型 IOL 的混浊发生率依次为疏水性丙烯酸酯、硅凝胶和 PMMA 材料。

亲水性丙烯酸酯 IOL 由于其光学成像质量好、耐高温、韧性好，更重要的是具有良好的生物相容性，近年来被眼科医生广泛应用。然而，由于其亲水性的特点，并发症的概率也较其他材料高。因此，在 IOL 混浊的报道中绝大多数均为亲水性丙烯酸酯材料。

不同的 IOL 材料其混浊成分和混浊的机制均不尽相同。对于硅凝胶、水凝胶 IOL 来说，其混浊物最常见的是以钙磷混合物为主的各种沉积物。实验发现，亲水性丙烯酸酯 IOL 混浊与 IOL 光学部表面或内部的钙、磷沉积导致的钙化有关，由于亲水性丙烯酸酯 IOL 含水量为 18% ~ 34%，更高程度的水合会导致聚合物更大程度的电离，通过与钙离子形成复合物而促进钙化，这些表面复合物则成为矿物钙盐生长的活性位点，这也是一种钙复合物沉积导致的混浊[4]。疏水性 IOL 则是由于 IOL 材料自身的变性分解或分子排列结构紊乱导致 IOL 光学部空泡样改变，由于折射率不同而形成"闪辉"现象，该现象在 PMMA IOL 中也有报道。

为了降低这些类型 IOL 的混浊发生率，制造商也尝试了几种改进策略，例如表面疏水处理的亲水性丙烯酸酯 IOL，既保留亲水性丙烯酸酯良好的光学成像质量，又通过疏水处理 IOL 表面增加了囊袋生物相容性。尽管如此，临床上仍报道数例 IOL 混浊[5]。

（二）IOL 的制造、包装及存储

有文献报道，IOL 制造过程中使用洗涤剂产生的磷酸盐残留物，或不同批次中 IOL 残留的有机硅可能导致术后 IOL 混浊[6]。IOL 包装上的硅胶密封垫圈以及储存在玻璃小瓶中的 IOL 上存在硅氧烷残留物，这些可能是导致 IOL 混浊的潜在因素[7]。

另外，亲水性丙烯酸酯 IOL 含有紫外线吸收剂，防止视网膜受到来自紫外线的辐射，但紫外线吸收剂的变性也可能促进了 IOL 的混浊[8]。

（三）白内障手术和二次眼内手术

白内障手术过程中使用的灌注液、黏弹剂、前囊膜染色剂、术毕使用的眼膏以及手术器械上残留的消毒制剂均可引起 IOL 混浊。不同品牌的黏弹剂中硅油及磷酸盐含量差异很大，术中残留高磷酸盐含量的黏弹剂可能会与来自灌注液和房水中的矿物质反应引起钙磷酸盐复合物沉积，从而发生 IOL 混浊[9]。Werner[10] 首次报道了亲水性丙烯酸酯 IOL 术后 7 天出现蓝色样混浊，试验表明是被术中使用的前囊膜染色剂（0.1% 台盼蓝）永久染色所致。他还发现在混浊的硅凝胶 IOL 前后表面有大面积的油性物质沉积，沉积物与使用的眼膏具有相同的混合链烃化合物，该化合物还引起中毒性眼前节综合征（toxic anterior segment syndrome，TASS）[11]。

二次眼内手术也是 IOL 混浊的主要临床危险因素，尤其是角膜内皮移植术（Descemet's membrane endothelial keratoplasty，DMEK）、扁平部玻璃体切除术（pars plana vitrectomy，PPV）和重复眼内注射。导致 IOL 混浊的确切机制尚不清楚，有学者认为是眼内注射的气体或硅油与 IOL 直接接触损伤 IOL 表面的丙烯酸聚合物，从而对蛋白质或其他可溶性物质的通透性增强，继而引起 IOL 钙化混浊。同时，气体的注射也使高钙含量的房水进入 IOL 进而刺激钙化的发展。多次眼内手术后血 - 眼屏障的破坏也可能通过升高房水中钙和蛋白质含量，因而导致 IOL 混浊的发展[12-14]。

（四）患者的自身因素

患者本身存在的眼部疾病或系统性疾病也可引起 IOL 混浊。Costa 等[15] 调查发现，在大规模有疏水涂层的亲水性 IOL 混浊中，患者最常见的合并眼部疾病是原发性开角型青光眼（约占 23.1%），其次是假性囊膜剥脱综合征（约占 17.2%）。也有研究表明，葡萄膜炎、增殖性糖尿病视网膜病变等眼部疾病也可增加术后 IOL 钙化混浊的风险，主要与房水和血清中 pH 值改变以及钙、磷水平增高有关。有趣的是，玻璃体星状变性的小星体由钙、磷组成，这是 IOL 钙沉积的来源，但只发生于硅凝胶 IOL，说明硅凝胶可能是使这种反应发生的适宜基质。

IOL 混浊在患有系统性疾病如糖尿病、高血压的患者中更为常见，患者的代谢紊乱或存在缺血、缺氧、炎症等病理状态均可使血清钙浓度升高，促进钙磷沉积，导致患者 IOL 混浊的概率升高。

综上所述，IOL 混浊是多种相关因素共同作用以及 IOL 微环境改变而产生的；IOL 对混浊的敏感性是由材料和加工特性以及患者个体（病理）状况的多因素组合引起的。加强对 IOL 混浊机制的研究，制订预防 IOL 混浊的措施，具有重要的临床意义。

三、人工晶状体混浊的诊断依据

（一）临床表现

IOL 混浊虽然发病率低，但常严重影响患者日常生活，可出现视力下降、眩光、畏光和对比敏感度下降等症状，严重者还可发生单眼复视。目前早期对比敏感度下降已成为早期诊断 IOL 混浊的重要指标。

IOL 的不透明度会引起强烈的光散射，并降低眼内透光率，导致客观散射指数（objective scatter index，OSI）明显增加、所有空间频率上的调制传递函数（modulation transfer function，MTF）降低，表现为患者视觉质量下降（图 2-20-1）。

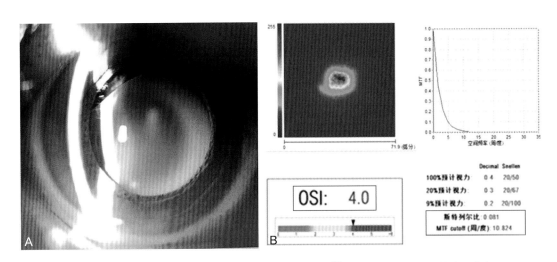

图 2-20-1　一位 IOL 混浊的患者眼前节照相及 OQAS™ II 视觉质量分析仪的客观指标
A. IOL 轻度向下移位，撕囊口未完全覆盖 IOL 边缘，IOL 磨砂状混浊；B. OSI 是源于 PSF（点扩散函数）的一种测量方法，PSF 光斑面积越大，OSI 值越大，说明点光源经过人眼光学系统折射后散射越大，视网膜成像质量越差，MTF cut off 代表 MTF 达到最低对比度 0.01 时的最高空间频率，即人眼在此空间频率下所能达到的分辨率极限，MTF cut off 越小，表明视觉质量越差。

（二）AS-OCT 对 IOL 混浊的诊断意义

随着眼科诊断设备的不断革新，AS-OCT 已从最初的波长为 1 310nm 的时域 AS-OCT 发展为成像速度更快、分辨率更高、信噪比更好的扫频 AS-OCT，从而使人们能够获得更详细的图像分析。新一代的扫频 AS-OCT 设备 ANTERION 将较长波长的扫频源成像与图像追踪和图像平均相结合，可以对从角膜到晶状体后囊膜和两侧睫状肌的整个眼前段结构进行直观而完整的横断面成像，这非常有助于眼科临床医生充分了解 IOL 混浊的类型及程度，评估其对光学质量的影响，建立良好的医患沟通，并采取合适的治疗方法。

结合裂隙灯检查及 AS-OCT 对 IOL 混浊的成像，可以将 IOL 混浊分为以下三种类型。

1. 表面型　白色磨砂状颗粒沉积在 IOL 表面，大多数在 IOL 前表面，少数也可以在 IOL 前后表面[16]，裂隙灯检查见 IOL 呈青灰或淡乳白色；AS-OCT 显示 IOL 横断面的前后曲面上高反射信号，瞳孔区的高反射信号较周边更为强烈（图 2-20-2A）。

2. 内部型　白色细小颗粒沉积在 IOL 光学区内部，混浊区与 IOL 前后表面常存在一透明带，界限清晰，形似核性或绕核性白内障[17]，裂隙灯检查见 IOL 呈较均匀的乳白色；AS-OCT 显示 IOL 横断面内部较均匀一致的高反射信号。

3. 混合型　上述两种混浊都有，通常 IOL 表面和内部的混浊程度不同[15]，裂隙灯检查见 IOL 呈弥漫性混浊，AS-OCT 也显示 IOL 横断面的前后曲面与内部的高反射信号不完全一致（图 2-20-2B）。

此外，根据 IOL 混浊的位置还可以将其分为中央视轴区混浊（图 2-20-2C）和周边型混浊。

总之，AS-OCT 有助于评估 IOL 混浊的存在、位置和密度，避免对 IOL 混浊的误诊以及实施不必要的手术。

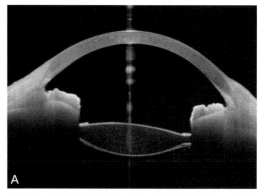
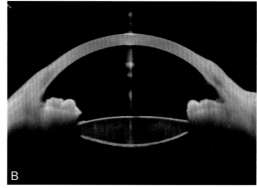
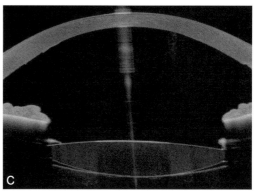

图 2-20-2　不同类型 IOL 混浊的 AS-OCT 成像图
A. IOL 前后表面型混浊；B. IOL 前后表面及内部混合型混浊；C. IOL 前表面中央视轴区混浊。

（三）实验室检查

IOL 混浊的发生机制尚不明确，通过对混浊 IOL 进行组织病理学检查、超微结构观察以及能谱分析等研究，推测 IOL 混浊的沉积物中含有钙和磷元素的化合物[18]。

1. 组织病理学检查　应用钙特异性的茜素红染色和 von Kossa 嗜银染色显示 IOL 光学区明显褐色着染，中央较周边染色明显，呈阳性反应。

2. 光学显微镜观察 　混浊的 IOL 内含有红色结晶样颗粒，光学区中央着色颗粒密集且粗大，周边着色颗粒稀疏而细小，但 IOL 本身不着色。

3. 扫描电子显微镜观察 　混浊的 IOL 光学区表面呈花簇状密集颗粒，光学区内部呈圆形或卵圆形散在结晶样颗粒，IOL 襻一般无结晶样颗粒。

4. X 线能谱分析 　混浊的 IOL 光学区均含有钙和磷元素，其含量比约为 2：1。

2008 年，Neuhann 等人[19] 提出 IOL 钙化混浊的三种类型：①原发性钙化是由 IOL 材料或制造工艺的缺陷引起的，表现为 IOL 整个光学区均匀不透明。通常这种钙化是一个连续性过程，钙结晶首先沉积在 IOL 表面，然后逐步扩散到 IOL 内部，最终导致 IOL 弥漫性混浊。②继发性钙化是由外部因素引起的，尤其合并眼部疾病或者手术创伤的患者更为常见，主要由于血-房水屏障或血-视网膜屏障破坏后导致渗透性增加，钙结晶沉积在 IOL 表面或内部，通常为 IOL 局部性混浊。③假性钙化或假阳性钙化是 IOL 出现类似钙的沉积物，但实质是由组织伪影或特殊物质的不当使用引起的，例如残留在 IOL 表面的黏弹剂。

AS-OCT 的横断面成像与实验室检查相结合能够较容易地识别 IOL 混浊的形态改变以及沉积物中的化学成分。

（四）鉴别诊断

IOL 混浊的鉴别诊断主要是后发性白内障，依据病史、裂隙灯检查和 AS-OCT 等辅助检查可以区分。两者均发生于白内障术后数月至数年，后发性白内障多见于 70 岁以下人群，双眼均发生后发性白内障的概率较大，而 IOL 混浊多见于 70 岁以上人群，单眼多发。

IOL 后表面混浊与后发性白内障较易混淆，详细的裂隙灯检查是鉴别二者的关键。前者为紧贴 IOL 后表面的颗粒状细沙样混浊，质轻薄，如果同时发现 IOL 前表面和内部混浊则高度支持 IOL 混浊。后者混浊的位置是与 IOL 后表面有一定距离的后囊膜，质较浓密，有时可见厚薄不均的机化组织和 Elschnig 小体。AS-OCT 横断面成像可直观地看到混浊位置与 IOL 后表面的关系（图 2-20-3）。目前已有报道证实 YAG 后囊膜激光切开术可导致 IOL 混浊加剧，并限制了 IOL 置换手术的选择，因而切勿将 IOL 混浊误诊为后发性白内障，而贻误治疗[20-21]。

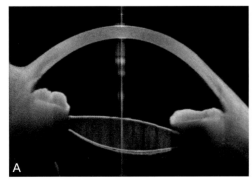 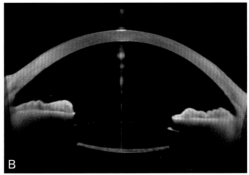

图 2-20-3　IOL 混浊与后发性白内障 AS-OCT 成像图
A. IOL 前后表面混浊并伴有后囊膜混浊；B. 后囊膜混浊并伴有囊袋阻滞综合征。

四、人工晶状体混浊的治疗

IOL 混浊唯一有效的治疗方法是进行 IOL 置换，但掌握合适的手术适应证和手术时机十分重要。

IOL 混浊的患者通常会出现视物模糊、眩光等不良视觉症状，IOL 置换可以恢复良好的视觉质量，提高患者满意度，但这种手术有一定的风险。首先，由于 IOL 混浊大多出现在术后 1 年以上，IOL 已与周围组织粘连，所以手术中容易出现悬韧带断裂、后囊膜破裂、玻璃体脱出和视网膜脱离等并发症。其次，IOL 混浊通常合并眼部疾病或二次眼内手术史，再次手术无疑会增加新的损伤，增加并发症的概率。因此，对于 IOL 混浊的患者来说，除了结合裂隙灯检查及 AS-OCT 充分评估混浊对视觉质量的影响外，还要谨慎权衡再次手术的风险与益处。此外，术前与患者的有效沟通不容忽视，须取得患者的知情同意。

IOL 置换术实质上是混浊的 IOL 取出合并新的 IOL 再植入的过程，近年来随着 IOL 混浊的报道逐渐增多，手术也出现了多种新方法。由于 IOL 襻常与虹膜和囊膜组织粘连，有学者建议采用单纯取出 IOL 光学部而襻保留在眼内，可以降低术中悬韧带断裂等并发症的发生率。还有学者建议在眼内将 IOL 切割为二等分或三等分，通过透明角膜微切口取出，尽量减少术源性散光，提高术后的可预测性。这些方法被认为是安全有效的[22]。对于再植入的 IOL 应首选疏水性丙烯酸酯材料，因为其稳定性好，发生混浊的报道率最低，再根据取出 IOL 后囊袋的情况决定把二次植入的 IOL 放在囊袋内、睫状沟或前房内。

大多数研究中显示 IOL 置换术后患者视力明显改善，但存在术中和术后并发症可能，术中应谨慎操作，注意手术技巧，尽量避免并发症的发生。

五、临床病例分享

（一）病例一

患者女性，82 岁，主诉"右眼白内障术后 3 年、视物模糊 1 年"。追溯病史，植入的 IOL 为亲水性丙烯酸酯材料。无全身系统性疾病。目前右眼视力 0.08。诊断为右眼人工晶状体混浊、囊袋阻滞综合征（图 2-20-4）。经过充分的医患沟通，为患者实施右眼 IOL 置换术（图 2-20-5）。取出的混浊 IOL 体外成像如图 2-20-6 所示。术后第一天，右眼裸眼远视力 0.5，患者对手术效果满意（图 2-20-7）。

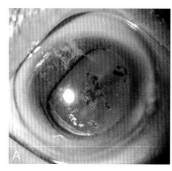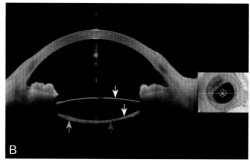

图 2-20-4　患者右眼散瞳后眼前节照相（A）及 AS-OCT 水平扫描成像图（B）
A. 角膜老年环明显，颞上方虹膜部分萎缩，瞳孔欠圆，人工晶状体光学区表面不均匀灰白色混浊；B. IOL 的前后表面（白色箭头）、后表面与后囊膜之间（绿色箭头）及后囊膜（红色箭头）均呈白色高反射信号，后囊膜连续完整，IOL 内部的反射信号较弱，提示为 IOL 混浊、囊袋阻滞综合征。

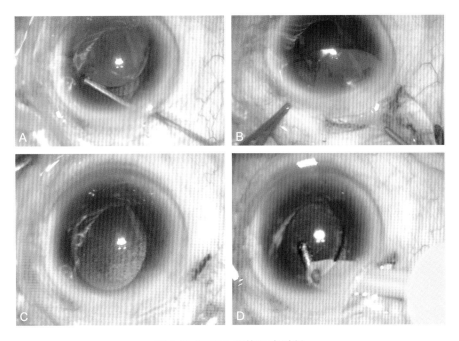

图 2-20-5　IOL 置换手术过程

A.黏弹剂辅助分离 IOL 从囊袋中旋转而出进入前房；B.扩大透明角膜切口，完整取出混浊的 IOL；C.取出 IOL 后可见后囊膜下的沉积物；D.睫状沟内植入疏水性丙烯酸酯 IOL 后彻底吸除黏弹剂及后囊膜沉积物。

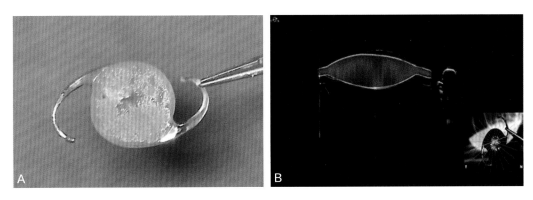

图 2-20-6　取出的混浊 IOL 手术显微镜下图像（A）及高分辨率 AS-OCT 成像图（B）

A.取出的 IOL 的光学区及襻表面不均匀灰白色沉积物；B.取出的 IOL 的光学区及襻前后表面均呈高反射信号。

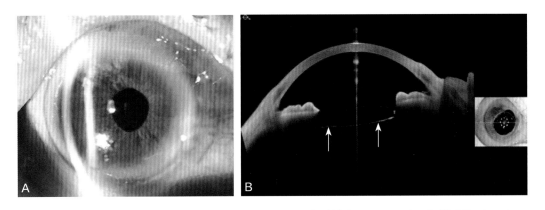

图 2-20-7　患者右眼 IOL 置换术后眼前节照相（A）及高分辨率 AS-OCT 水平扫描成像图（B）

A.IOL 透明、位正，后囊膜清；B.IOL 未见高反射信号，后囊膜连续完整（白色箭头）。

（二）病例二

患者女性，75 岁，主诉"左眼视物模糊 1 个月"。追溯病史，6 年前因双眼老年性白内障在当地医院行白内障超声乳化吸除合并 IOL 植入术，4 年前因双眼后发性白内障行 YAG 后囊膜激光切开术。高血压病史 10 年。目前视力：右眼 0.6，左眼 0.3。诊断为右眼人工晶状体眼、左眼人工晶状体混浊（图 2-20-8）。AS-OCT 可以清楚显示 IOL 混浊的位置及程度（图 2-20-9）。经过充分的医患沟通，为患者实施左眼 IOL 置换术。取出的混浊 IOL 体外成像见图 2-20-10A。术后第一天，左眼裸眼远视力 0.4，角膜轻度水肿，房闪（++），睫状沟 IOL 透明、位正，后囊膜缺如（图 2-20-10B）。

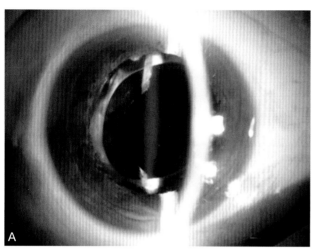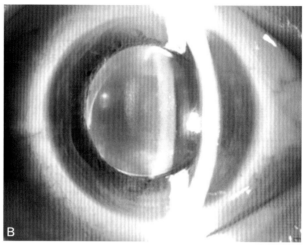

图 2-20-8　患者散瞳后双眼眼前节照相

A. 右眼角膜透明，前房深浅适中，虹膜纹理清，瞳孔圆，对光反应存在，IOL 光学区透明、位正，后囊膜中央缺如，周边囊膜灰白色机化混浊；B. 左眼角膜透明，前房深浅适中，虹膜纹理清，瞳孔圆，对光反应存在，人工晶状体光学区磨砂样灰白色混浊，后囊膜中央缺如，周边囊膜灰白色机化混浊。

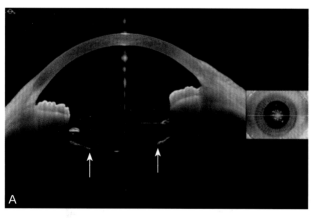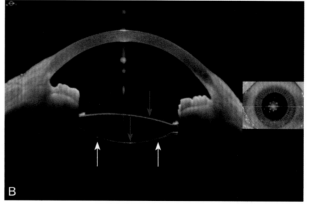

图 2-20-9　患者双眼高分辨率 AS-OCT 水平扫描成像图

A. 右眼 IOL 未见高反射信号，后囊膜不连续，中央缺如，周边残留的前、后囊膜与 IOL 相贴，呈高反射信号（白色箭头）；B. 左眼 IOL 的前后曲面上（红色箭头），周边残留的前、后囊膜（白色箭头）呈白色高反射信号，其余结构反射信号弱，后囊膜不连续，中央缺如，周边残留的前、后囊膜与 IOL 相贴紧密（白色箭头）。

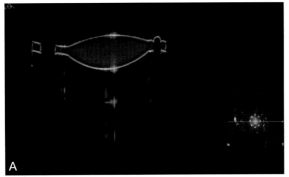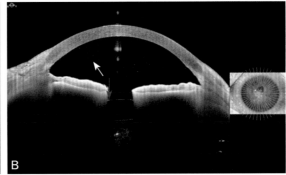

图 2-20-10　取出的混浊 IOL（A）及左眼 IOL 置换术后（B）高分辨率 AS-OCT 水平扫描成像图

A. 取出的 IOL 的光学区及襻前后表面均呈高反射信号；B. 左眼角膜厚度增加，前房存在炎症反应（白色箭头），睫状沟 IOL 未见高反射信号（红色箭头），后囊膜不连续。

【要点总结】总之，AS-OCT 作为一种高分辨率、非接触性的眼前节影像设备在临床广为应用，其应用于 IOL 混浊的患者能清晰地显示 IOL 混浊存在的位置及程度，为诊断提供客观、可靠的依据，帮助眼科医生选择合适的手术适应证和手术时机，为医患交流提供了可视化平台。

（荣　馨）

参考文献

1. ALTAIE RW, COSTIGAN T, DONEGAN S, et al. Investigation and management of an epidemic of hydroview intraocular lens opacification. Graefes Arch Clin Exp Ophthalmol, 2005, 243(11): 1124-1133.

2. FOGH-ANDERSEN N, HEDEGAARD L, THODE J, et al. Sex-dependent relation between ionized calcium in serum and blood pressure. Clinical chemistry, 1984, 30(1): 116-118.

3. NAKANOME S, WATANABE H, TANAKA K, et al. Calcification of hydroview H60M intraocular lenses: Aqueous humor analysis and comparisons with other intraocular lens materials. Journal of Cataract and Refractive Surgery, 2008, 34(1): 80-86.

4. GARTAGANIS SP, PRAHS P, LAZARI ED, et al. Calcification of hydrophilic acrylic intraocular lenses with a hydrophobic surface: Laboratory analysis of 6 cases. American Journal of Ophthalmology, 2016, 168: 68-77.

5. FERNÁNDEZ J, SÁNCHEZ-GARCÍA A, RODRÍGUEZ-VALLEJO M, et al. Systematic review of potential causes of intraocular lens opacification. Clinical & Experimental Ophthalmology, 2020, 48(1): 89-97.

6. GURABARDHI M, HÄBERLE H, AURICH H, et al. Serial intraocular lens opacifications of different designs from the same manufacturer: Clinical and light microscopic results of 71 explant cases. Journal of Cataract and Refractive Surgery, 2018, 44(11): 1326-1332.

7. WERNER L, HUNTER B, STEVENS S, et al. Role of silicon contamination on calcification of hydrophilic acrylic intraocular lenses. American Journal of Ophthalmology, 2006, 141(1): 35-43.

8. SAEED MU, JAFREE AJ, COCK RD. Intralenticular opacification of hydrophilic acrylic intraocular lenses.

Eye(London, England), 2005, 19(6): 661-664.

9.　SHER JH, GOOI P, DUBINSKI W, et al. Comparison of the incidence of opacification of hydroview hydrogel intraocular lenses with the ophthalmic viscosurgical device used during surgery. Journal of Cataract and Refractive Surgery, 2008, 34(3): 459-464.

10.　WERNER L. Causes of intraocular lens opacification or discoloration. Journal of Cataract and Refractive Surgery, 2007, 33(4): 713-726.

11.　WERNER L, SHER JH, TAYLOR JR, et al. Toxic anterior segment syndrome and possible association with ointment in the anterior chamber following cataract surgery. J Cataract Refract Surg, 2006, 32(2): 227-235.

12.　WERNER L, WILBANKS G, NIEUWENDAAL CP, et al. Localized opacification of hydrophilic acrylic intraocular lenses after procedures using intracameral injection of air or gas. Journal of Cataract and Refractive Surgery, 2015, 41(1): 199-207.

13.　NOROUZPOUR A, ZAREI-GHANAVATI S. Hydrophilic acrylic intraocular lens opacification after Descemet stripping automated endothelial keratoplasty. Journal of Ophthalmic & Vision Research, 2016, 11(2): 225-227.

14.　ONER FH, OZTURK T, YAMAN A, et al. Intraocular lens opacification following silicone oil endotamponade. Ophthalmic Surgery, Lasers & Imaging Retina, 2021, 52(1): 37-43.

15.　COSTA JF, BOMPASTOR-RAMOS P, MARQUES M, et al. Large-scale opacification of a hydrophilic/hydrophobic intraocular lens. European Journal of Ophthalmology, 2020, 30(2): 307-314.

16.　MACKERT M, MUTH DR, VOUNOTRYPIDIS E, et al. Analysis of opacification patterns in intraocular lenses(IOL). BMJ Open Ophthalmol, 2021, 6(1): e000589.

17.　WERNER L, MICHELSON J, OLLERTON A, et al. Anterior segment optical coherence tomography in the assessment of postoperative intraocular lens optic changes. J Cataract Refract Surg, 2012, 38(6): 1077-1085.

18.　WERNER L, APPLE DJ, KASKALOGLU M, et al. Dense opacification of the optical component of a hydrophilic acrylic intraocular lens: A clinicopathological analysis of 9 explanted lenses. Journal of Cataract and Refractive Surgery, 2001, 27(9): 1485-1492.

19.　NEUHANN IM, KLEINMANN G, APPLE DJ. A new classification of calcification of intraocular lenses. Ophthalmology, 2008, 115(1): 73-79.

20.　HAYMORE J, ZAIDMAN G, WERNER L, et al. Misdiagnosis of hydrophilic acrylic intraocular lens optic opacification: Report of 8 cases with the MemoryLens. Ophthalmology, 2007, 114(9): 1689-1695.

21.　PHYLACTOU M, DIN N, MATARAZZO F, et al. Multifocal IOL explantation in patients with opaque lentis after refractive lens exchange. International Ophthalmology, 2022, 42(3): 913-919.

22.　FERNÁNDEZ-BUENAGA R, ALIÓ JL. Intraocular lens explantation after cataract surgery: Indications, results, and explantation techniques. Asia-Pacific Journal of Ophthalmology(Philadelphia, Pa), 2017, 6(4): 372-380.

第二十一节
眼前节相干光断层扫描与后发性白内障

【要点提示】白内障疾病的药物治疗方式方面虽然仕不断地创新，但就目前而言，手术仍然是改善白内障患者视力或视觉质量的主要治疗手段。但作为术后的并发症之一，后发性白内障（PCO）的发生会再次影响患者视功能。临床上和实验室均通过不同的方式方法降低 PCO 的发生，但到目前为止，仍须引起医生足够重视。PCO 的影像学表现多种多样，本章节主要就其在 OCT 下的影像学表现进行阐述。

一、后发性白内障概述

白内障手术过程会对内眼循环及生理环境产生影响，而在术后整个恢复过程中，由于散在存活的晶状体上皮细胞不断地进行增殖，随着时间的推移，增殖纤维组织会延伸覆盖于原本透明的晶状体后囊膜和人工晶状体（IOL）表面，导致光学通路产生不同程度的遮挡和散射，进而出现视觉质量及视力不同程度的下降[1]。此时患者临床就诊时，根据不同的发病阶段和严重程度，通过裂隙灯等辅助检查设施，可能发现 Elschnig 珠和 Soemmerring 环的异常表现，同时晶状体后囊膜会出现不同程度的皱褶，在各种视觉质量分析仪（例如 OQAS、iTrace 等）的辅助下可以获得 PCO 严重程度对视觉质量的影响程度，进而采取 Nd：YAG 激光或者二次手术的方式进行针对性的处理，以便改善患者视觉质量[2]（图 2-21-1）。

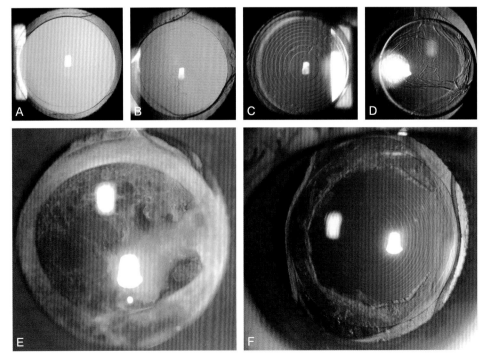

图 2-21-1 不同发展阶段的后发性白内障裂隙灯检查情况及其处理

A. 术后早期可见晶状体后囊膜透明；B. 术后 1 年可见晶状体后囊膜及前囊口周边出现不同程度的增殖；C. 人工晶状体表面可见不规则的增殖改变；D. 晶状体后囊膜出现不规则的皱褶；E. 术后长期随访可见明显的 Elschnig 珠及 Soemmerring 环的表现，此严重程度有需要二次手术的可能；F. 进行 Nd：YAG 激光后囊膜切开后可见中央区光路明显改善。

二、后发性白内障与眼科影像学

1. PCO 与裂隙灯检查　裂隙灯检查作为最常用最便捷的眼科仪器，利用后照法产生的眼底红光反射可以实现对 PCO 的直观观察和评估（图 2-21-1），也可以将裂隙焦点聚焦到晶状体后囊膜上进行严重程度分级评估，但此方法的评估存在一定的主观性，很难保证其结果的可重复性[3]。

2. PCO 与 OCT 检查　早期通过时域 OCT 非接触检查的方式可以实现对 PCO 的量化评估与分析，其分析指标多集中在晶状体后囊膜与人工晶状体之间的间距、PCO 的厚度以及其密度值，虽然可以不同程度地进行评估，但由于设备成像速度及分辨率的限制，采集的数据信息较为分散，不具有代表性，而且很难对严重程度实现整体全面评估[4]。以上的评估思路一致延续至频域 OCT（图 2-21-2）[5]。随着扫频眼前节 OCT 技术的出现，快速眼前节清晰全景成像已经可以实现，进而利用人工智能、大数据图像智能化处理与分析可以为综合全面评估与 PCO 相关的各种临床研究提供新的参考思路与方法，也是进行相关科研的一个新思路和新方向（图 2-21-3）。

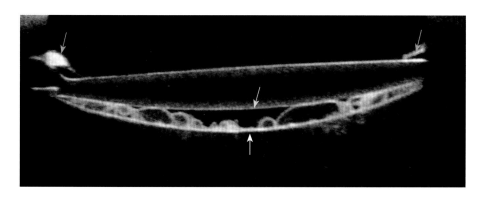

图 2-21-2　利用频域 OCT 仅可采集感兴趣局部区域的 PCO 图像

可见前囊口也出现不同程度的增厚（蓝色箭头），在人工晶状体后表面（黄色箭头）与晶状体后囊膜（白色箭头）之间存在大量不均一的异常增殖组织（PCO），由于频域 OCT 成像深度的限制无法将眼前节全景图像进行展示。

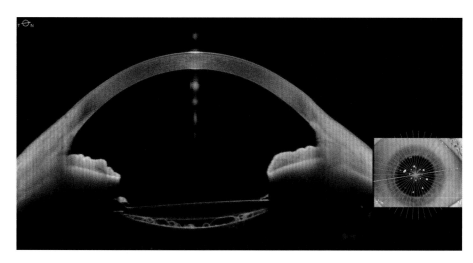

图 2-21-3　为图 2-21-2 同一患眼利用扫频眼前节 OCT 可以快速实现全景眼前节成像，同时在快速多方向（右侧绿色扫描线）数据采集的基础上，利用图像处理手段可以实现对 PCO 严重程度的更精细量化分析评估。

（1）IOL 设计与 PCO：很多厂家长期致力于 IOL 光学部边缘的设计与改良，部分研究和荟萃分析也已经发现直角方边的 IOL 设计可能降低术后 PCO 的发生率（图 2-21-4、图 2-21-5），这与我们在临床上的部分病例有相似之处[6]。

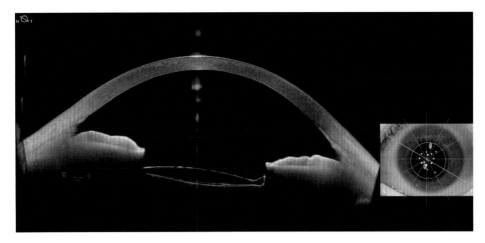

图 2-21-4 白内障术后半年复查未见明显 PCO 表现
人工晶状体直角方边设计可能为降低 PCO 的发生率提供帮助。

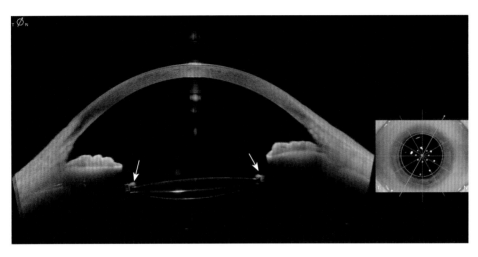

图 2-21-5 直角方边设计 IOL 植入术后 1 年复查
仅见前囊口存在不同程度的增厚伴密度增高，IOL 与后囊膜之间未见明显增殖，同时晶状体后囊膜光滑且未见明显增厚。

（2）PCO 混浊的程度：利用扫频眼前节 OCT 可以实现 PCO 不同混浊程度的直观观察，进而可以对 IOL 的设计、种类以及不同手术方式等多方面影响因素进行探究（图 2-21-6）。

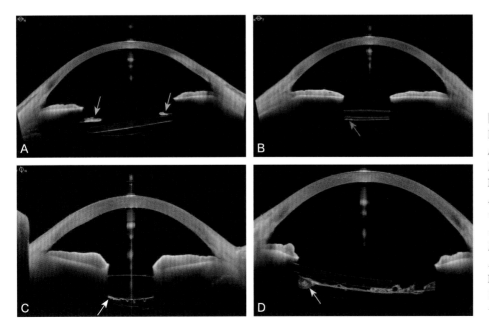

图 2-21-6 不同混浊程度的 PCO
A. 可见前囊口混浊但后囊膜信号均一（蓝色箭头）；B. 可见后囊膜局部出现密度增高，且 IOL 前后表面信号强度增强（紫色箭头）；C. 可见晶状体后囊膜出现散在皱褶和局部明显混浊增厚（白色箭头）；D. 可见 IOL 与后囊膜之间存在明显的 PCO（黄色箭头）。

（3）PCO 的激光治疗：对于大部分 PCO 患者可以采取 Nd：YAG 激光后囊膜切开术进行治疗，但在治疗的过程中由于纤维增殖产生的张力不均匀，同时激光切开的技术水平不同，均可能出现 IOL 位置发生异常，进而可能存在需要二次手术处理的情况（图 2-21-7）。另一方面由于激光手术后打破晶状体后囊膜原先的屏障作用，玻璃体的异常涌动可能导致视网膜脱离、黄斑水肿以及玻璃体混浊，对于已行滤过手术的患者，可能存在滤过泡功能失去作用进而引起眼压失控的情况[7-9]。以上提及的情况均须在激光术前与患者沟通清楚并进行相应的记录，以避免并发症出现后引起不必要的纠纷。

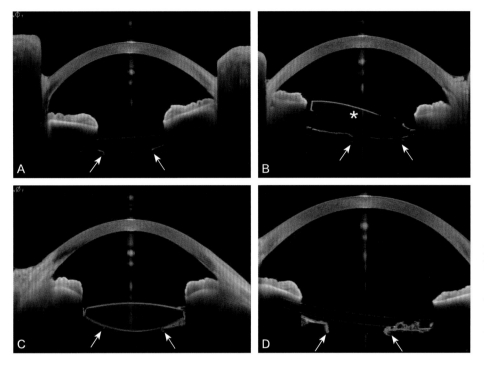

图 2-21-7 不同类型及型号 IOL 植入后出现 PCO 并进行 Nd：YAG 激光治疗后
可见晶状体后囊膜裂开的边界卷曲（各图中的白色箭头），同时在图 B 中明显看到激光术后 IOL 呈现明显的位置偏移（星号）。

3. PCO 与其他影像学检查 对于 PCO 的评估还可以采用 Scheimpflug 成像技术、超声生物显微镜成像技术等进行观察分析，但以上两种方式均存在成像清晰度和分辨率的限制，因此可能逐渐被非接触式且高分辨率的扫频 OCT 所取代（图 2-21-8）。虽然超声生物显微镜成像技术常规是接触式检查，但其在成像深度上仍然有一定的优势[10-11]。

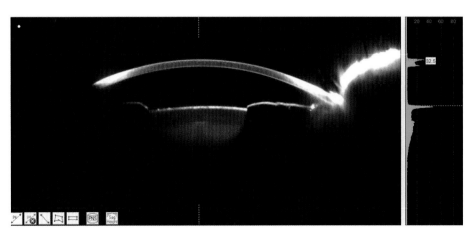

图 2-21-8 Scheimpflug 成像系统检查
可见图像的清晰度及分辨率与扫频 OCT 存在差异，但其软件中可以实现图像密度的直接提取（右侧绿色波形及数据）。

三、后发性白内障的相关研究进展

目前关于 PCO 的相关报道主要集中在以下几方面：①形成机制及如何预防，此方面相关研究能够从发生机制层面进行剖析和实验性探索新的预防或治疗方法[12]；②借助影像学手段动态量化评估 PCO 的发生发展情况[13]；③利用各种人工晶状体相关的设计和表面处理改良来降低 PCO 的发生情况[14-15]；④创新性药物调控术后眼内炎症情况，从而达到降低 PCO 发生率的目的[16]；⑤由于 PCO 影响眼内整个光路系统，从而对眼底视网膜相关检查结果会产生不同程度的影响和干扰[17]；⑥针对 PCO 治疗后所产生的并发症，例如视网膜脱离、黄斑水肿等，以及如何降低此类并发症的发生情况[7-9]。

【要点总结】总之，关于 PCO 疾病的各方面研究均与影像学有直接的关系，而随着眼科影像学技术的不断发展，PCO 的动态发生发展过程可能实现更精准全面的分析评估，从而可以进一步指导人工晶状体设计改良、治疗方法的优劣评估，为更多创新技术的临床应用提供参考。

（王晓刚　邓明辉　董　静）

参考文献

1. KONOPIŃSKA J, MŁYNARCZYK M, DMUCHOWSKA D A, et al. Posterior capsule opacification: A review of experimental studies. J Clin Med, 2021, 10(13): 2847.

2. WORMSTONE IM, WORMSTONE Y M, SMITH A J O, et al. Posterior capsule opacification: What's in the bag? Prog Retin Eye Res, 2021, 82: 100905.

3. WU S, TONG N T, PAN L, et al. Retrospective analyses of potential risk factors for posterior capsule Opacification after cataract surgery. J Ophthalmol, 2018, 2018: 9089285.

4. MORENO-MONTAÑÉS J, A ALVAREZ, MJ MALDONADO. Objective quantification of posterior capsule opacification after cataract surgery, with optical coherence tomography. Invest Ophthalmol Vis Sci, 2005, 46(11): 3999-4006.

5. YU SS, LU C Z, GUO Y W, et al. Anterior segment OCT application in quantifying posterior capsule opacification severity with varied intraocular lens designs. Int J Ophthalmol, 2021, 14(9): 1384-1391.

6. MAEDEL S, EVANS J R, HARRER-SEELY A, et al. Intraocular lens optic edge design for the prevention of posterior capsule opacification after cataract surgery. Cochrane Database Syst Rev, 2021, 8(8): Cd012516.

7. WESOLOSKY JD, M TENNANT, CJ RUDNISKY. Rate of retinal tear and detachment after neodymium: YAG capsulotomy. J Cataract Refract Surg, 2017, 43(7): 923-928.

8. DIAGOURTAS A, PETROU P, GEORGALAS I, et al. Bleb failure and intraocular pressure rise following Nd: YAG laser capsulotomy. BMC Ophthalmol, 2017, 17(1): 18.

9. VELLA M, WICKREMASINGHE S, GUPTA N, et al. YAG laser capsulotomy, an unusual complication. Eye(Lond), 2004, 18(2): 193.

10. GREWAL DS, SP GREWAL. Clinical applications of Scheimpflug imaging in cataract surgery. Saudi J Ophthalmol, 2012, 26(1): 25-32.

11. LONG J J, XIANG D M, GUO Z, et al. Clinical characteristics and surgical procedures for children with congenital membranous cataract. J Ophthalmol, 2017, 2017: 2370969.

12. GERHART J, WERNER L, MAMALIS N, et al. Depletion of Myo/Nog cells in the lens mitigates posterior capsule opacification in rabbits. Invest Ophthalmol Vis Sci, 2019, 60(6): 1813-1823.

13. FINDL O, NEUMAYER T, HIRNSCHALL N, et al. Natural course of Elschnig pearl formation and disappearance. Invest Ophthalmol Vis Sci, 2010, 51(3): 1547-1553.

14. LU D, WANG H, FENG C L, et al. Spin-coating-based facile annular photodynamic intraocular lens fabrication for efficient and safer posterior capsular opacification prevention. ACS Appl Mater Interfaces, 2022, 14(43): 48341-48355.

15. ZHANG Y D, ZHANG C S, CHEN S L, et al. Research progress concerning a novel intraocular lens for the prevention of posterior capsular opacification. Pharmaceutics, 2022, 14(7): 1343.

16. HECHT I, KARESVUO P, ACHIRON A, et al. Anti-inflammatory medication after cataract surgery and posterior capsular opacification. Am J Ophthalmol, 2020, 215: 104-111.

17. GARCIA-MEDINA JJ, RIO-VELLOSILLO M D, ZANON-MORENO V, et al. Does posterior capsule opacification affect the results of diagnostic technologies to evaluate the retina and the optic disc? Biomed Res Int, 2015, 2015: 813242.

第三章

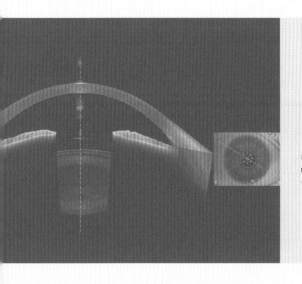

眼前节相干光断层
扫描血管成像

【要点提示】相干光断层扫描血管成像（OCTA）是一种新型的非侵入性血管成像技术，目前临床上主要用于眼后段病变的诊断及评估，凭借其无创和高分辨率等优势，人们愈发关注其在眼前节临床应用中的潜力。本章节将从其成像原理和特点入手，具体介绍眼前节 OCTA（AS-OCTA）在眼前节疾病诊疗中的临床应用，以及目前存在的局限性和相关研究进展，以供临床参考。

一、相干光断层扫描血管成像原理

（一）OCTA 的起源

近 10 年，OCT 技术迅猛发展且逐渐成熟。自首次引入生物医学领域以来，OCT 成像已成为眼科临床评估的一个重要辅助工具。它利用低相干光干涉的基本原理，检测组织结构的回波时延和后向散射光强度，进而可以提供高分辨率的三维结构图像，对于术前诊断、术中实时成像以及术后疾病评估都具有重要意义。由于光线的散射，传统的 OCT 系统对血管的描绘不佳，无法直接发现毛细血管无灌注或病理性血管增殖病变，而这两种病变对于糖尿病性视网膜病变和湿性年龄相关性黄斑变性等重要致盲性眼病的诊断及治疗至关重要。近年来，随着图像处理技术的不断改进，研究者们开发并逐步完善 OCTA 技术，克服了传统 OCT 系统无法可视化血管这一不足。

OCTA 是一种新型的非侵入性血管成像技术，基于 OCT 扫描获取三维（3-dimensional，3D）数据，经过数字化处理后得到血管结构图像，临床上主要用于脉络膜、视网膜和视神经的血管成像。其商用系统可用于可视化视网膜微血管病变，以及评估眼后段的疾病，包括视网膜新生血管、视网膜动静脉阻塞和青光眼等。虽然 OCTA 对前段血管成像可能在临床中眼病诊断、监测和治疗有极大的潜能，但目前相关功能仍处于开发和探索中[1]。

（二）基本成像原理

OCTA 的成像原理是对同一位置进行连续多次 B 扫描，通过探测运动的对比信号来检测血流情况。如果 OCT 信号发生了波动，则表明该扫描位置内的组织发生了移动；这种移动可能是血管中红细胞的流动所产生，由此推断 OCT 信号波动的地方存在血管。通过连续多次的横断面扫描获取数据，再数字化处理整合每个横断面的信息，即可提供组织结构不同层次的三维血管图像（图 3-0-1）。然而，由于 OCTA 对运动的高度敏感性，有时也可出现因人为原因造成的"伪影"[2]。

当前的 OCTA 系统使用不同的算法来生成图像，主要包括全谱振幅去相关血管造影（full-spectrum amplitude decorrelation angiography，FSADA）、分谱振幅去相关血管

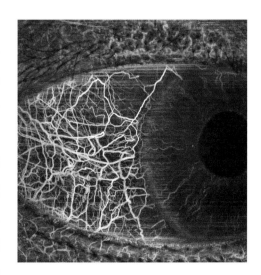

图 3-0-1　正常人眼前节部分血管及淋巴管 OCTA 图像

造影（split-spectrum amplitude decorrelation angiography，SSADA）、光学微血管造影（optical micro angiography，OMAG）、OCTA 比率分析（OCT angiography ratio analysis，OCTARA）、散斑方差法、复合差值影像、相位方差法以及相关匹配法等。其中 FSADA 算法是将全光谱作为一个整体进行分析，而 SSADA 算法的创新点在于它将 OCT 图像分解成不同的频谱带，增加了可用的图像幅数，由于每个频谱带都包括了不同的独立血流信息，整合这些图像后，即可增强血流信号；同时相较于 FSADA 算法，SSADA 应用了 4 倍分频的频谱带，减少了因眼球轴向运动而产生的噪点，将信噪比（signal-noise-ratio，SNR）提升至 2 倍 [3]。OMAG 算法同时利用 OCT 信号的振幅和相位变化来显示组织内的血流。OCTARA 算法则采用强度比率分析的算法，不需要分割频谱，保留了全频幅从而不损失轴向分辨率。总而言之，各种算法均有其各自的优势。

（三）OCTA 的优势

在 OCTA 的临床应用效果得到认可之前，血管可视化主要通过荧光素眼底血管造影（fluorescein fundus angiography，FFA）和吲哚菁绿血管造影（indocyanine green angiography，ICGA）来实现。相较于传统的 FFA 和 ICGA，OCTA 的优势在于：

（1）无创：OCTA 不需静脉注射造影剂，避免了血管造影剂可能造成的恶心、呕吐、造影剂过敏等严重不良反应，以及与注射创伤和染料相关的风险 [4]，同时为不适宜进行血管造影检查的人群（例如患有严重基础疾病）提供了新的选择。

（2）简便性：传统的血管造影检查至少需要 10～30 分钟，而使用 OCTA 对单眼进行扫描只需数秒即可完成。快速的采集时间不仅使患者的检查过程变得简便，还提供了多次重复测量的可能性。

（3）灵敏度：有研究表明，虽然 ICGA 通过注射染料来检测血管渗漏的情况，但染料的渗漏可能妨碍深层血管的显示，导致对异常血管面积的低估，而 OCTA 体现出更高的灵敏度 [5]。

（4）高分辨率和三维成像：随着程序算法的不断精进，投入临床使用的设备具有越来越高的分辨率。例如搭载了 AngioVue 系统的 RTVue XR Avanti 设备，经过数字化处理后生成三维图像，结合分层软件可以提取各个不同层次的血管图像，还可以通过翻转、旋转模型观察深、浅层血管的关系和血管的轴向细节。

（5）量化血管参数：随着应用软件的不断开发，OCTA 图像中血流占比面积和血流密度等参数均可以被量化。已有研究验证了黄斑区浅层视网膜血流相关量化数据的可靠性，多次的测量结果均具有高度可重复性，这对于评估疾病程度及随访疗效等有着重要价值 [6]。

（四）应用于眼前节

随着 SSADA 算法的开发，OCTA 开始在各个领域展现出其应用的优势。在临床上，OCTA 已广泛应用于眼后段疾病的诊断；而在眼前节方面，尽管已证实 OCTA 可适用于眼前节血管的评估，但至今大部分设备没有专门为眼前节设计的 OCTA 系统，仍然需要使用适配镜来对眼前节进行成像 [5]。例如 AngioVue 设备搭载的眼前节适配镜，以每秒 70 000 次的横向扫描速度捕获 304×304 的 A 扫描图像，并在大约 3～4 秒内构建了一个三维扫描立方体。由于系统的默认焦点是视网膜，所以必须手动调整焦距，直到眼前节血管清晰可见；通过 ImageJ 1.38X 软件对图像进行分析，并使用选择性滤波器来突出显示血管，最后导出为二进制图像以进行后续处理。

二、眼前节相干光断层扫描血管成像临床设备

目前，已有六款适用于 AS-OCTA 的成像仪器投入市场使用：AngioVue、AngioScan、Triton DRI-OCT、PLEX Elite Prototype 9000、TowardPi 和 VG200。其中 AngioVue 和 AngioScan 设备是基于频域 OCT（SD-OCT）原理，而其余四种设备都基于扫频 OCT（SS-OCT）原理。本节内容将讨论这些设备的使用特点和差异。

（一）六种设备的特点

1. AngioVue　AngioVue 利用 Avanti SD-OCT 宽视野成像系统，结合 SSADA 程序算法，采用频宽为 50nm 的 840nm 波长光源，以 70 000 次 /s 的速度进行 A 扫描[7]。该设备的纵向分辨率和横向分辨率分别为 5μm 和 15μm，A 扫描的深度约为 3mm，可以在 3 秒内获得由 304×304 A 扫描组成的三维数据，具有三种成像模式：3mm×3mm、6mm×6mm 和 8mm×8mm。AngioVue 设备还具有 AngioAnalytics 定量分析工具，可以提供有关血流和非血流区域的数字化数据信息，可用于生成血流密度地图，有助于追踪灌注密度随时间的变化。然而，由于现有技术的限制，这项功能在较大血管中的准确性还有待提高。

2. AngioScan　AngioScan 与 AngioVue 一样均基于 SD-OCT 的系统，采用的光源波长为 880nm，可以获取最大 12mm×9mm 的广角全景 OCT 图像。AngioScan 的专有软件可以分层显示血流，减少观察外层血管结构时由内层血管带来的投射伪影；它能提供独立于正常血管结构的新生血管血流图像，更容易突显出新生血管形成的区域，同时还能转换成由不同颜色代表不同层次血管的伪彩图。

3. Triton DRI-OCT　不同于前两种仪器，Triton DRI-OCT 采用的是 SS-OCT 原理，与 SD-OCT 相比其波长更长，为 1 050nm。较长波长的光源更容易穿透组织，因此理论上该设备能更清晰地显示结构；且属于红外波段，为不可见光，使得测量过程中要求患者的配合程度较高。Triton DRI-OCT 最大可以生成 9mm×9mm 的 OCT 正面图像，此外还使用了保留完全轴向分辨率的 OCTARA 算法，计算相应图像像素之间的比率，从而优化了图像质量。该设备的扫描速度为 100 000 次 /s，比 SD-OCT 更快的扫描速度能够获得更多次数的连续 B 扫描。此外，它还能够显示相应的 OCT 横截面图像，可与 OCT 正面图像进行比较。

4. PLEX Elite Prototype 9000　PLEX Elite Prototype 9000 同样采用的是 SS-OCT 原理，扫描速度高达 200 000 次 /s，扫描深度达 6mm。该设备使用 OMAG 算法检测同一位置的连续 B 扫描中的信号差异，并将其作为矢量以信号的振幅和相位记录，最终生成 OCTA 正面图像。OMAG 算法对微血管血流具有高灵敏度，但也意味着它易受运动伪影的影响。虽然所有 OCTA 系统都内置了专为后段设计的眼动追踪系统，但只有 PLEX Elite 的眼动追踪系统在前段也表现良好，在检测到运动时扫描停止，有助于减少固视较差患者的运动伪影数量[8]。

5. TowardPi　TowardPi 同样采用 SS-OCT 原理，采用波长更长的 1 060nm 光源，单线扫描最长长

度为 24mm，单次扫描范围最大为 24mm×20mm，轴向分辨率达到 3.8μm，扫描速度高达 400 000 次 /s。TowardPi 为前节专门开发了血流 OCTA 模式。与以往的 AS-OCTA 设备不同，TowardPi 无须借用适配镜进行手工调节，同时还具备角膜、虹膜等前节专属的解剖分层显示。

6. VG200　VG200 同样采用 SS-OCT 原理，采用波长为 1 050nm 的光源，单线扫描长度达 16mm，扫描速度为 200 000 次 /s，标准镜头下扫描范围为 15mm×12mm，装载超广角镜头后可达 21mm×26mm。VG200 的纵向分辨率及横向分辨率分别为 3.8μm 及 10μm，最大前节扫描深度为空气中 16.2mm（等效组织中 12mm），基于其较强的组织穿透力，更容易透过富含色素的虹膜组织而清晰呈现更清晰的虹膜血管形态（图 3-0-2），血流成像算法为基于 SS-OCT 信号优化的 SVision 算法，同样可以对结膜、虹膜等组织进行分层成像并提供血流灌注密度等量化信息。

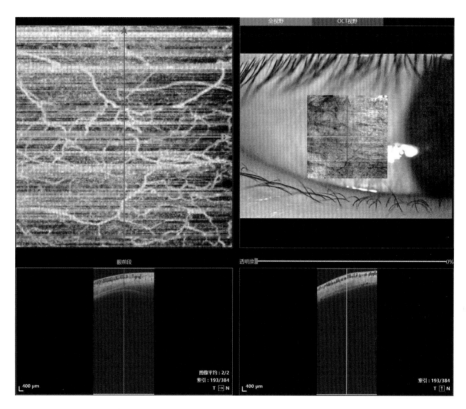

图 3-0-2　VG200 测量结膜、巩膜区域血流界面图

（二）六种仪器的差异比较

现如今各仪器之间的综合比较研究仍较少。有研究比较了不同的 OCTA 仪器[5, 9]，发现它们在评估血管密度，例如浅表毛细血管丛和深层毛细血管丛时，一致性都较差[10]。对比基于 SD-OCT 原理与 SS-OCT 原理的仪器发现，SS-OCTA 系统使用的光源波长（1 050nm）明显高于 AngioVue（840nm）和 AngioScan（880nm），前者的光线可以穿透至眼组织更深层[11]，然而，由于较大的波长会导致浅层结构的分辨率较低和信号强度较低，因此需要使用图像增强软件。在运动伪影方面，PLEX Elite 凭借其眼动追踪系统在眼前节的良好表现，可以减少伪影数量（表 3-0-1）。通过技术的不断发展，具有广角扫描区域和高扫描速度的 TowardPi 和 VG200，展现出其更大的优势。

表 3-0-1　四种非广角 OCTA 设备的比较

比较项目	AngioVue	AngioScan	Triton DRI-OCT	PLEX Elite Prototype 9000
算法	SSADA	复合差值影像	OCTARA	OMAG
算法类型	振幅	振幅 + 相位	振幅	振幅 + 相位
光源波长 /nm	840	880	1 050	1 050
扫描速度 /（次·s⁻¹）	70 000	53 000	100 000	200 000
A 扫描次数	304×304 400×400 （6×6 HD mode）	256×256	320×320 512×512	300×300 500×500
扫描区域（水平直径 H× 垂直直径 V）	3mm×3mm、 6mm×6mm、 8mm×8mm	3mm×3mm 到 9mm×9mm （以 0.3mm 为增量）	3mm×3mm、 4.5mm×4.5mm、 6mm×6mm	3mm×3mm、 6mm×6mm
纵向分辨率 /μm	5	7	8	5
横向分辨率 /μm	15	20	20	15
B 扫描次数 / 次	2	2、4、8	4	2、4
扫描时间	3~4 秒	5~6 秒	4~5 秒	可变
眼球追踪技术	DualTrac™	Real-time SLO Eye HD Tracer	TruTrack™ Active Eye Tracking	FastTrac™

三、相干光断层扫描血管成像在眼前节疾病检查中的应用

近年来，已有的 OCTA 系统正逐步被运用到结膜、巩膜、角膜、虹膜等眼前节的研究中，呈现出巨大的临床应用价值。

（一）结膜、巩膜疾病

Zhao 等人[12]首次将 OCTA 应用于评估翼状胬肉这一结膜血管疾病的血流情况，发现翼状胬肉的结膜血管密度相较于正常结膜显著增高，这提示 OCTA 可能成为翼状胬肉检查和治疗的一种更优手段。一项针对巩膜接触镜配戴者的研究表明，反复使用巩膜接触镜后，OCTA 检测到的结膜血管发生了改变[13]。最近的研究表明[14]，OCTA 对浅表性和非色素性结膜病变的检查具有重要意义，恶性病变常伴有更深且更大的周围血管病变，这可能是临床诊断的重要标志。近年来，OCTA 已能成功可视化巩膜和结膜内的血管，并且对于血管密度的成像比常规的 FFA 更致密。对巩膜和结膜血管进行轻松成像的能力将有助于了解巩膜炎或结膜炎等疾病，以及巩膜和结膜对青光眼滤过手术的影响。将来，OCTA 有望用于术中评估房水流出途径和巩膜上静脉流出途径，以及评估青光眼手术后滤过泡的形态特征。值得一提的

是，现有的技术还不能精准地区分巩膜与结膜的血管，还有待进一步的研究（图 3-0-3、图 3-0-4）。

（二）角膜、角膜缘疾病

角膜是眼屈光介质重要的组成部分，健康的角膜是透明的，而角膜血管化是一种病理状态。由于血管生成因子和抗血管生成因子之间的平衡遭到破坏，导致血管向角膜内生长而使角膜失去透明度，造成角膜水肿、瘢痕，以及明显的视力丧失，甚至失明等不良后果[15]，因此评估角膜新生血管十分重要。已有研究表明 AS-OCTA 能够量化角膜新生血管的范围和整体密度，提供客观的评估结果[16]，并且与裂隙灯照相相比可以更清楚地显示早期新生血管。对于角膜移植的患者，新生血管往往伴随于或先于角膜植片排斥反应，并与免疫和炎症反应相关，而裂隙灯检查可能会错过细微的改变。因此，AS-OCTA 可以作为一种早期评估这种危险并发症的新方法，同时能更清楚地显示侵入角膜植片的新生血管。即使在角膜严重混浊的情况下，AS-OCTA 也能检测到裂隙灯照相未检测到的角膜缘或虹膜前的细微异常血管。例如角膜缘干细胞缺陷（limbal stem cell deficiency，LSCD）引起的角膜血管化主要集中于外周角膜浅层，OCTA 提供角膜血管侵犯区域的客观评估可与角膜炎症引起的较深层的血管化相鉴别。此外，AS-OCTA 能够估计血管化和纤维化的范围和深度，有助于角膜移植术、细针透热疗法（fine-needle diathermy，FND）等治疗措施的术前评估和术后疗效监测。

近期也有研究表明，OCTA 在急性眼表化学烧伤的评估中起到重要的作用，可以提供角膜缘血管缺血情况的实时图像，评估其严重程度及进展，并及时予以个体化治疗，有助于改善眼表化学烧伤的预后。不仅如此，使用 OCTA 可显著减少血管造影所花费的时间，对于急性烧伤后剧烈疼痛的患者来说尤为关键[4]（图 3-0-5）。

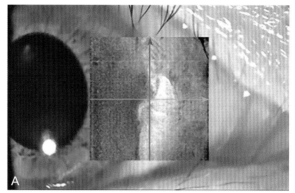

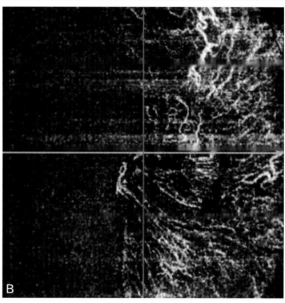

图 3-0-3 翼状胬肉患者眼前节图像

A. 普通眼表拍摄图像；B. OCTA 图像，可见结膜新生血管侵入角膜。（图片提供来源于山西省眼科医院"136 兴医工程"OCT 图像处理中心）

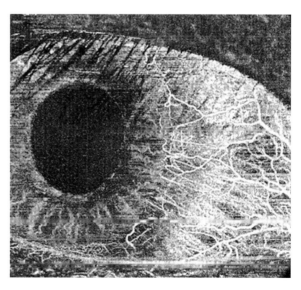

图 3-0-4 正常人眼结膜、巩膜 OCTA 图像

如图所示现还无法进行巩膜和结膜血管的正确区分。

（三）虹膜疾病

虹膜新生血管（iris neovascularization，NVI）和眼前节缺血（anterior segment ischaemia，ASI）是两种眼部并发症。NVI 常继发于视网膜静脉阻塞、糖尿病性视网膜病变、眼部缺血综合征和葡萄膜炎等眼部疾病[17]，可能引起新生血管性青光眼的发生，进而损害视力。OCTA 能够检测到亚临床期的 NVI，并尽早进行干预。ASI 是一种罕见且严重的斜视手术并发症，由于手术中眼外肌以及伴随的前睫状血管被切断，供应虹膜血管的血流会减少或中断[8]。OCTA 避免了 FFA、ICGA 等侵入性的检查可能导致的不良反应风险，具有极大的临床应用前景。

此外，OCTA 通过对虹膜血管的检测，可以用于判断虹膜夹型有晶状体眼人工晶状体（phakic intraocular lenses，PIOL）植入术后对虹膜血供是否造成影响，从而评估其植入效果，但仍需要进行更深入的病理研究来确定评估参数[18]（图 3-0-6）。

（四）肿瘤

OCTA 在脉络膜视网膜肿瘤中的临床应用已得到充分证实，但对眼前节肿瘤的研究还甚少。对于一些眼表的良性肿瘤，OCTA 能够提供病变内部精细的血管解剖，且比 FFA 更能显示细节；而对于虹膜恶性程度高的肿瘤，例如眼表鳞状肿瘤（ocular surface squamous neoplasia，OSSN）、虹膜黑色素瘤

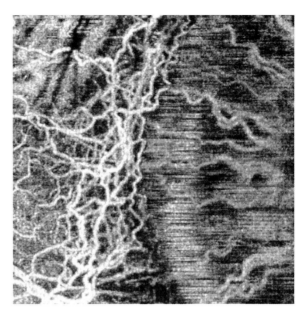

图 3-0-5　正常人眼角膜缘 OCTA 图像
血管清晰可见，未见新生血管生成。

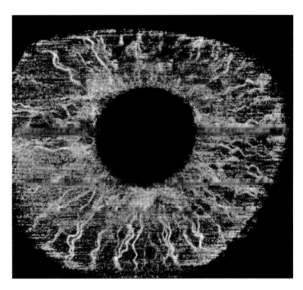

图 3-0-6　正常人眼虹膜 OCTA 图像
血供正常，未见明显血流减少或中断。

等，OCTA 可直接观察和量化血管特征，有助于肿瘤的诊断和分型。更有研究表明，OSSN 等恶性肿瘤具有更大的病变周围血管深度和直径[14]，可能成为恶性转化的一种重要诊断指标。在治疗方面，利用 OCTA 对于血管检测的敏感性可以研究肿瘤放疗或化疗后的眼部缺血表现，以帮助确定下一步的治疗措施。

四、眼前节相干光断层扫描血管成像在眼前节疾病诊疗中的局限性

AS-OCTA 目前在眼科领域的诸多方面发挥着重要作用，然而仍存在许多不足之处导致无法广泛应用于眼前节疾病的诊疗。

（一）缺少为眼前节设计的 OCTA 设备和软件

现阶段的 OCTA 设备，除了 TowardPi 和 VG200，其余均为眼后段测量设计，进行眼前节成像时需要使用适配镜，这可能会造成图像质量的欠佳和参数值的不准确；同时缺少一种具有自动调整功能的前部成像特定算法来提高和标准化扫描质量，例如聚焦和缩放的自动化算法[19]。

（二）伪影

目前，OCTA 内置的眼动追踪系统主要为眼后段设计，通常会导致运动伪影的形成[20]。此外，由于多层散射，表层中的血管会在更深层产生投影伪影，这可能会被图像分析软件误认为异常或新生的血管，从而导致血管密度计算的不准确。这个问题目前可以通过重复多次扫描来解决，但仍需要专为眼前节设计的眼动追踪系统。这有助于显著减少运动伪影，且随着图像分析软件、自动分割能力更好的过滤技术和阈值分析的改进，可以更好地管理伪影，进而改善图像质量[21]。

（三）检测精度

AS-OCTA 可能无法描绘角膜混浊或致密虹膜色素沉着的眼睛中的深层血管，或组织致密的肿瘤比如虹膜黑色素瘤中的血管[22]。它对流量较小的血管的检测效果也可能较差，尤其是当血流速度小于系统可检测到的最低速度。最低速度取决于 AS-OCTA 的扫描速率：当扫描速率越快，可检测到的最低速度就越低，越容易捕捉到低流速的小血管。

五、眼前节相干光断层扫描血管成像的未来展望

目前关于 AS-OCTA 的相关报道仍较少，主要集中在以下几个方面。

（一）眼前节血管密度测量的准确性方面

目前 OCTA 系统大部分为眼后段设计，而进行眼前节测量时，角膜曲率引起的光散射可能会导致非平行分割和伪影，从而导致血管密度计算不准确。因此，开发一款专为眼前节设计的系统尤为重要。

（二）量化分析方面

未来有望研发更多的统计软件，能够在量化一定范围内血管密度的同时，也能量化血管内血流的速度，以满足临床和科研各种定量分析的需求。同时，随着技术的快速进步，这可能是研究使用人工智能生成规范数据库的好机会[20]。

（三）临床应用的潜力方面

随着 OCTA 硬件的快速发展，OCTA 图像分析软件层出不穷。Mariampillai 等人报告了一种新的计算散斑方差的 OCTA 算法[23]，Zhang 等人提出了一种基于特征空间的光微血管造影方法（fsOMAG），

可以在特征空间中区分血流和静态背景[24]。这些新算法也不断推进 OCTA 的快速发展。扫描速度的进一步提升也预示着超广角 OCTA 在未来也许可以对角膜缘血管进行 360° 的全景观察[25]，这将提供缺血程度的整体图像，可作为急性烧伤眼睛的筛查工具。此外，现正有研究在探索如何在单个设备中结合 FSADA 和 SSADA 算法，或许可以显著提高采集图像的分辨率[26]。

【要点总结】AS-OCTA 作为一种新型的成像方式，具有无创、简便、高分辨率、三维成像和可量化眼表参数等优势，在眼前节临床应用中展现出巨大的潜力。期待未来更深入的研究以及对设备的优化，能够在评估眼表病变方面体现更多的价值。

（黄锦海　杨薏州　陈中幸）

参考文献

1. TAN ACS, TAN GS, DENNISTON AK, et al. An overview of the clinical applications of optical coherence tomography angiography. Eye(Lond), 2018, 32(2): 262-286.

2. ONISHI AC, FAWZI AA. An overview of optical coherence tomography angiography and the posterior pole. Ther Adv Ophthalmol, 2019, 11: 2515841419840249.

3. JIA Y, TAN O, TOKAYER J, et al. Split-spectrum amplitude-decorrelation angiography with optical coherence tomography. Opt Express, 2012, 20(4): 4710-4725.

4. KATE A, BASU S. Role of anterior segment-optical coherence tomography angiography in acute ocular burns. Diagnostics(Basel), 2022, 12(3): 607.

5. ANG M, CAI Y, MACPHEE B, et al. Optical coherence tomography angiography and indocyanine green angiography for corneal vascularisation. Br J Ophthalmol, 2016, 100(11): 1557-1563.

6. DE OLIVEIRA PR, BERGER AR, CHOW DR. Optical coherence tomography angiography in chorioretinal disorders. Can J Ophthalmol, 2017, 52(1): 125-136.

7. DE CARLO TE, BONINI FILHO MA, CHIN AT, et al. Spectral-domain optical coherence tomography angiography of choroidal neovascularization. Ophthalmology, 2015, 122(6): 1228-1238.

8. AKAGI T, UJI A, HUANG AS, et al. Conjunctival and intrascleral vasculatures assessed using anterior segment optical coherence tomography angiography in normal eyes. Am J Ophthalmol, 2018, 196: 1-9.

9. BRUNNER M, ROMANO V, STEGER B, et al. Imaging of corneal neovascularization: Optical coherence tomography angiography and fluorescence angiography. Invest Ophthalmol Vis Sci, 2018, 59(3): 1263-1269.

10. LU Y, WANG JC, CUI Y, et al. A quantitative comparison of four optical coherence tomography angiography devices in healthy eyes. Graefes Arch Clin Exp Ophthalmol, 2021, 259(6): 1493-1501.

11. ANG M, CAI Y, TAN AC. Swept source optical coherence tomography angiography for contact lens-related corneal vascularization. J Ophthalmol, 2016, 2016: 9685297.

12. ZHAO F, CAI S, HUANG Z, et al. Optical coherence tomography angiography in pinguecula and pterygium.

Cornea, 2020, 39(1): 99-103.

13. JESUS J, DIAS L, ALMEIDA I, et al. Analysis of conjunctival vascular density in scleral contact lens wearers using optical coherence tomography angiography. Contact Lens & Anterior Eye, 2022, 45(1): 101403.

14. BINOTTI WW, MILLS H, NOSE RM, et al. Anterior segment optical coherence tomography angiography in the assessment of ocular surface lesions. Ocul Surf, 2021, 22: 86-93.

15. ROSHANDEL D, ESLANI M, BARADARAN-RAFII A, et al. Current and emerging therapies for corneal neovascularization. Ocul Surf, 2018, 16(4): 398-414.

16. OIE Y, NISHIDA K. Evaluation of corneal neovascularization using optical coherence tomography angiography in patients with limbal stem cell deficiency. Cornea, 2017, 36 Suppl 1: S72-S75.

17. ROBERTS PK, GOLDSTEIN DA, FAWZI AA. Anterior segment optical coherence tomography angiography for identification of iris vasculature and staging of iris neovascularization: A pilot study. Current eye research, 2017, 42(8): 1136-1142.

18. ZETT C, STINA DMR, KATO RT, et al. Comparison of anterior segment optical coherence tomography angiography and fluorescein angiography for iris vasculature analysis. Graefes Arch Clin Exp Ophthalmol, 2018, 256(4): 683-691.

19. CANTOR LB, MANTRAVADI A, WUDUNN D, et al. Morphologic classification of filtering blebs after glaucoma filtration surgery: The Indiana bleb appearance grading scale. Journal of glaucoma, 2003, 12(3): 266-271.

20. ANG M, TAN ACS, CHEUNG CMG, et al. Optical coherence tomography angiography: A review of current and future clinical applications. Graefes Arch Clin Exp Ophthalmol, 2018, 256(2): 237-245.

21. CAI Y, ALIO DEL BARRIO JL, WILKINS MR, et al. Serial optical coherence tomography angiography for corneal vascularization. Graefes Arch Clin Exp Ophthalmol, 2017, 255(1): 135-139.

22. ANG M, SIM DA, KEANE PA, et al. Optical coherence tomography angiography for anterior segment vasculature imaging. Ophthalmology, 2015, 122(9): 1740-1747.

23. MARIAMPILLAI A, STANDISH BA, MORIYAMA EH, et al. Speckle variance detection of microvasculature using swept-source optical coherence tomography. Opt Lett, 2008, 33(13): 1530-1532.

24. ZHANG A, WANG RK. Feature space optical coherence tomography based micro-angiography. Biomed Opt Express, 2015, 6(5): 1919-1928.

25. KIRWAN RP, ZHENG Y, TEY A, et al. Quantifying changes in corneal neovascularization using fluorescein and indocyanine green angiography. Am J Ophthalmol, 2012, 154(5): 850-858.

26. MAZLIN V, XIAO P, SCHOLLER J, et al. Real-time non-contact cellular imaging and angiography of human cornea and limbus with common-path full-field/SD OCT. Nat Commun, 2020, 11(1): 1868.